世界中医药教育概览

主编　张伯礼

中国中医药出版社
·北京·

图书在版编目（CIP）数据

世界中医药教育概览／张伯礼主编.—北京：中国中医药出版社,2019.6（2020.1重印）
ISBN 978－7－5132－5584－4

Ⅰ．①世…　Ⅱ．①张…　Ⅲ．①中医教育—概况—世界
Ⅳ．①R2－4

中国版本图书馆 CIP 数据核字（2019）第 089583 号

中国中医药出版社出版
北京经济技术开发区科创十三街 31 号院二区 8 号楼
邮政编码　100176
传真　010－64405750
廊坊市晶艺印务有限公司印刷
各地新华书店经销

开本 787×1092　1/16　印张 14　彩插印张 1.5　字数 356 千字
2019 年 6 月第 1 版　2020 年 1 月第 2 次印刷
书号　ISBN 978－7－5132－5584－4

定价　88.00 元
网址　www.cptcm.com

社 长 热 线　010－64405720
购 书 热 线　010－89535836
侵 权 打 假　010－64405753

微信服务号　zgzyycbs
微商城网址　https://kdt.im/LIdUGr
官 方 微 博　http://e.weibo.com/cptcm
天猫旗舰店网址　https://zgzyycbs.tmall.com

如有印装质量问题请与本社出版部联系（010－64405510）

《世界中医药教育概览》
编写委员会

主　　编　张伯礼

副 主 编　王笑频　冯学瑞　拉　蒙(西班牙)　李灿东　刘　良(中国澳门)

　　　　　林子强(澳大利亚)　吴滨江(加拿大)　陈业孟(美国)　朱勉生(法国)

　　　　　赵英杰(新加坡)

执行副主编　单宝枝　李玲玲　江　丰　储利荣

编　　委(按姓氏笔画排序)

于福年(匈牙利)　马业宜(法国)　王　晶　王维祥(荷兰)　戈拉诺娃·左娅(保加利亚)

毛　红　　　本多娃·路德米勒(捷克共和国)　　石姗嫣　叶　晓

冯　立(新西兰)　冯　健　　　冯学瑞　付松山　弗拉基米尔·那恰托依(俄罗斯)

皮冬平　　　吕爱平(中国香港)　朱爱松　　仲强惟　刘　良(中国澳门)

刘　洁　　　刘兴方(瑞士)　刘新亚　齐　凯(瑞士)　齐梅利(意大利)　江　丰

汤淑兰(英国)　安德瑞·赫威格(德国)　许文楷(新加坡)　孙忠人　孙榕榕(阿根廷)

李　恒　　　李一明(瑞士)　李灿东　李宏丽(奥地利)　李宏颖(奥地利)　李玲玲

李佳恒　　　李美虹(墨西哥)　杨立前(马来西亚)　　杨幼新　吴　翔

吴滨江(加拿大)　伯吉特·佐尔格勒(德国)　谷晓红　　宋钦福(墨西哥)　张兴博

张艳萍　　　张德峻(新加坡)　陈　震(匈牙利)　　陈云慧　陈月舲(西班牙)

陈业孟(美国)　陈英俊(越南)　拉　蒙(西班牙)　　林子强(澳大利亚)

周　华(中国澳门)　周春祥　　周桂桐　郑良勇(马来西亚)　郑晓红　单宝枝

宝乐尔(蒙古)　赵英杰(新加坡)　赵海磊　胡鸿毅　　姚素媛　袁景珊(波兰)

耿雪岩　　　聂静怡　　夏林军(匈牙利)　　徐　立　徐友华(中国澳门)

徐志峰(新西兰)　高永翔　　郭　末(加蓬共和国)　涂　丰(中国香港)

陶丽玲(比利时)　康斯坦丁·卢佳宁(俄罗斯)　　韩晶岩　辜颂猜(泰国)

储利荣　　　奥克桑娜·那恰托依(俄罗斯)　　舒　薇　窦春景(越南)

廖一琴(波兰)　熊建丰(中国澳门)　　颜士军　　颜春明(葡萄牙)

潘　淼　　　濮文渊

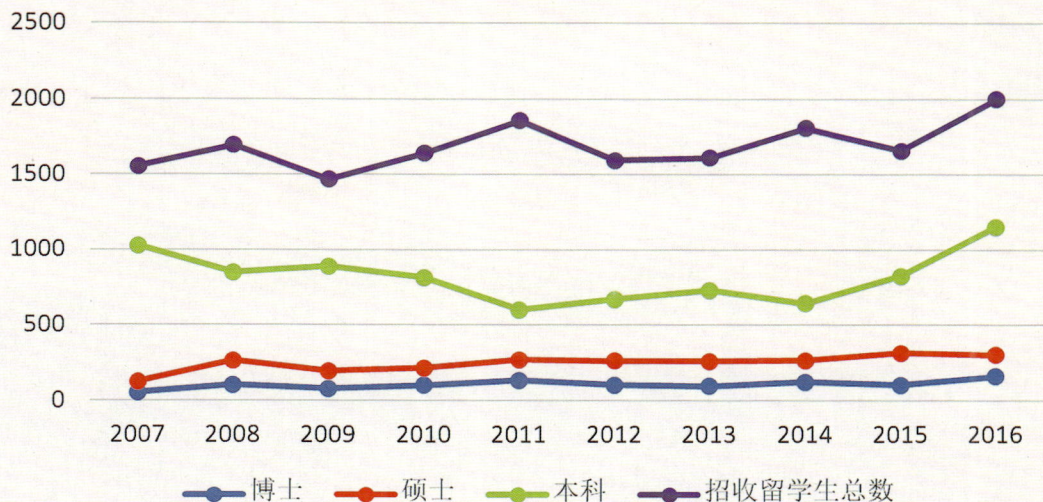

图2-5-1　2007—2016年全国高等中医药院校留学生本科及以上学历教育招生数

图例：博士　硕士　本科　招收留学生总数

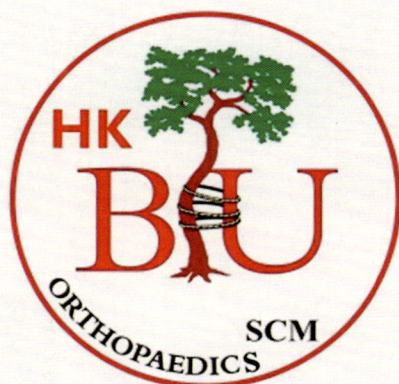

图2-5-2　中医骨伤科课程设计的图标Orthopaedics

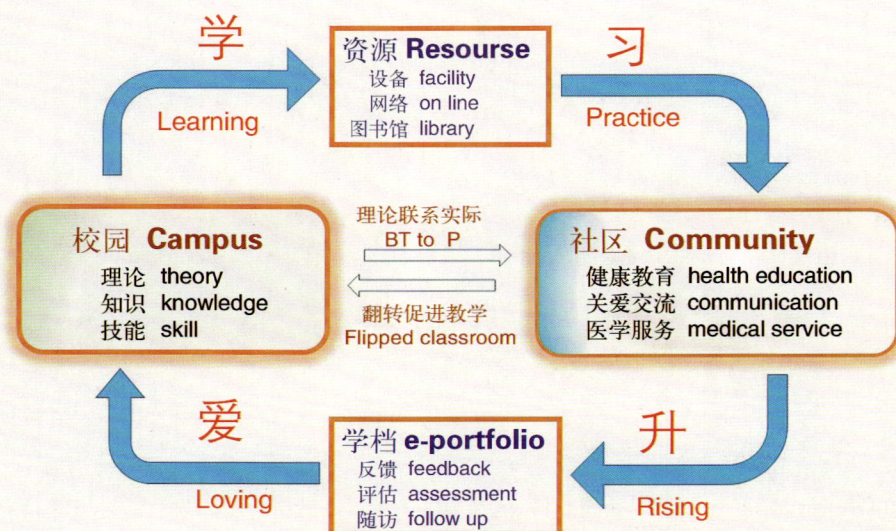

图2-5-3　建立"学-习-升-爱"的良性学习循环

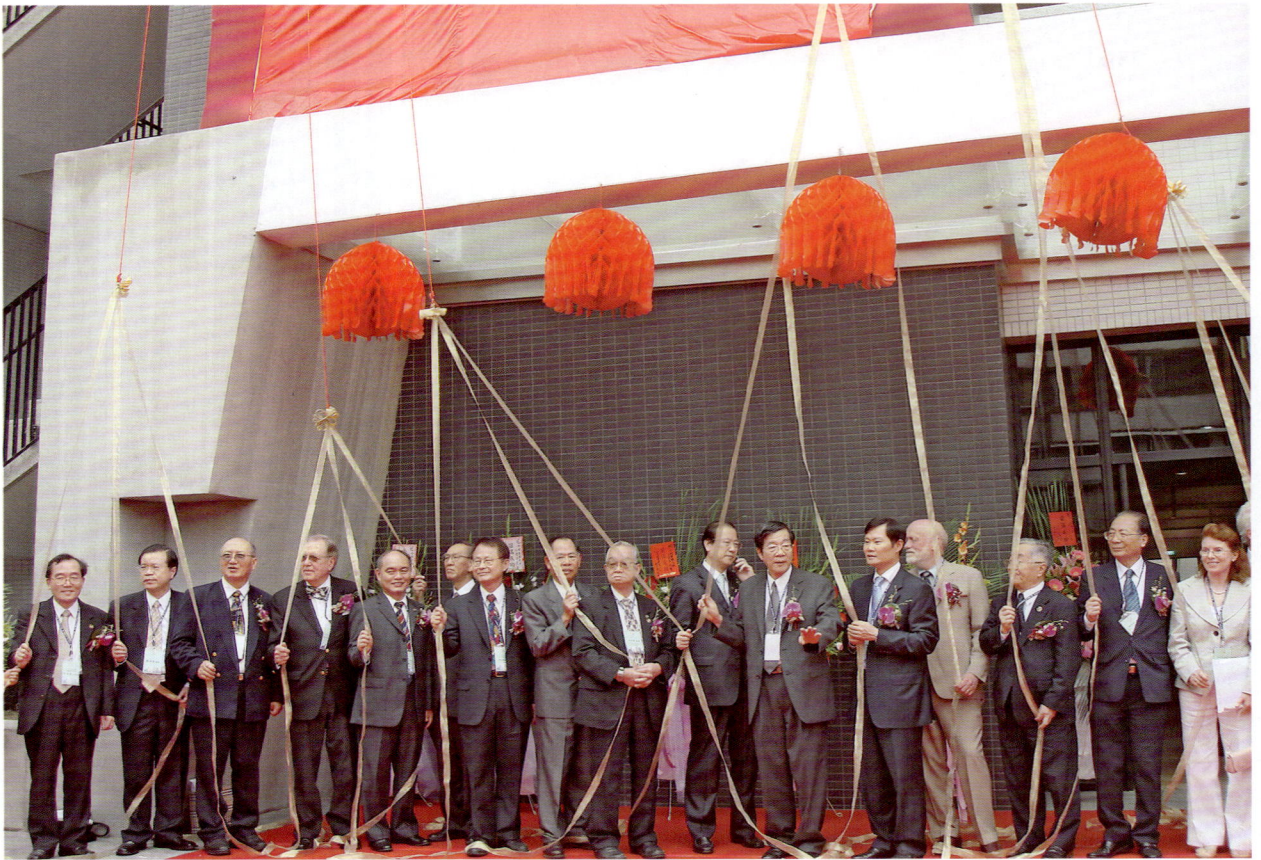

图2-5-4　台湾中国医药大学成立五十周年校庆庆典

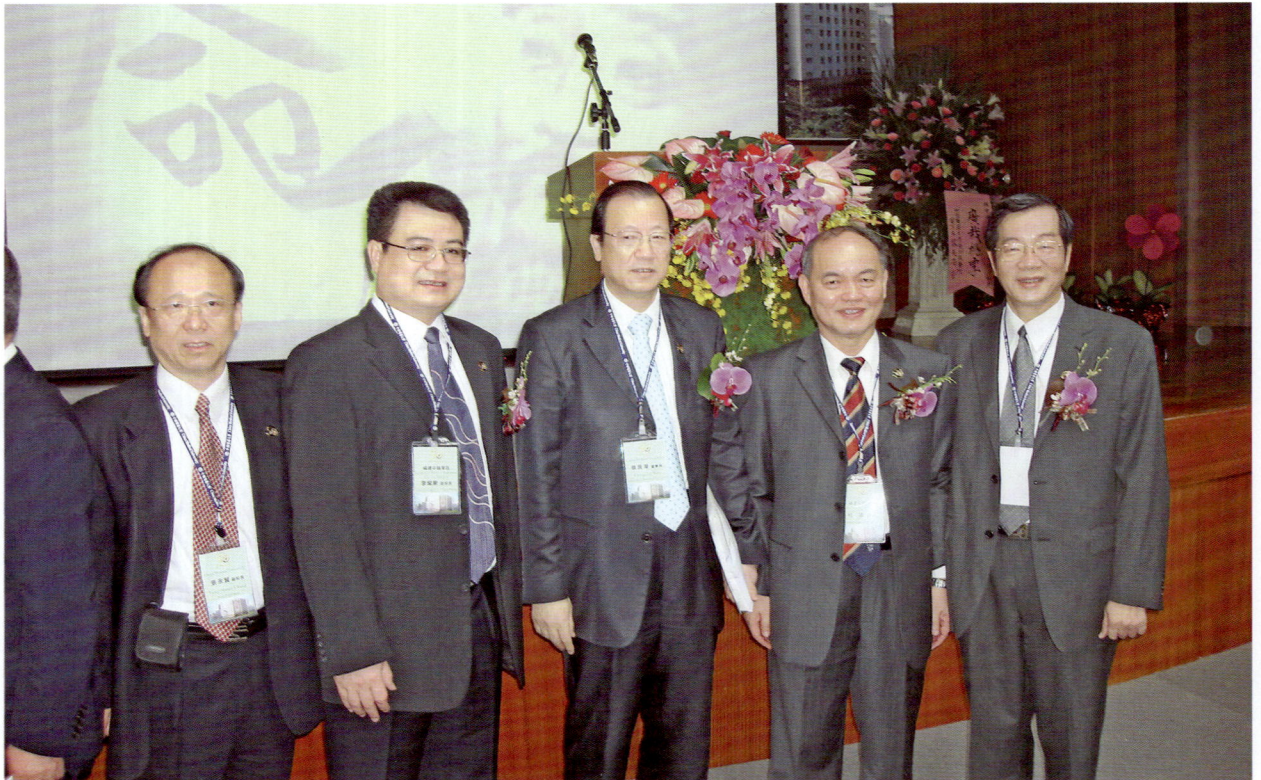

图2-5-5　台湾中国医药大学与福建中医药大学进行学术交流

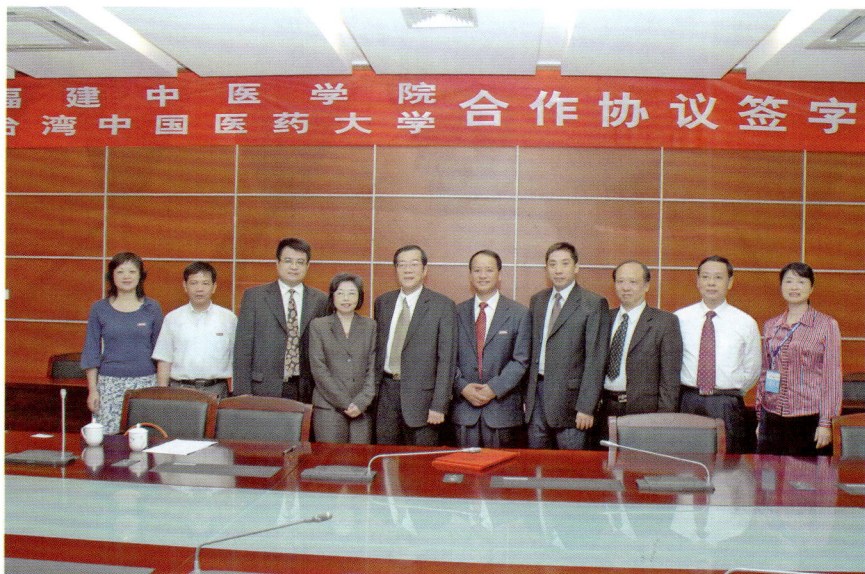

图 2-5-6　福建中医药大学与台湾中国医药大学合作协议签字仪式

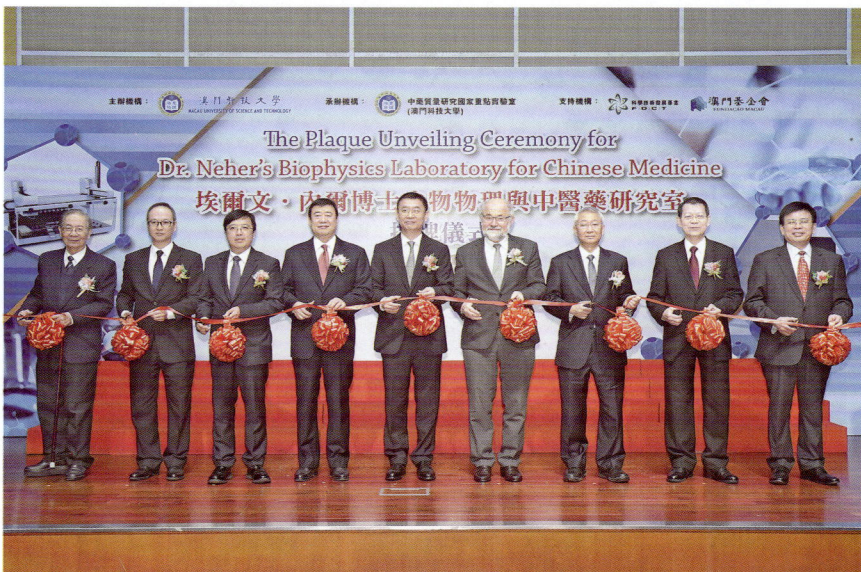

图 2-5-7　澳门科技大学成立埃尔文·内尔博士生物物理与中医药研究室，埃尔文·内尔博士（右四，1991年诺贝尔生理学或医学奖获得者）出席开幕礼剪彩仪式

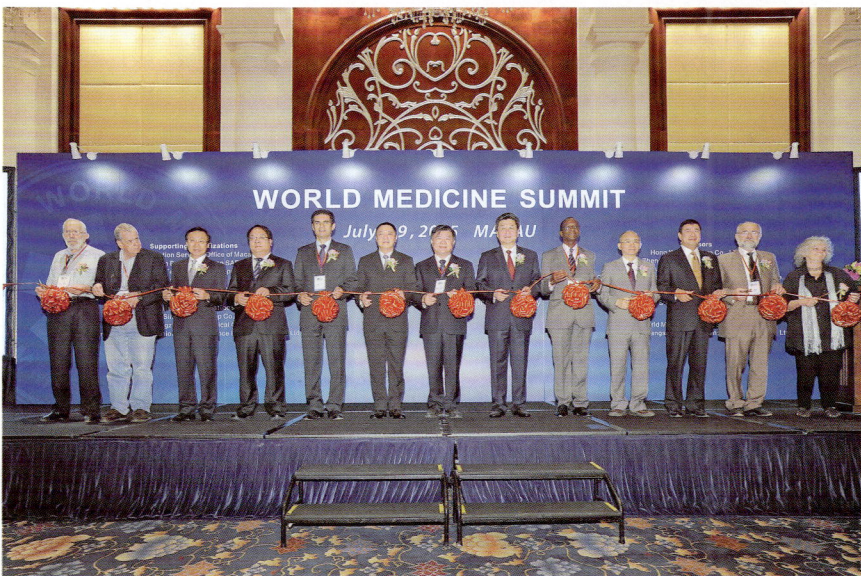

图 2-5-8　澳门科技大学中医药学院协办2015年首届世界医学峰会

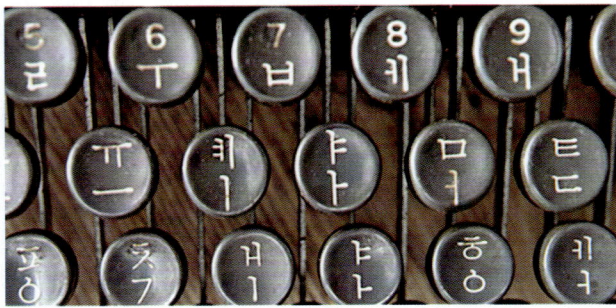

图2-5-9 韩国的文字"训民正音"

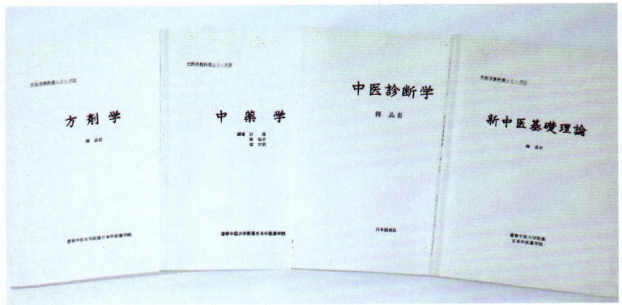

图2-5-10 辽宁中医药大学附属日本中医药学院使用的日文版中医教材

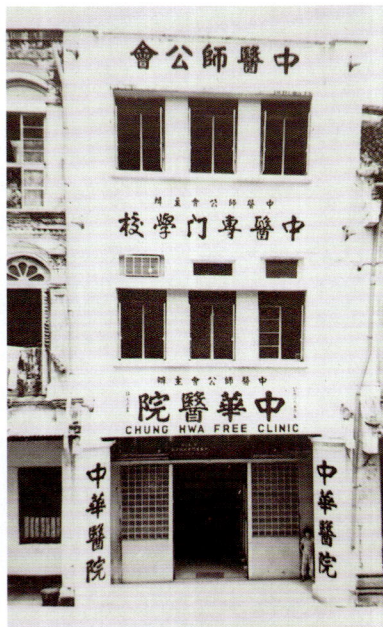

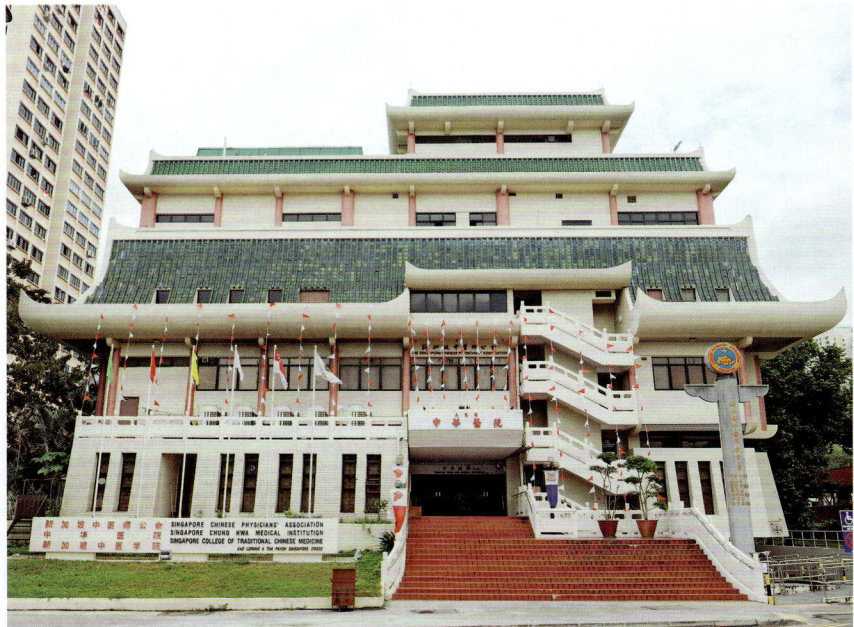

图2-5-11 新加坡中医师公会于1953年创立中医专门学校（左图），1976年改名为新加坡中医学院，1978年起迁到大巴窑现址（右图）

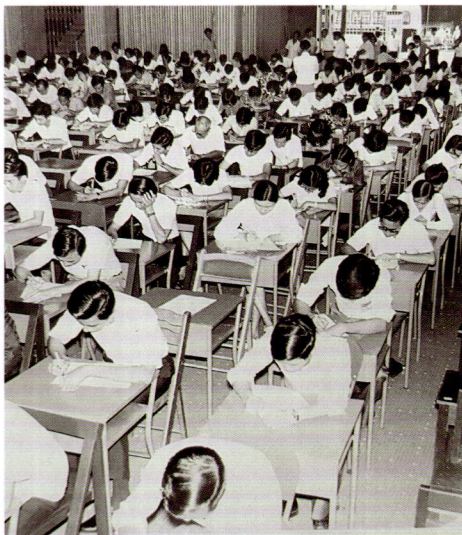

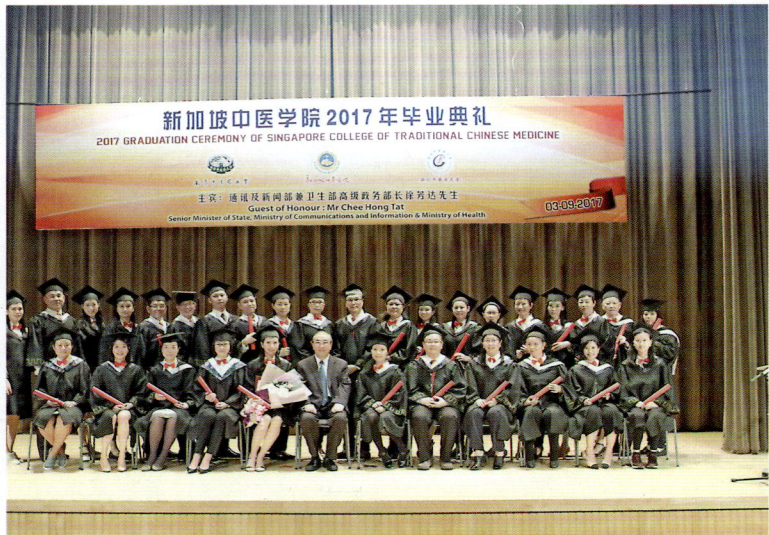

图2-5-12 20世纪70年代新加坡中医学院的入学考试

图2-5-13 2017年新加坡中医学院毕业典礼学士学位毕业生合影

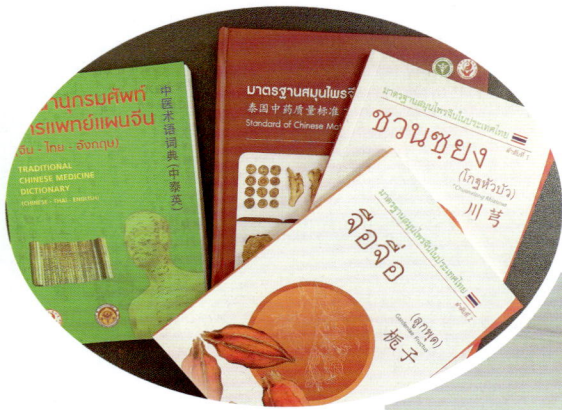

图2-5-14　中泰英文版的中医书籍

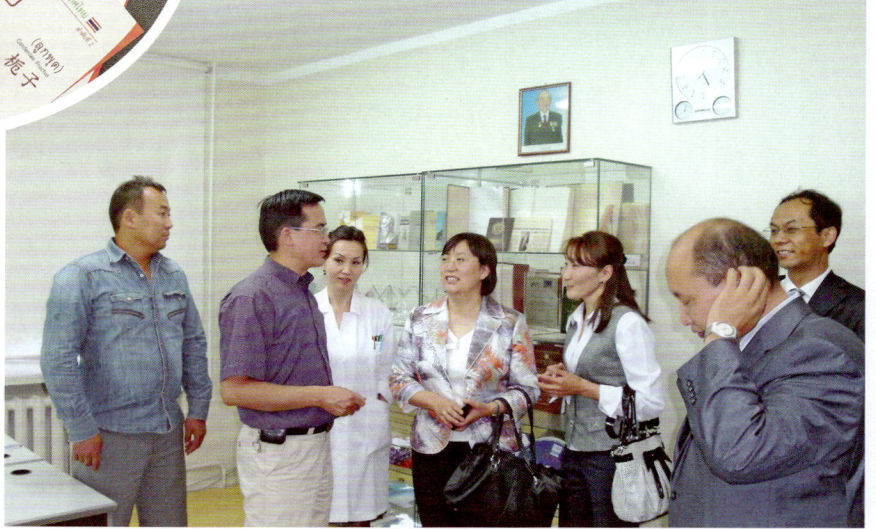

图2-5-15　2010年蒙古国立医科大学校长拉布格苏仁和天津中医药大学副校长高秀梅双方签署合作协议（一）

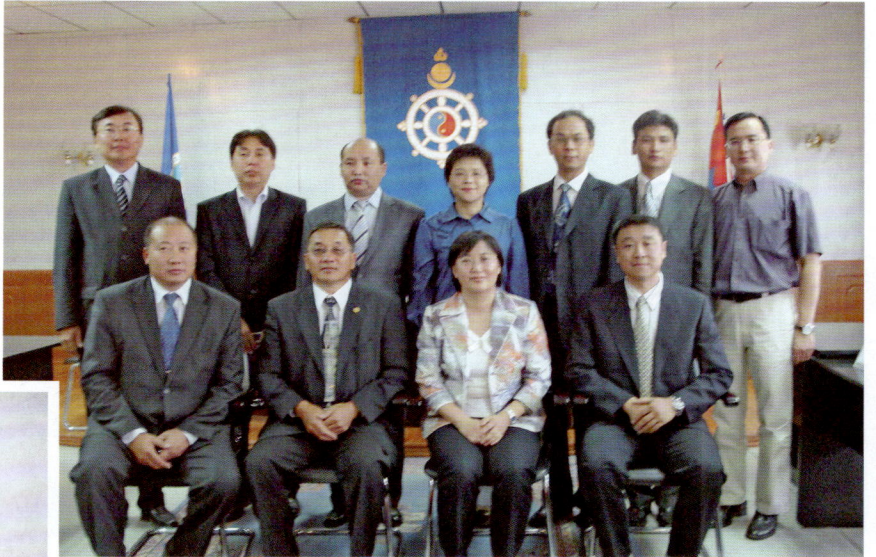

图2-5-16　2010年蒙古国立医科大学校长拉布格苏仁和天津中医药大学副校长高秀梅双方签署合作协议（二）

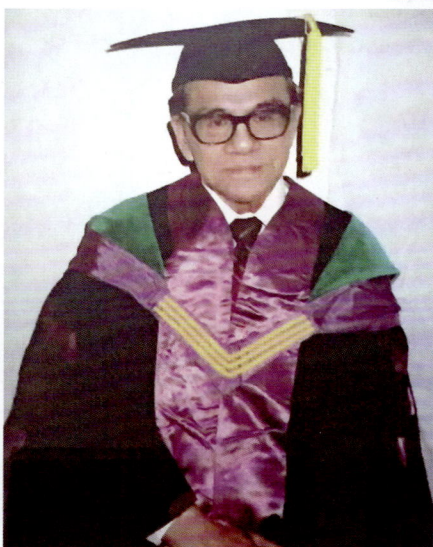

图2-6-1　苏天佑

56所美国中医针灸院校各州分布图

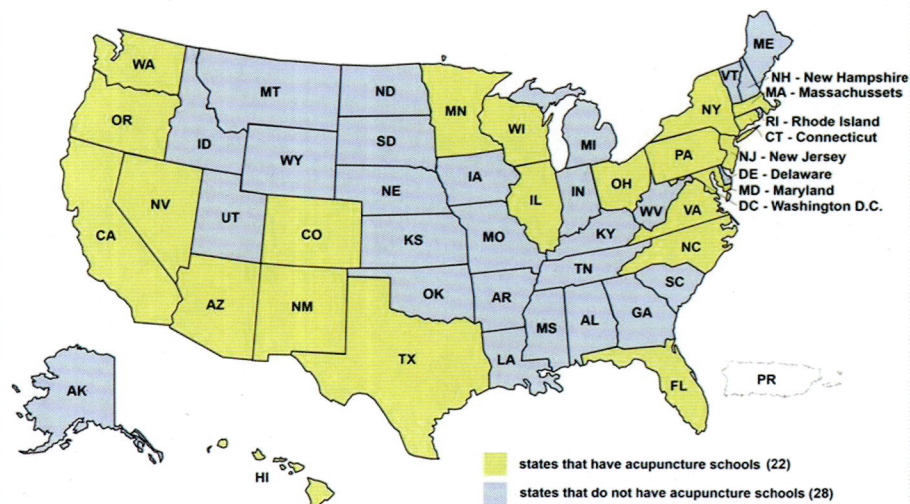

states that have acupuncture schools (22)

states that do not have acupuncture schools (28)

NH - New Hampshire
MA - Massachussets
RI - Rhode Island
CT - Connecticut
NJ - New Jersey
DE - Delaware
MD - Maryland
DC - Washington D.C.

图2-6-2　美国中医针灸院校分布图

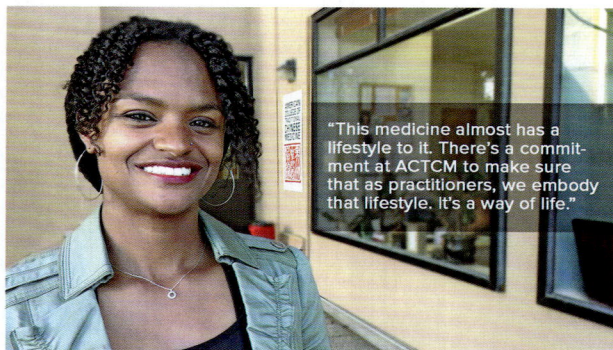

"This medicine almost has a lifestyle to it. There's a commitment at ACTCM to make sure that as practitioners, we embody that lifestyle. It's a way of life."

图2-6-3　美洲中医学院学生

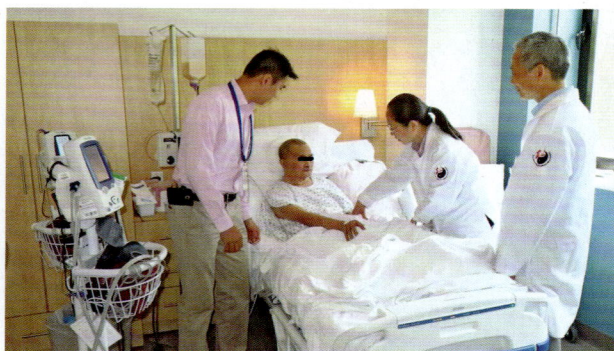

图2-6-4　纽约中医学院师生在高云尼医院病房诊治

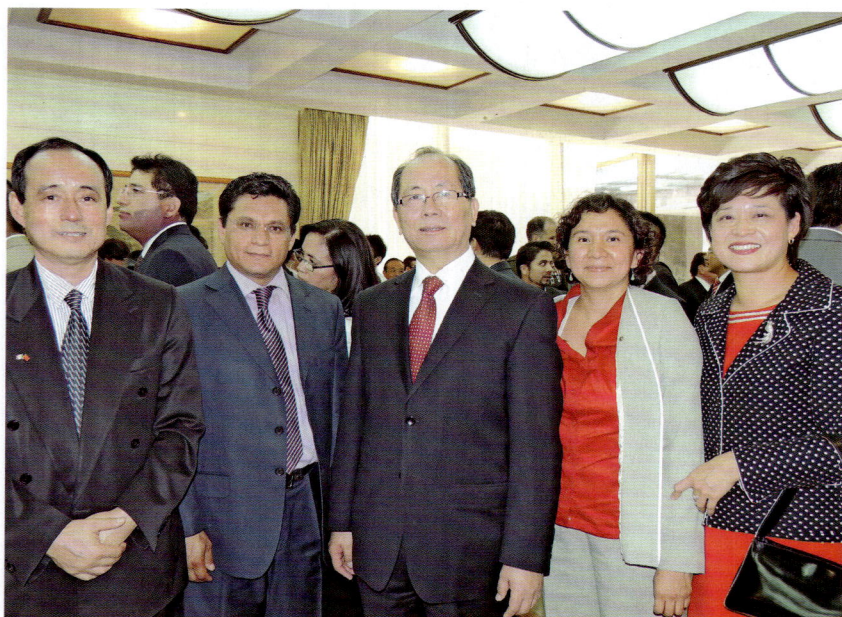

图2-6-5　2013年9月29日，中国驻墨西哥全权大使邱小琪关心墨西哥中医药发展情况，与墨西哥州立大学和墨西哥中医药大学领导合影（左至右：墨西哥中医药大学董事长宋钦福、墨西哥州立大学校长、中国驻墨西哥全权大使邱小琪、墨西哥州立大学针灸系主任、墨西哥中医药大学校长李美虹）

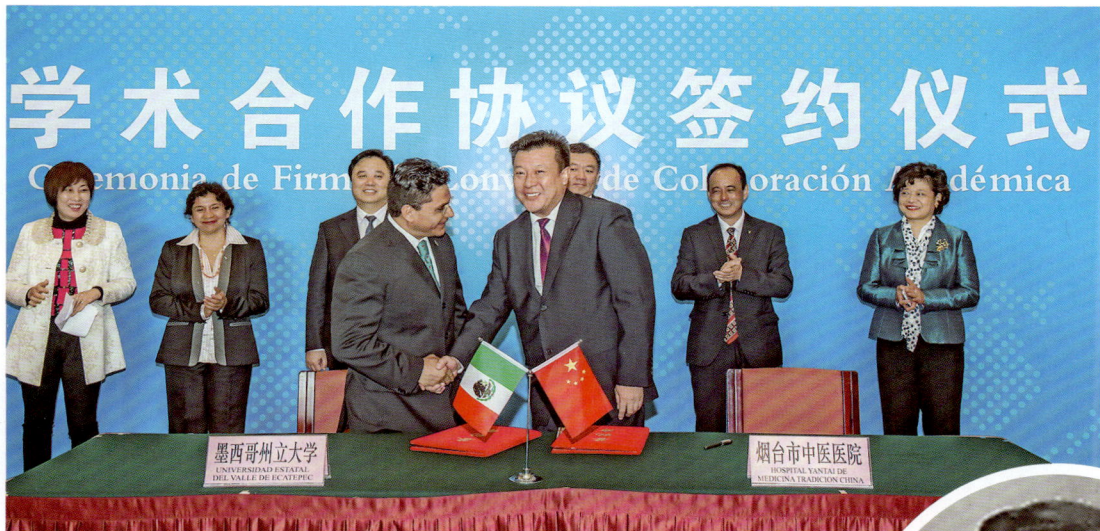

图 2-6-6　2014 年墨西哥州立大学和中国山东烟台市中医医院签署中医药学术合作协议

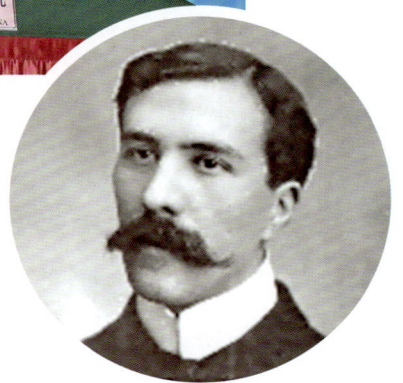

Georges Soulié de Morant (1878-1955), à Shanghaî, en 1904.

图 2-7-1　汉学家苏理耶·德·莫昂特（1878—1955）

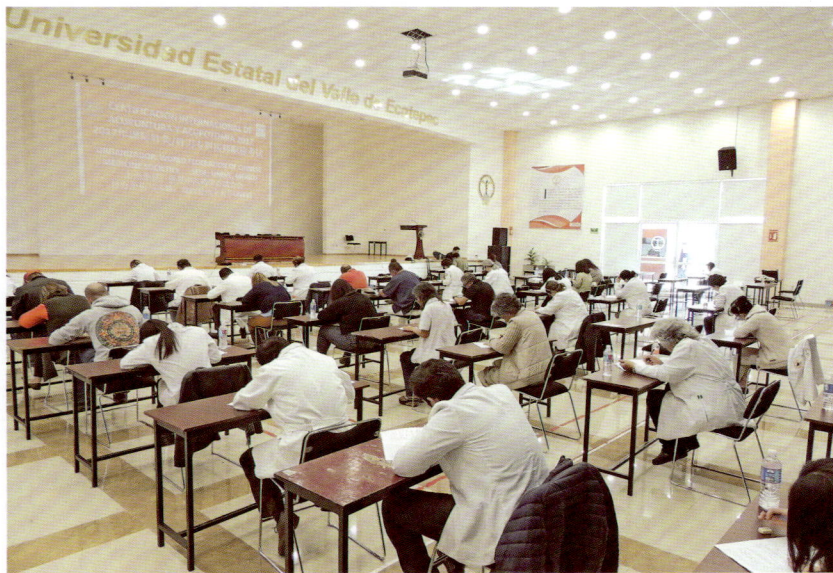

图 2-6-7　2017 年首届国际针刀医师职称考试现场

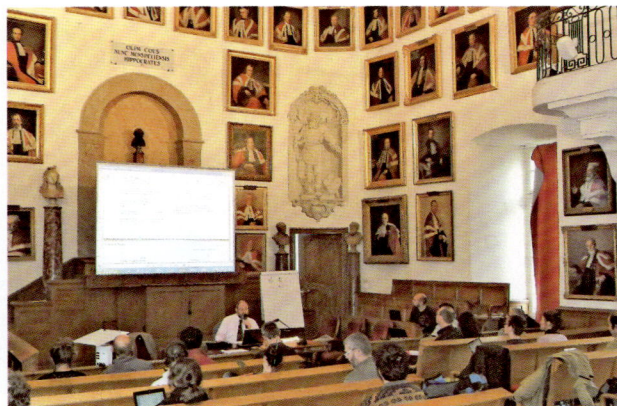

图 2-7-2　蒙彼利埃大学医学院中国药典学课程

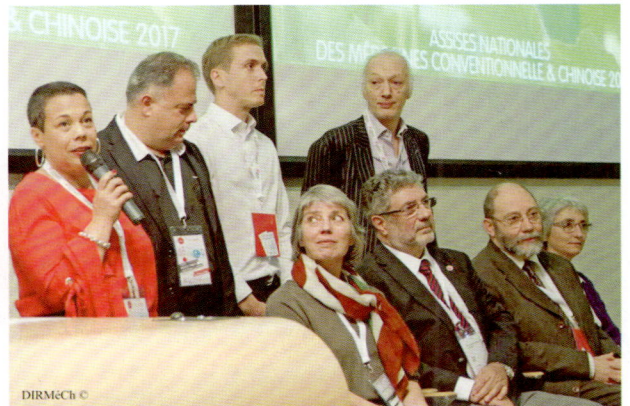

图 2-7-3　参加"国家西医与中医学大会"的主要中医代表（里昂，2017 年 10 月）

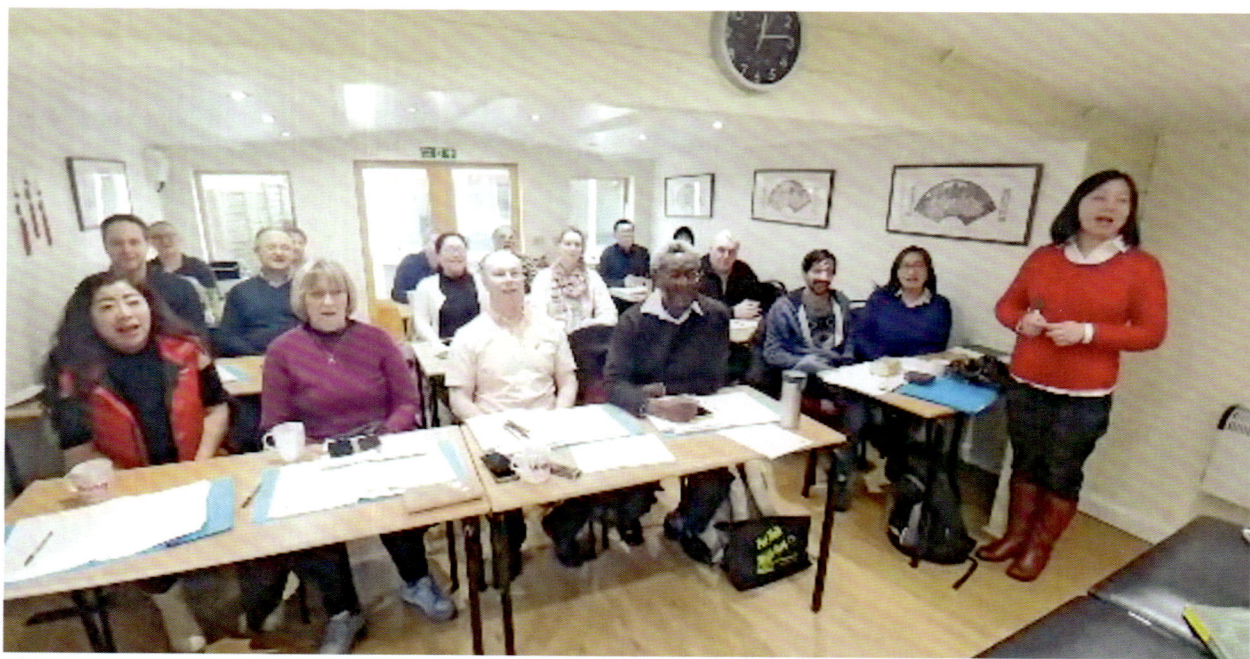

图2-7-4 英国淑兰中医学院院长汤淑兰(立者)与学生们

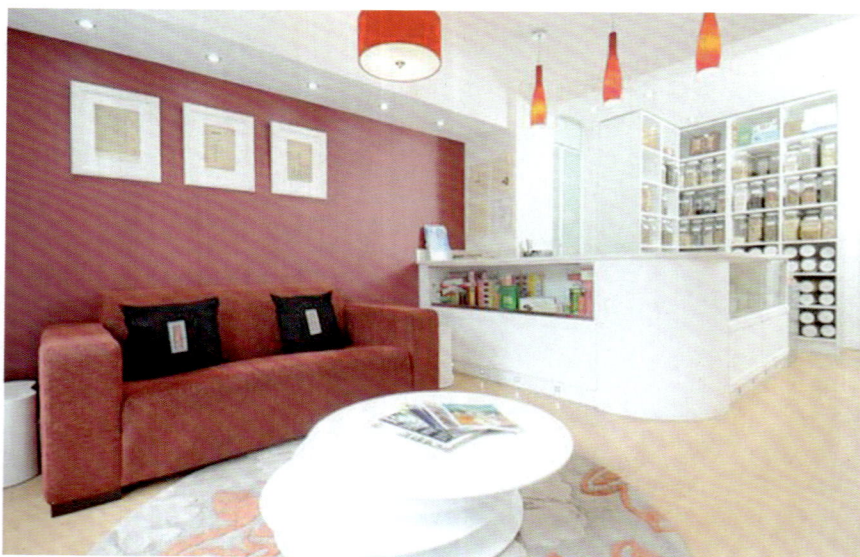

图2-7-5 英国淑兰中医学院诊所之一,诊所拥有系列自创有效方剂

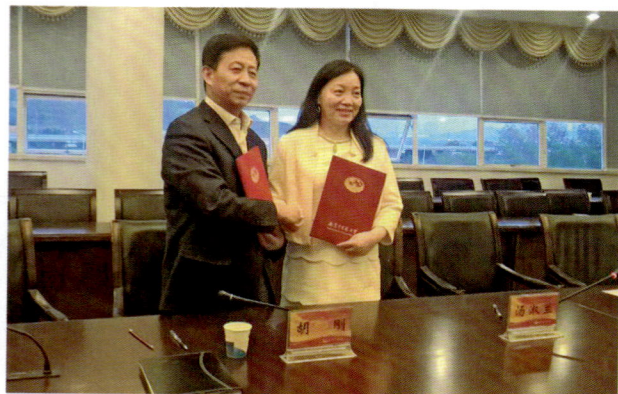

图2-7-6 2015年南京中医药大学胡刚校长与英国淑兰中医学院汤淑兰院长签约成立中国-英国中医中心

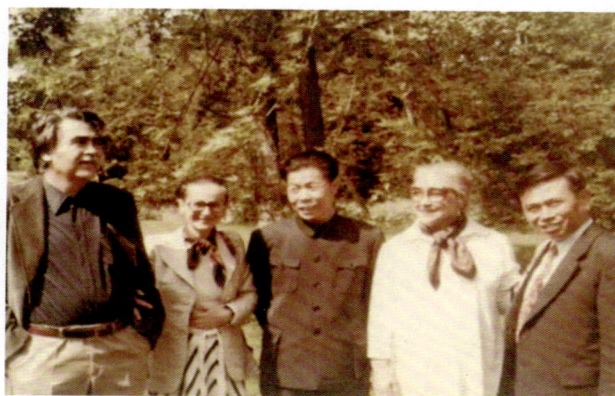

图2-7-7 田从豁教授(左三)与旅瑞智利著名画家何塞·万徒勒里(左一)合影

瑞士与中国中医教育一般情况的比较

	瑞士	中国
毕业职业	联邦认可中医治疗师	中医医师
教育水准	非大学医疗专业水准	大学医疗专业水准
学校性质	私立学校 由专业协会审核	国家级院校
入学条件	高中毕业或相同资格者 22岁以上者 无犯罪记录或与职业不符记录	高中毕业者 通过高考录取 无犯罪记录或与职业不符记录
学习方式	在职教育	全日制教育
学习时间	3年	5年
教师资质	中医治疗师、西医博士、理疗师	教授、讲师

图 2-7-8 瑞士与中国中医教育一般情况的比较

瑞士与中国中医教育学习科目比较

学校	Biomedica Schule	Heilpraktikerschule Luzern	南京中医药大学
中医课程	中医理论 中医生理 中医病理 中医诊断学 中医内科学	中医系统、脏腑、五行、经络、脉诊、舌诊、针灸拔罐、中药基础、气功、日本推拿、膳食、药膳	中医基础理论、中医诊断学、中药学、方剂学、针灸推拿、黄帝内经、伤寒论、金匮要略、温病学、医古文、中医专业导论、中医名家学说、中医古哲学、中医病案、中医文化导论、中医医学史、中医文献检索、内科、外科、儿科、妇科、老年病、骨伤科、气功太极、养生学

图 2-7-9 瑞士与中国中医教育学习科目比较

瑞士与中国中医教育学时比较

	学校	瑞士				中国	
西医		Biomedica Schule		Heilpraktikerschule Luzern		南京中医药大学	
		上课	自学	上课	自学	上课	自学
	学时	700	800	705	933	846	1152
	总学时	1500		1638		1998	
中医	基础	399	440	418	414	1612	1846
	针灸	224	325	275	360	126	256
	推拿	210	210	121	120	90	180
	中药	315	300	506	591	354	354
	学时	1148	1275	1320	1485	2182	2636
	总学时	2423		2805		4818	
操作课		170	308	177	306	420	420
	总学时	478		483		820	
实习		600		600		2184	
学习总时间（不算实习）		4401		4926		7656	
学习总时间（算实习）		5001		5526		9840	

图 2-7-10 瑞士与中国中医教育学时比较

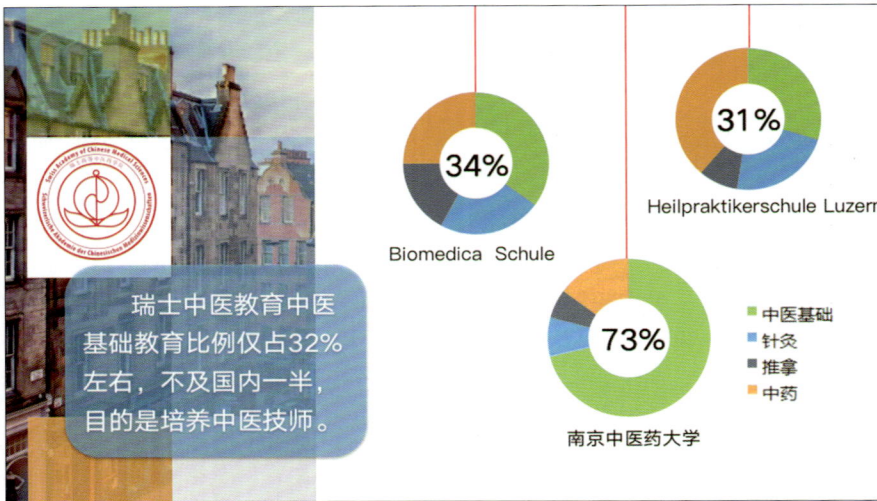

图 2-7-11　瑞士与中国中医教育中医基础学时比例

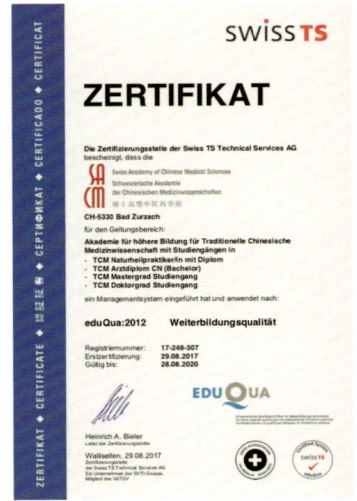

图 2-7-13　瑞士高等中医药学院获得的EduQua证书

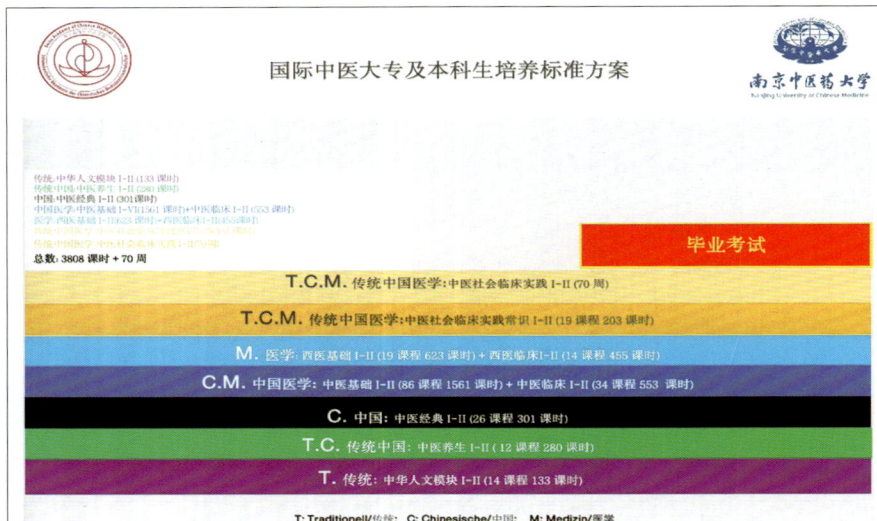

图 2-7-12　国际中医大专及本科生培养标准方案

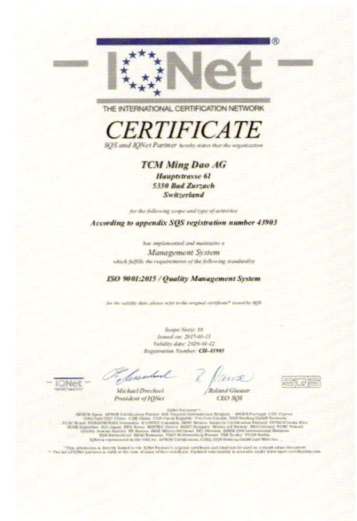

图 2-7-14　瑞士明道中医集团获得的ISO 9001：2015证书

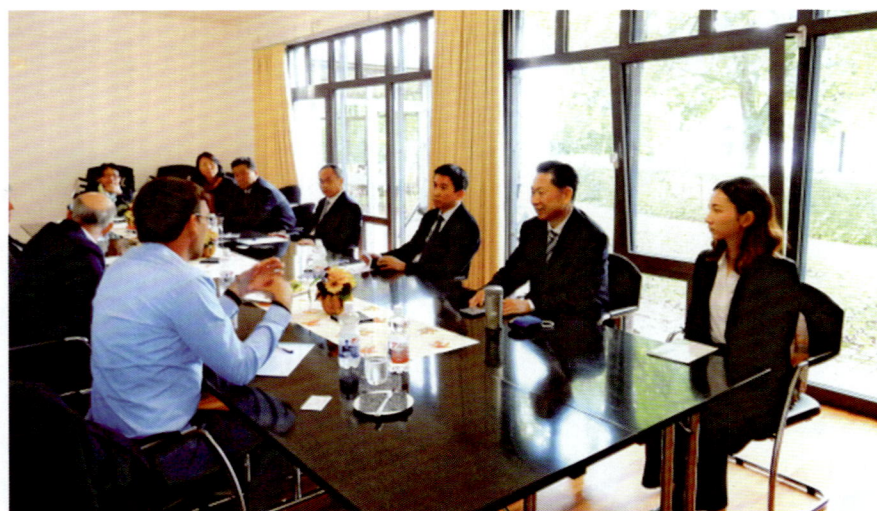

图 2-7-15　中瑞政府间中医药教育学历认可首次交流会议

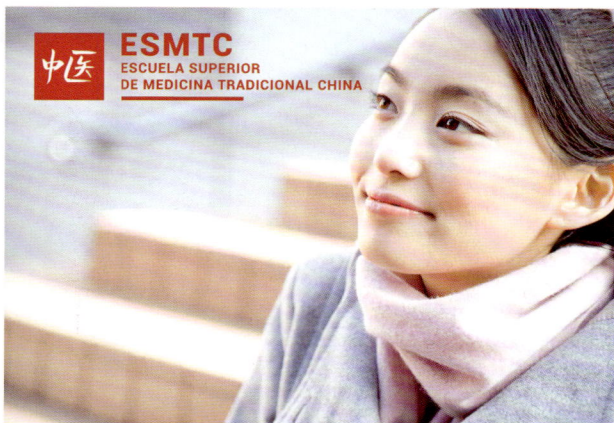

图2-7-16 中医高等学校

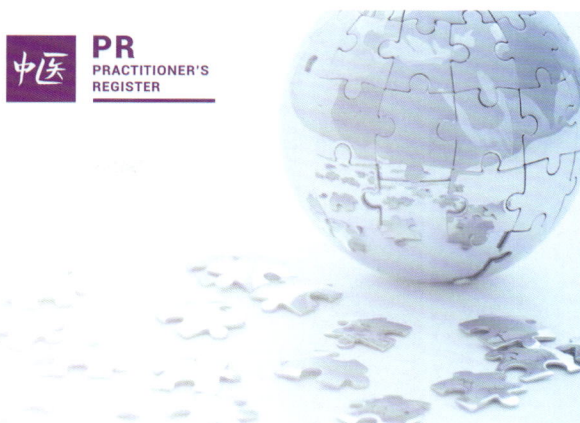

图2-7-17 西班牙中医从业者协会

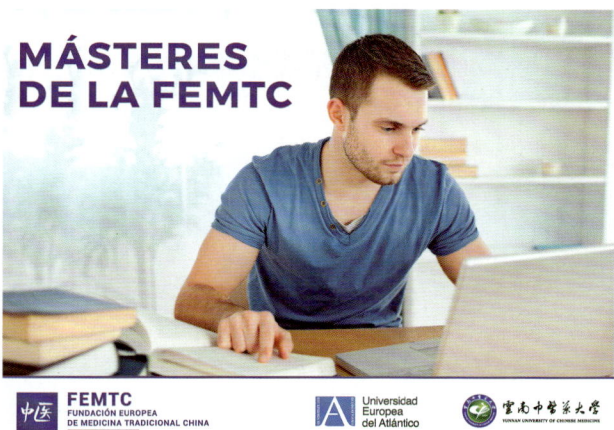

图2-7-18 欧洲中医基金会和优内西洋大学与云南中医药大学联合推展中医研究生网络教育

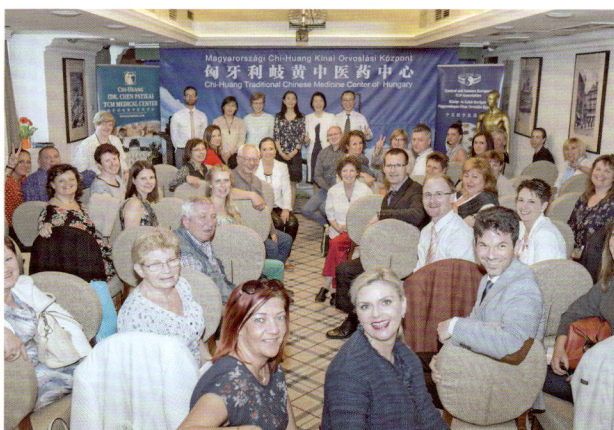

图2-7-19 2018年岐黄中医药中心"洋中医"实战培训

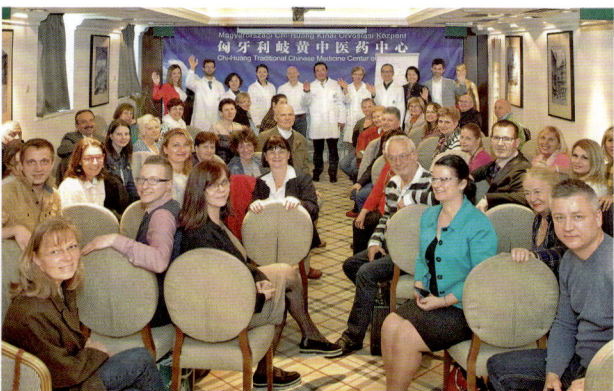

图2-7-20 2019年岐黄中医药中心"洋中医"实战培训

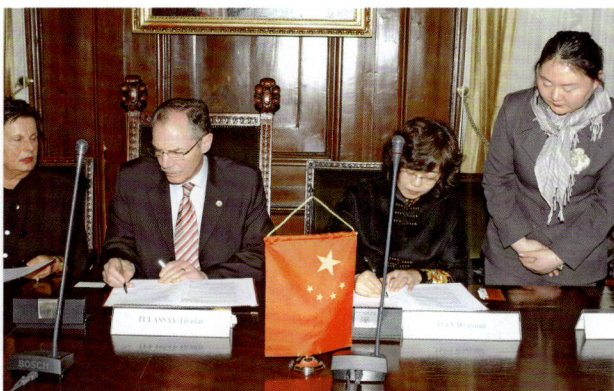

图2-7-21 2010年黑龙江中医药大学党委书记田媛(右二)与塞梅尔维斯大学校长杜劳绍伊(左二)在布达佩斯签署合作办学协议

图 2-7-22　陈震博士后向匈牙利总理府两次提交的兴建中欧中医药中心的"可行性研究报告"

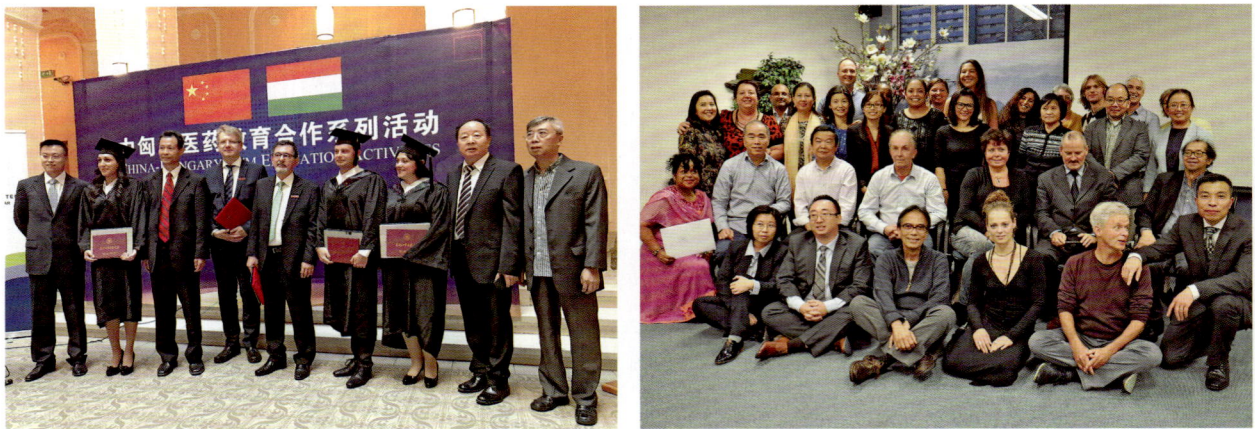

图 2-7-23　塞梅尔维斯大学校长赛尔·阿戈斯顿（正中） 图 2-7-24　神州中医大学中西医课程的任课老师
及部分任教的中医教授与 3 名应届中医毕业生合影

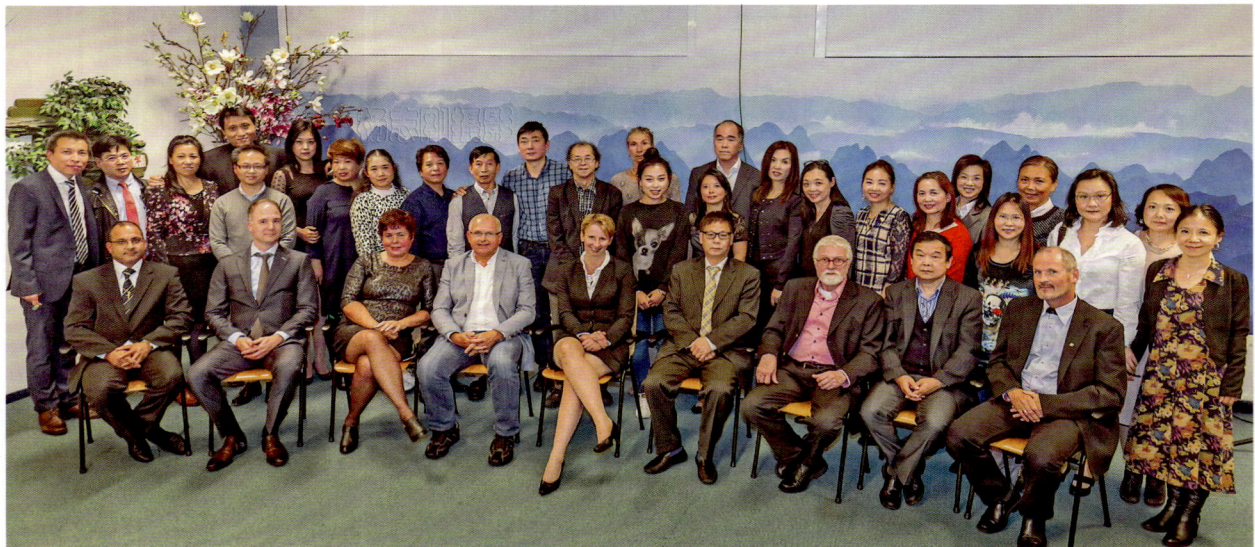

图 2-7-25　神州中医大学管理团队与任课老师

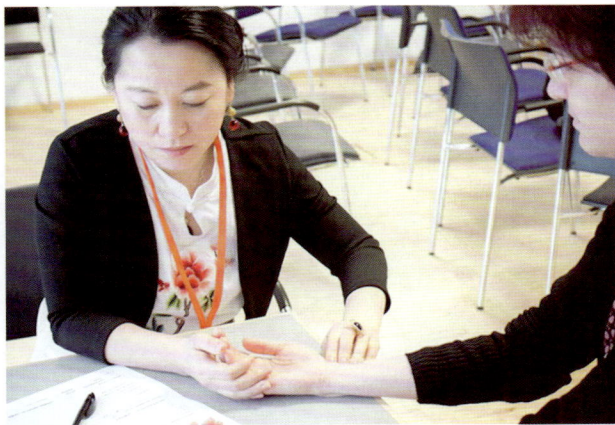

图 2-7-26　李宏颖医师义诊

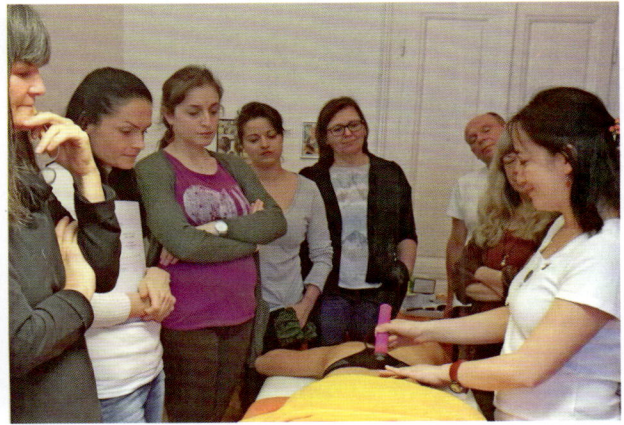

图 2-7-27　李宏丽医师给奥地利健康管理学院的学生上中医培训课

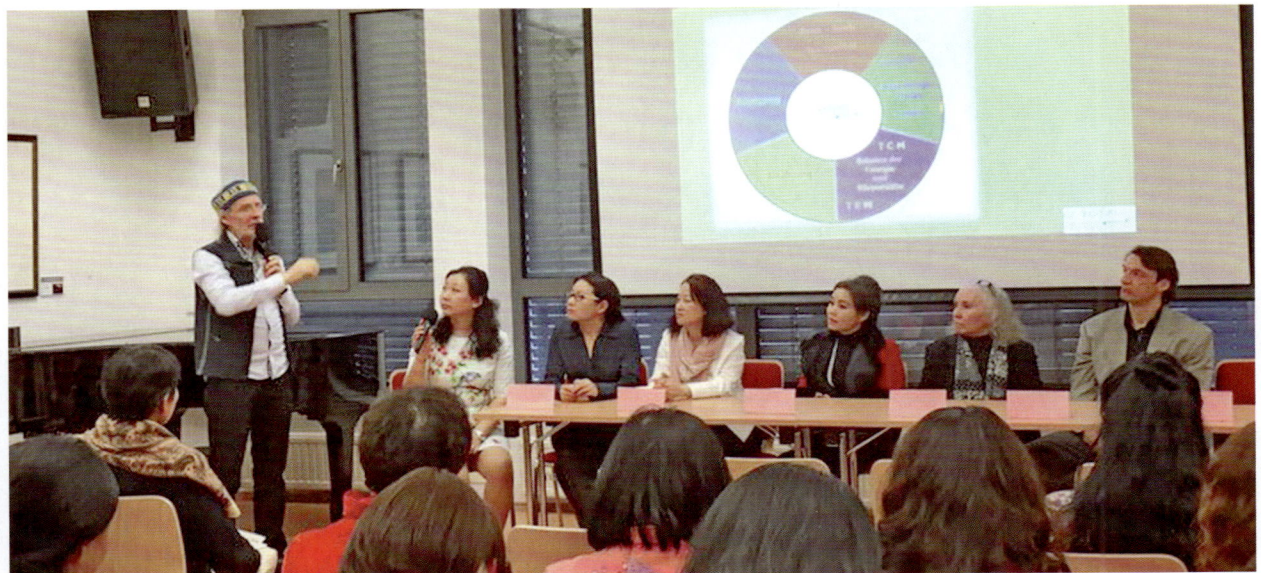

图 2-7-28　奥地利环球文化医学协会会长奎格勒博士（立者）在维也纳《欧洲时报》中心举办世界自然疗法公益讲座

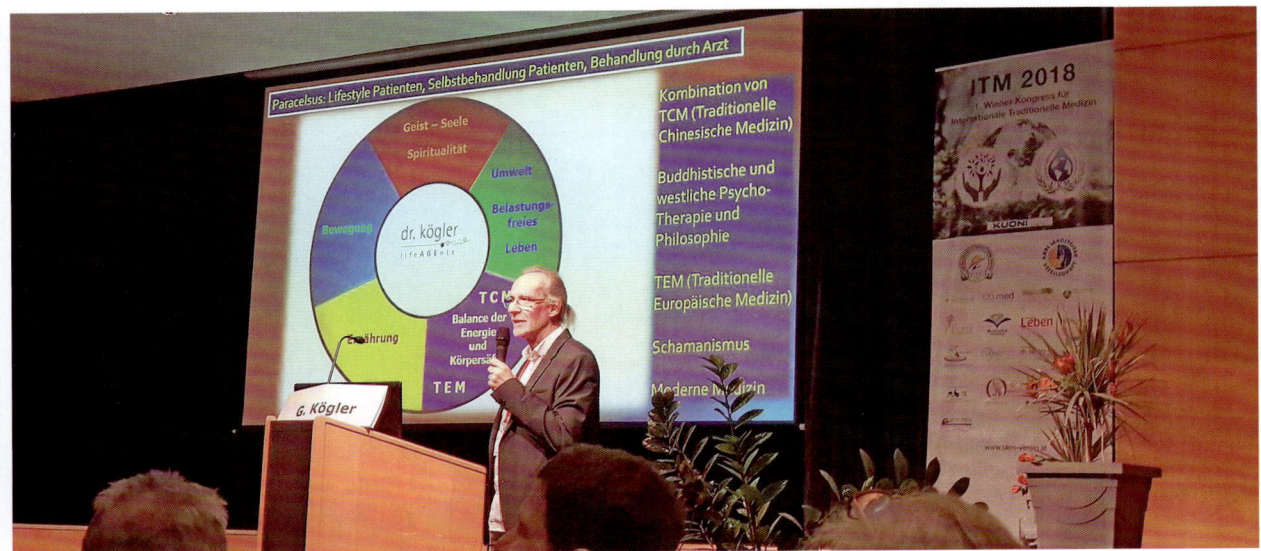

图 2-7-29　奎格勒博士在首届维也纳世界传统医学大会上提出"中医如何融入整体医学"

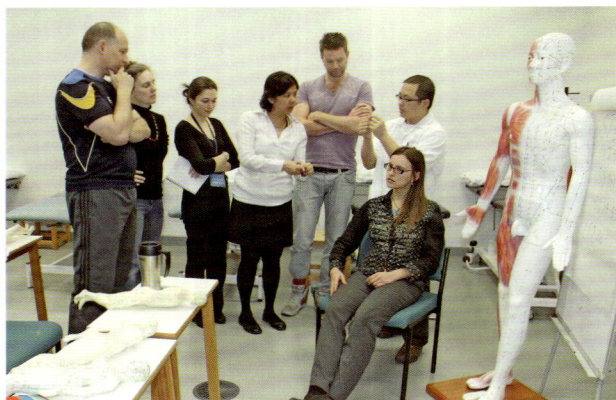
图 2-10-1　英国伦敦南岸大学中医孔子学院教学中（一）

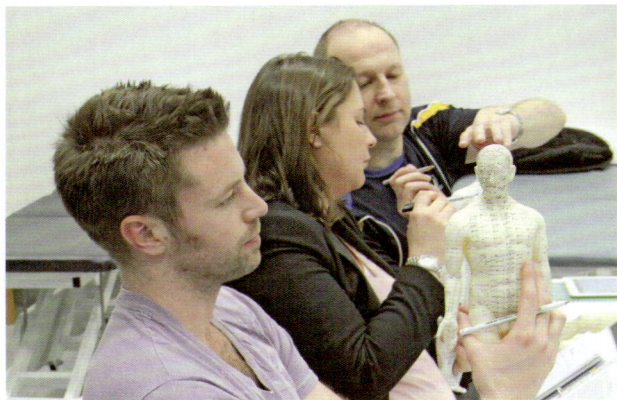
图 2-10-2　英国伦敦南岸大学中医孔子学院教学中（二）

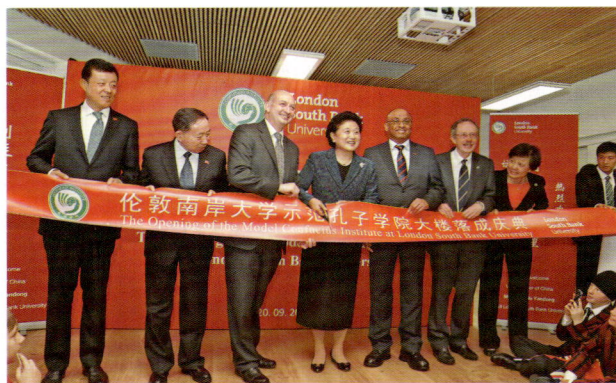
图 2-10-3　时任副总理刘延东（正中）出席伦敦南岸大学示范孔子学院大楼落成庆典剪彩

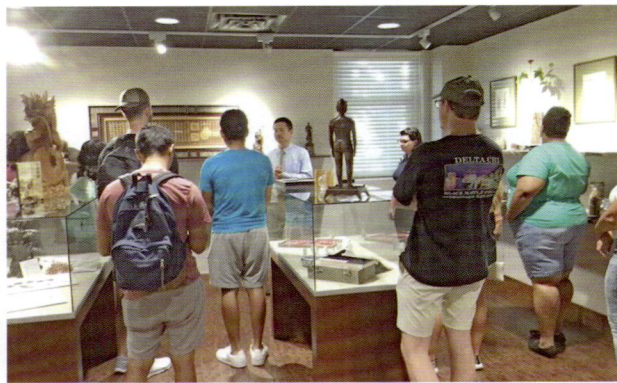
图 2-10-4　奥古斯塔大学师生来上海中医药大学参加暑期学校活动（一）

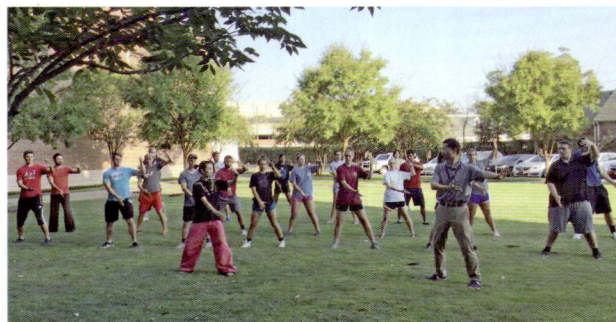
图 2-10-5　奥古斯塔大学师生来上海中医药大学参加暑期学校活动（二）

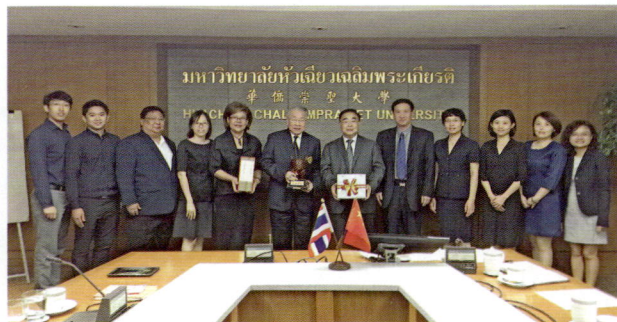
图 2-10-6　天津中医药大学与泰国华侨崇圣大学代表团合影

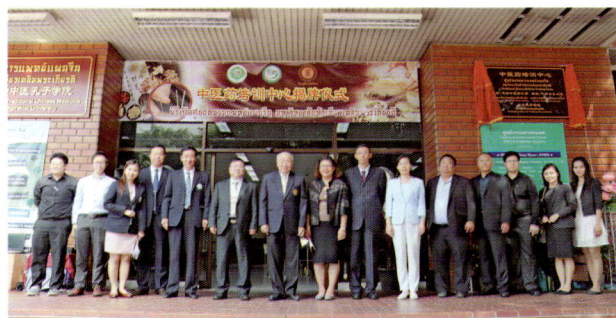
图 2-10-7　天津中医药大学泰国中医药培训中心揭牌仪式合影

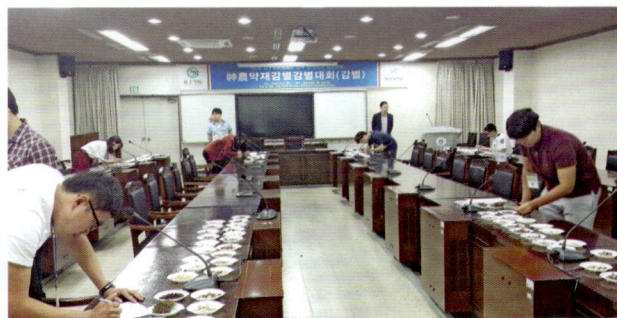
图 2-10-8　药材辨识比赛现场

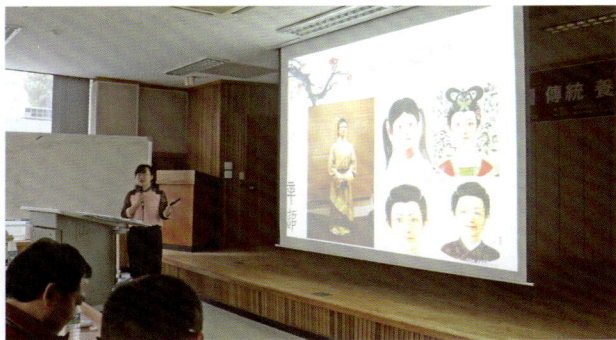

图 2-10-9　"马王堆医学文化"讲座

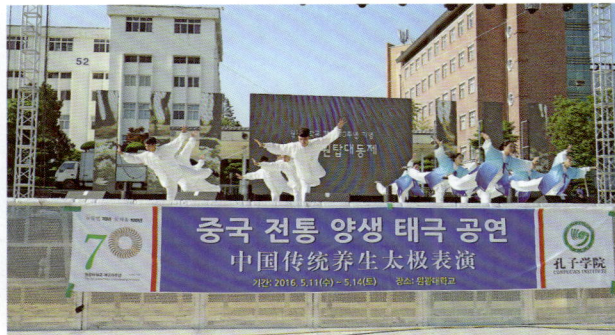

图 2-10-10　中国传统养生太极表演

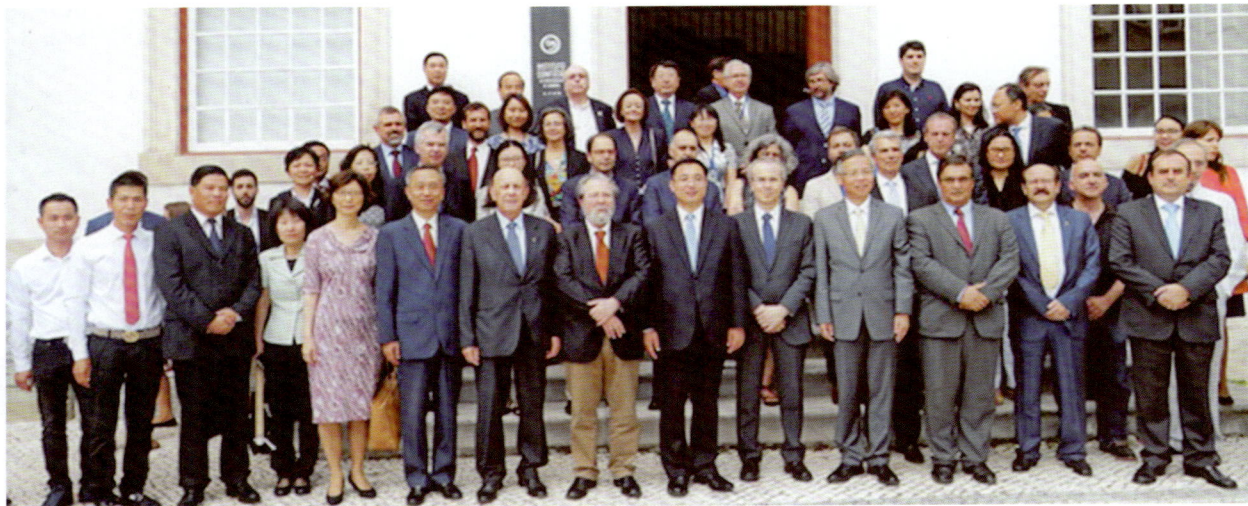

图 2-10-11　科英布拉大学孔子学院揭牌合影

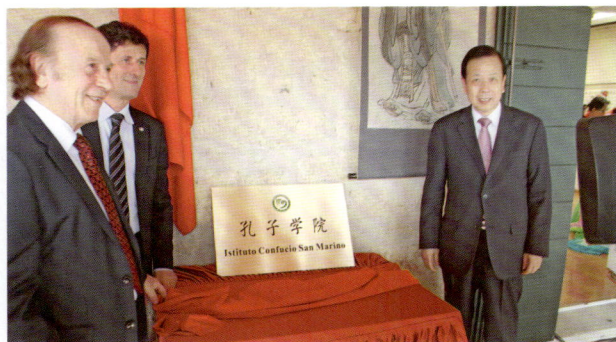

图 2-10-12　圣马力诺大学孔子学院揭牌

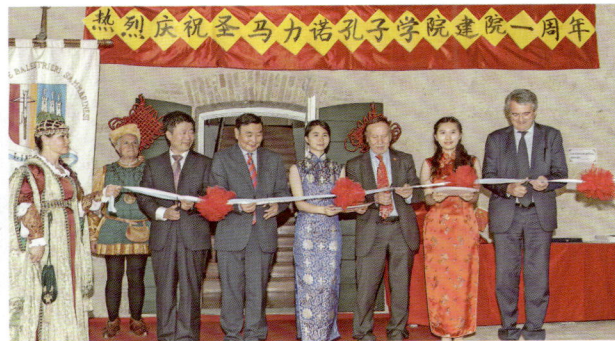

图 2-10-13　圣马力诺大学孔子学院同仁堂中医药博物馆剪彩

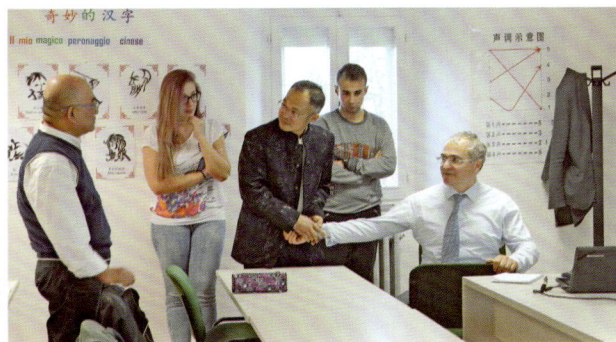

图 2-10-14　陈云华教授讲授中医穴位

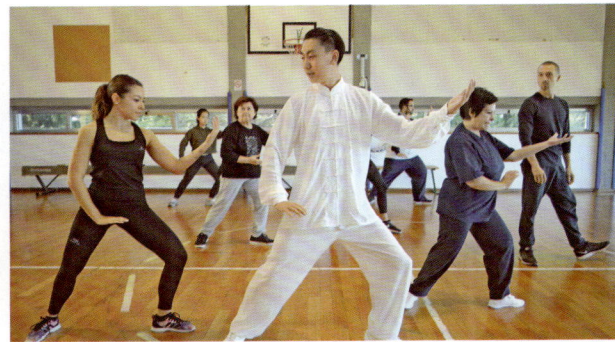

图 2-10-15　李家季老师开设养生太极拳课程

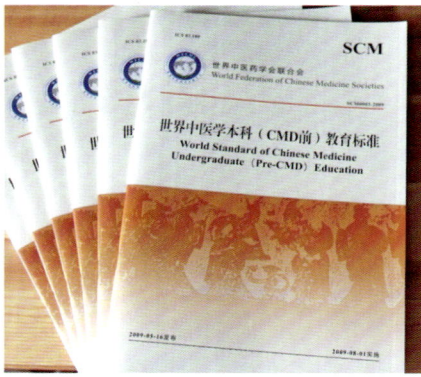

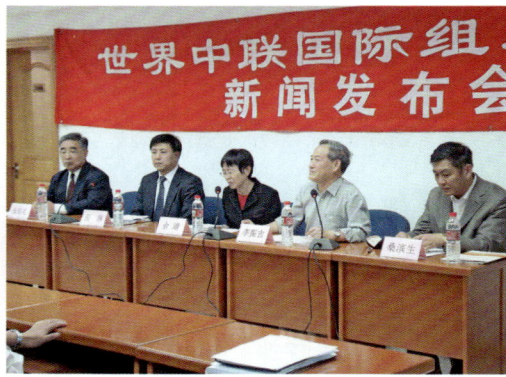

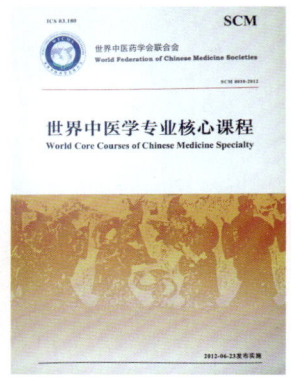

图3-11-1 《世界中医学本科（CMD前）教育标准》

图3-11-2 《世界中医学本科（CMD前）教育标准》新闻发布会

图3-11-3 《世界中医学专业核心课程》

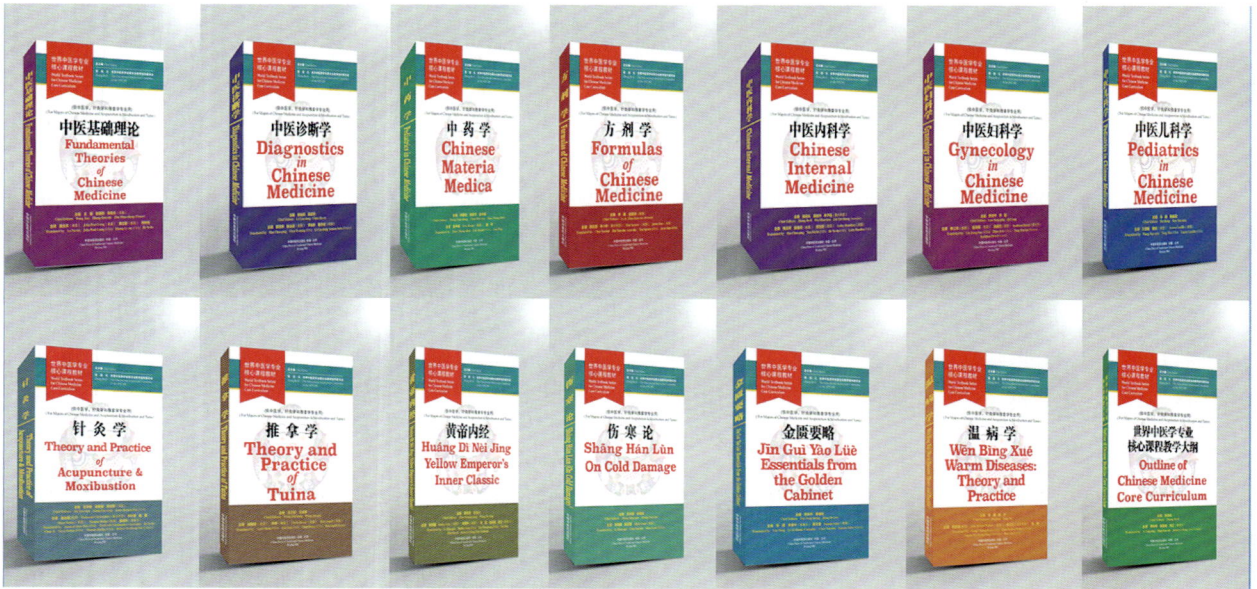

图3-11-4 世界中医学专业核心课程教材、教学大纲

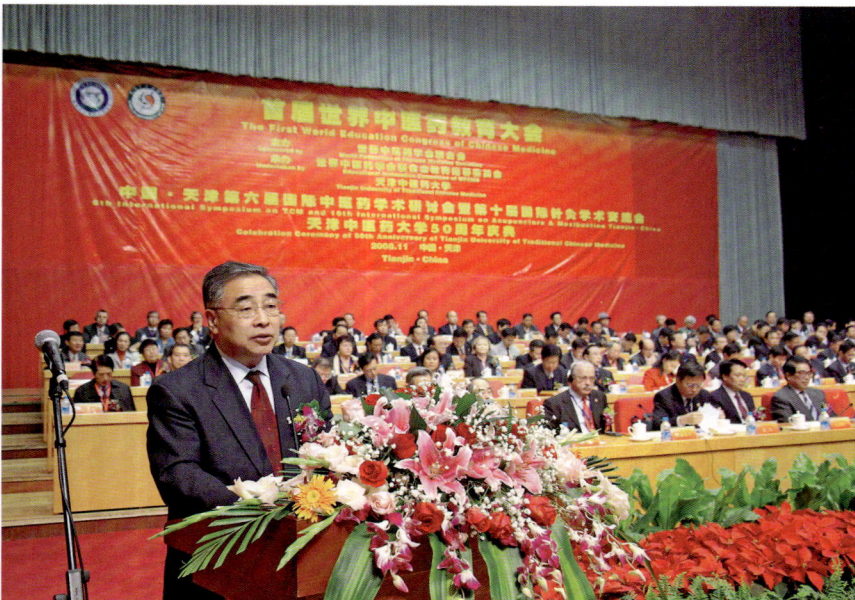

图3-12-1 首届世界中医药教育大会审议通过《世界中医学本科（CMD前）教育标准（草案）》框架

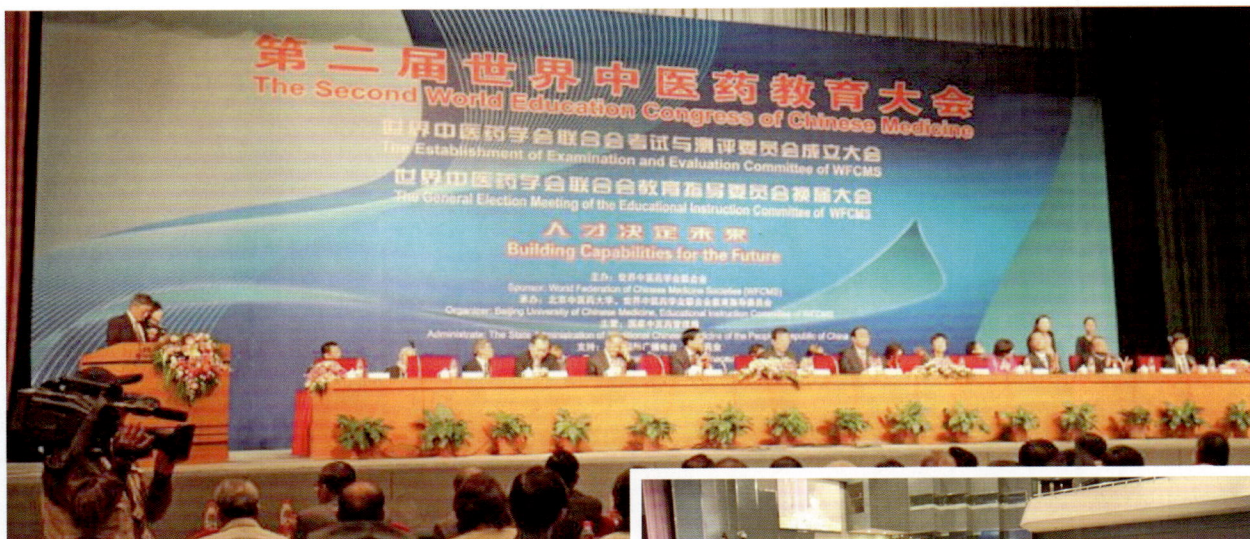

图3-12-2 第二届世界中医药教育大会胜利召开

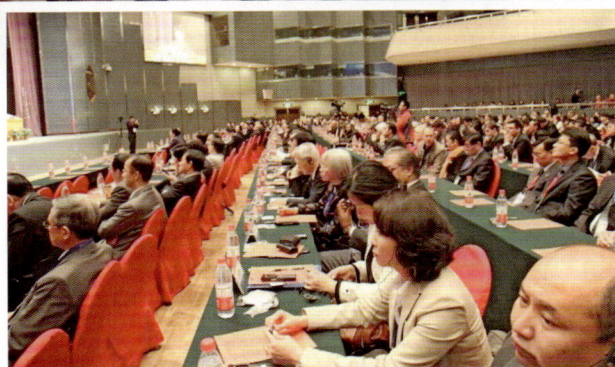

图3-12-3 第二届世界中医药教育大会会场盛况

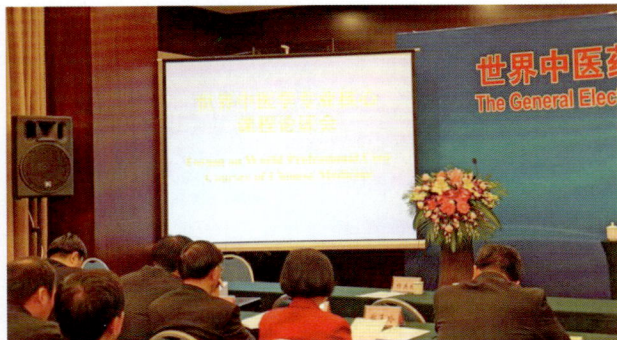

图3-12-4 世界中医药学会联合会教育指导委员会举行"世界中医学专业核心课程论证会"

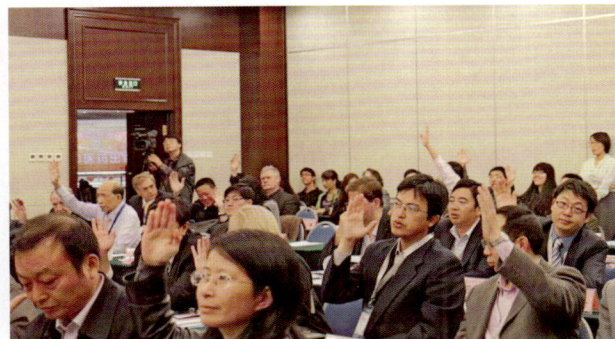

图3-12-5 经过认真论证，与会专家、学者一致通过"世界中医学专业核心课程决议"

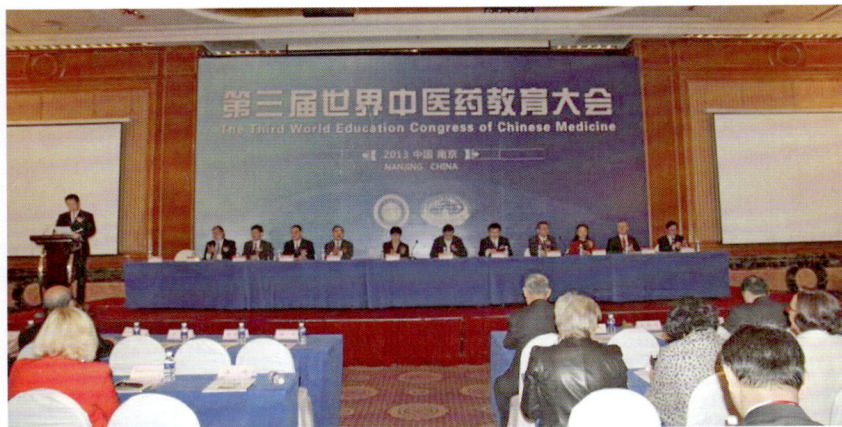

图3-12-6 第三届世界中医药教育大会

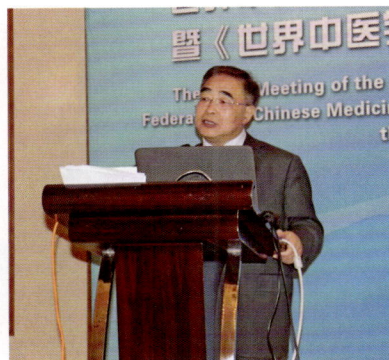

图3-12-7 张伯礼院士做"关于如何做好世界中医学专业核心课程教材编译工作"的主题报告

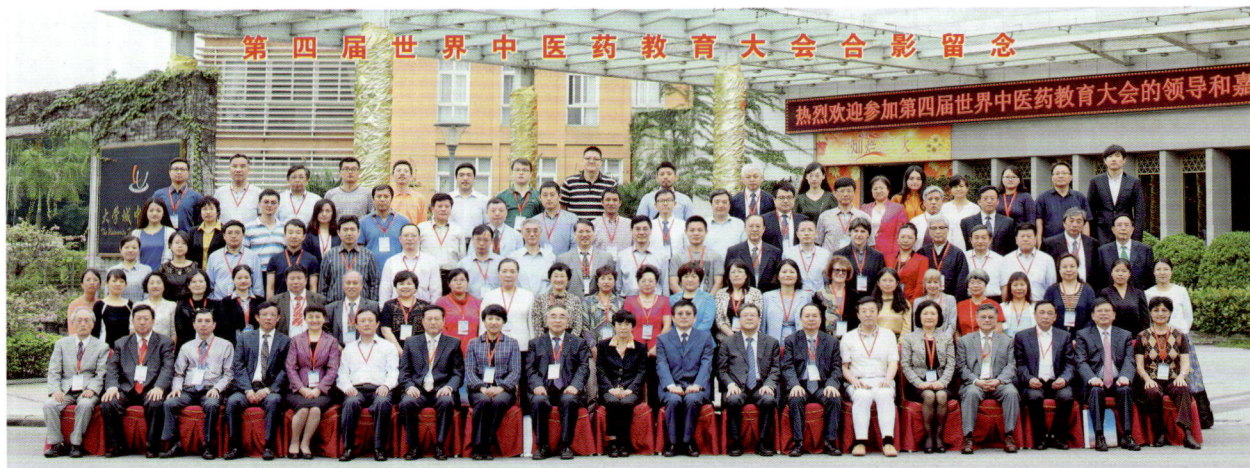

图3-12-8 第四届世界中医药教育大会合影

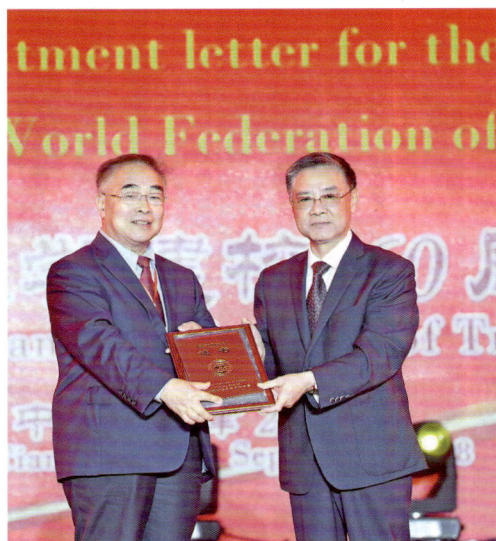

图3-12-9 世界中医药学会联合会马建中主席为世界中联教育指导委员会第三届理事会会长张伯礼颁发聘书

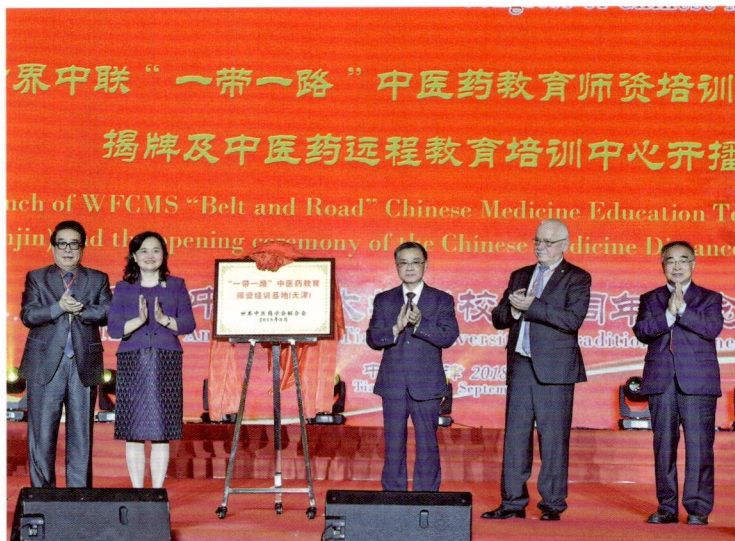

图3-12-10 世界中联"一带一路"中医药教育师资培训基地(天津)揭牌仪式

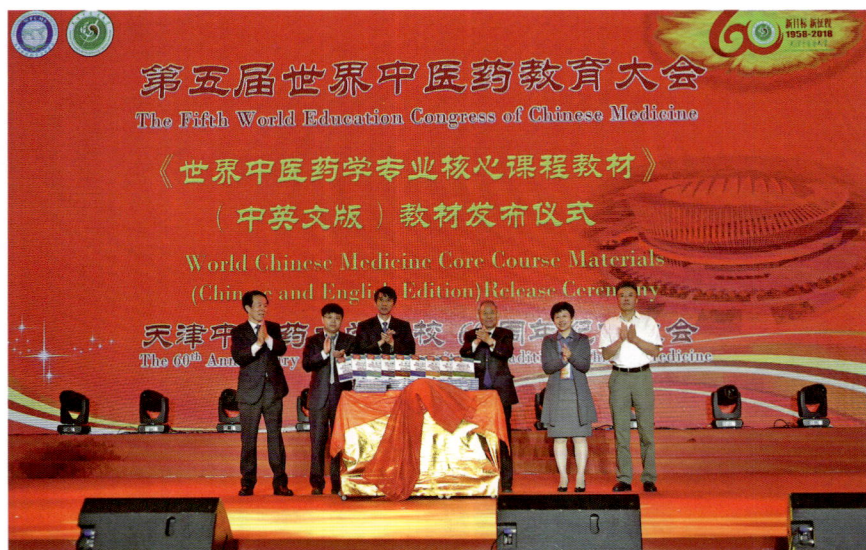

图3-12-11 世界中医学专业核心课程教材发布揭幕仪式

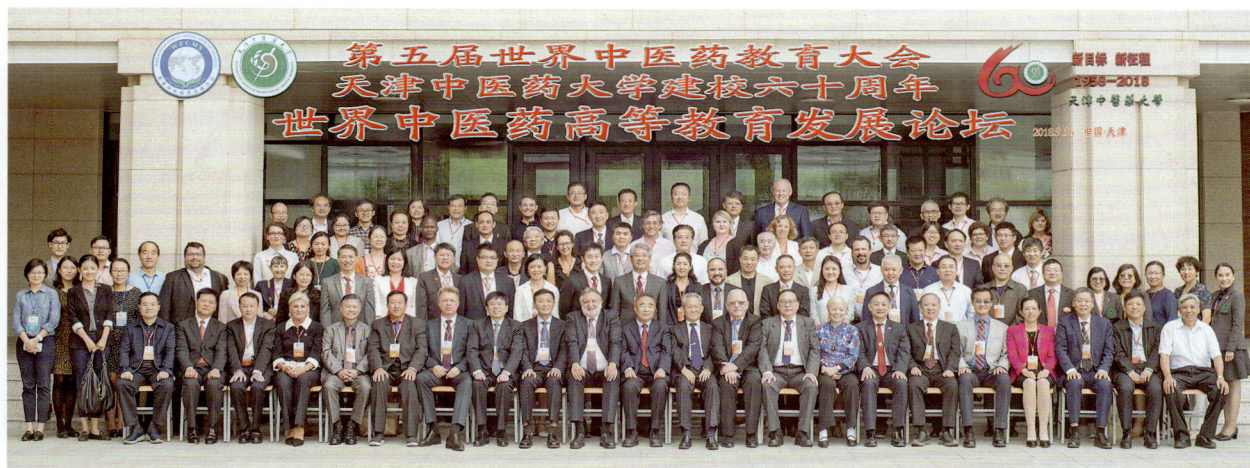
图3-12-12　世界中医药高等教育发展论坛

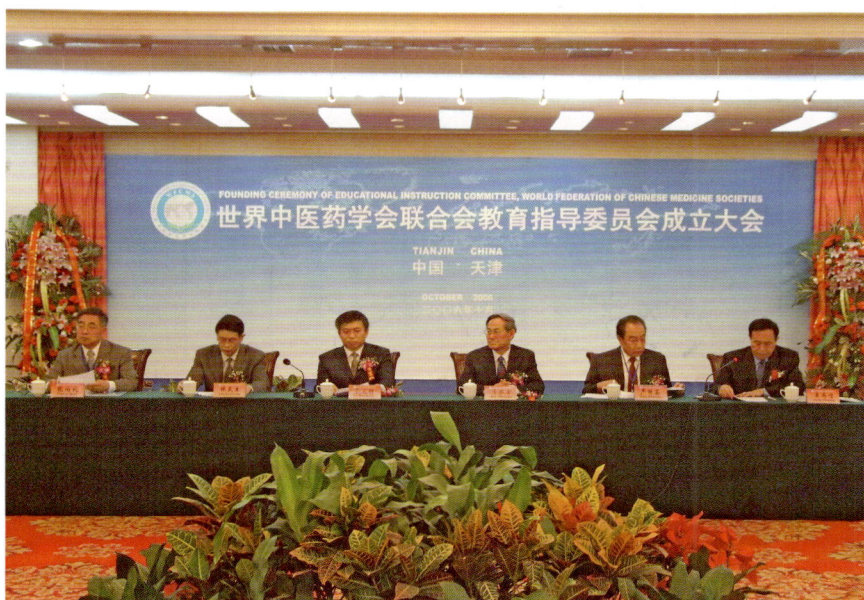
图3-13-1　世界中医药学会联合会教育指导委员会成立

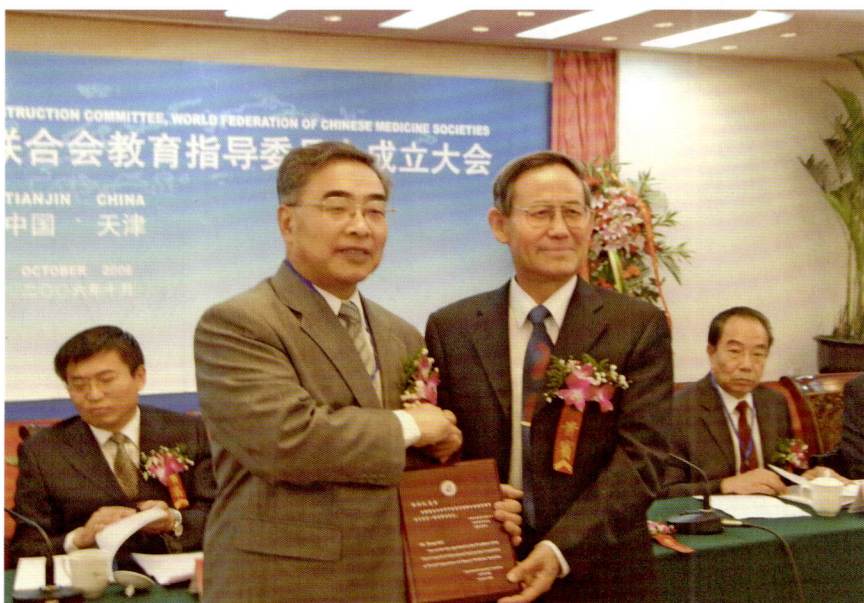
图3-13-2　张伯礼院士担任世界中医药学会联合会教育指导委员会会长

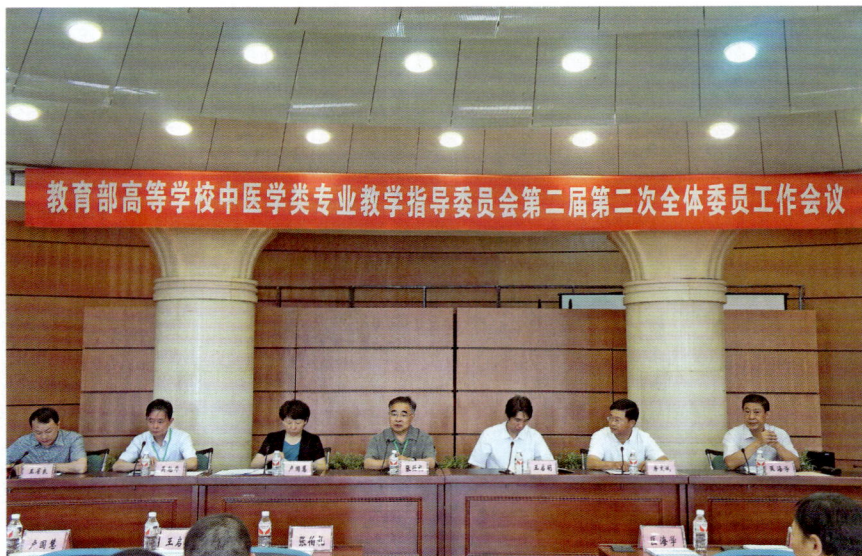

图 3-13-3　教育部高等学校中医学类专业教学指导委员会全体委员工作会议

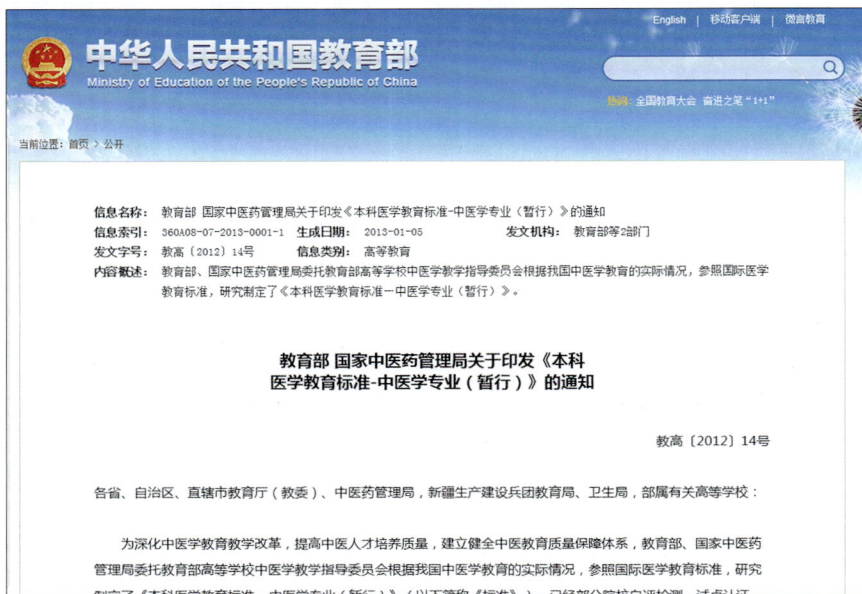

图 3-13-4　中国第一部中医学高等教育标准

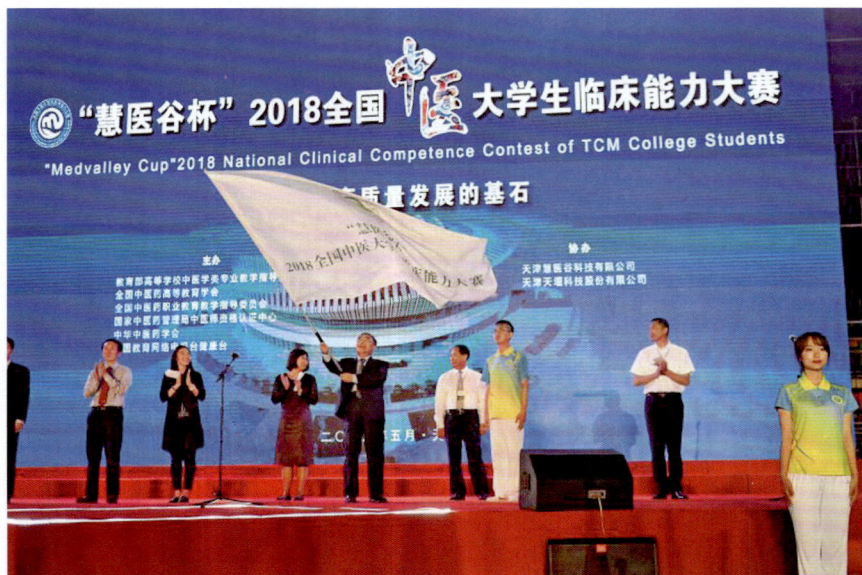

图 3-13-5　全国中医大学生临床能力大赛

前　言

自 20 世纪 70 年代以来,随着经济社会的发展,人类疾病谱发生了巨大的变化,由此带来了医学目的、医学模式的变革。世界卫生组织(WHO)在《迎接 21 世纪挑战》报告中指出:"21 世纪的医学,不应该继续以疾病为主要研究领域,应当以人类的健康作为医学的主要研究方向。"健康是人的基本权利! 自此健康医学在世界范围内受到广泛关注。

中医药学历史悠久,疗效确切,为维护民众健康、促进民族繁衍做出了重要贡献。其本质上是健康医学的先驱:中医药学遵循人与自然和谐共处的"天人合一"的观念,强调养生保健治未病的积极预防疾病思想,通过望、闻、问、切把握人体健康状况,以辨证论治、三因制宜为原则,采用天然药物配伍组成方剂以及针灸、按摩等方法治疗疾病,调理身体失衡状态,是一种完整系统的医学知识体系。这种学术特色和优势契合了当前的医学发展需求,这也是中医药学发展和在世界范围内广泛传播的根本原因。

当前中医药已经在 180 个国家和地区得到应用,签定了 60 多个政府间的合作协议,民众从认识到接受、再到较普遍认可中医药疗法,一些国家政府已正式将中医药纳入医疗保险体系。巨大的需求催生了世界中医药健康产业的发展,带动了世界中医学教育的蓬勃发展。但是各国(地区)中医药发展水平参差不齐,导致各地对中医学教育的目标差异显现,当前世界中医药教育质量也存在着各种问题。如何在确保中医学理论正确传承的条件下,促进世界中医学教育规范化发展已成为普遍关注的热点问题。中医药教育的专业化、标准化是时代发展的必然趋势,在中医药国际化发展的大背景下,这种发展趋势显得更加迫切。各国专家一再呼吁尽早建立适合世界中医学教育实际的标准体系,世界中医学教育只有在统一标准的引领下才能规范发展,才能保证中医药教育的专业品质,从而为各国开展有序竞争、共同发展提供保障。

随着教育全球化的深入发展,教育质量保障已经成为一个重要问题。全球化有力地促进了中医药教育的发展,同时也迫切要求其规范化与标准化的建设。近 10 年来,国际中医学教育标准化进程日益加快,已成为世界医学教育发展的潮流。

世界中医药学会联合会教育指导委员会(以下简称"世界中联教指委")作为国际性的中医药教育咨询指导机构,通过开展中医药教育的国际标准化建设,以中医学本科教育为切入点,适应世界对中医药的需求,立足各国实际情况,推进中医药教育标准的制定,推动中医药教育在世界各国与各地区健康有序地发展,为世界中医药人才的培养做出了贡献。

世界中联教指委于 2006 年 10 月成立,基于世界中医药教育的未来发展趋势,提出发展世界中医药教育的建议与对策,组织专家研究起草了《世界中医学本科(CMD 前)教育标准

（草案）》。其基本框架包括中医学本科（CMD 前）教育办学基本要求和中医学本科（CMD 前）教育毕业生基本要求。前者规定了中医学本科教育准入的基本条件，由中医学本科办学宗旨、学时与学制、教学计划、学生考核、学生、教师、教育资源、教育计划评估、管理和行政、发展与更新 10 个领域 49 项构成，后者用来衡量开设中医学本科专业的院校学生学习结果，既是中医学本科教育的最低标准，也是对中医学本科毕业生的最基本要求，由总体目标、职业素质目标、知识目标和技能目标 4 个领域 25 项构成。2009 年 5 月，《世界中医学本科（CMD 前）教育标准》正式发布，成为世界中医学教育史上第一个国际标准，是世界中医教育发展的里程碑。

为加强中医学专业的内涵建设，遵循"必须、适用、够用、能用"原则，世界中联教指委组织专家研究制定了《世界中医学专业核心课程》。其以支撑中医学体系的核心理论和基本技能为内容，体现了"强基础，重实用，知本源，促发展"的设计思路。《世界中医学专业核心课程》包括 10 门课程，分为 3 个课程平台：① 中医学基础理论知识平台课程包括中医基础理论、中医诊断学、中药学、方剂学。② 中医学临床知识技能平台课程包括中医内科学、针灸学、推拿学、中医妇科学、中医儿科学。③ 中医经典选读平台课程为由《黄帝内经》《伤寒论》《金匮要略》《温病学》中经典条文节选而成经典医籍选（导）读课程。《世界中医学专业核心课程》既保留了专业理论知识的核心内容以确保中医学专业理论内涵的传承，同时兼顾了各国与各地区法律及教育的实际需求。2012 年 6 月，世界中医药学会联合会将其确定为国际标准正式发布。《世界中医学专业核心课程》成为继《世界中医学本科（CMD 前）教育标准》后，世界中医学教育领域取得的又一阶段性成果。《世界中医学专业核心课程》为编写世界中医学专业核心课程教材奠定了基础，对推进世界中医学教育发展具有重要意义。

为推动标准的落实，启动《世界中医学专业核心课程教学大纲》编写工作，以适应世界中医学教育发展需要和各国中医学教育机构需求，指导教师开展具体的教学活动。《世界中医学专业核心课程教学大纲》包括中医基础理论、中医诊断学、中药学和方剂学 4 门基础理论知识课程，中医内科学、针灸学、推拿学、中医妇科学和中医儿科学 5 门临床知识技能课程，以及经典医籍选读，共 10 门课程的教学大纲。

《世界中医学专业核心课程教学大纲》有效地规范了世界中医学专业核心课程教学内容，指导各国中医学专业的教育教学，为各国中医学专业毕业生的专业水平达到规定要求提供了保障，并利于课堂教学质量评价和教学管理，也为编写世界中医学专业核心课程教材奠定了基础。

为了满足各国中医药教育对规范化教材的需求，世界中联教指委启动了"世界中医学专业核心课程教材"（中文版、英文版）的编写工作。

全球医学教育（包括中医学教育）的实践表明，本科教育仍是各学科专业教育的基础。世界中医学专业核心课程教材服从、服务于已发布的相关中医学专业教育标准，已综合考虑各国中医学教育的实际情况、中医临床实际需要等。世界中医学专业核心课程教材的适用对象定位为世界中医学专业本科教育，同时兼顾研究生教育以及中医医疗人员自修参考；教材的知识范围以满足培养胜任中医临床需要的准中医师为度，同时具有一定的深度和广度，可为相关从医人员提供自学参考。

教材的编译遵循了思想性、科学性、系统性、实用性、先进性、安全性、规范性、适用性等原则。世界中联教指委遴选海内外公认较好的教材为范本，委托天津中医药大学组织 13 个比较研究组，对海外教材全文翻译，并与国内教材进行对比研究，逐章节地比较取舍，提出研究意见和建议，后者经资深专家组评估后，供教材编写组参考。世界中联教指委和中国中医药出版社在借鉴国内、外中医药教材编写的成功经验的基础上，制定了教材编写原则和要求。世界中医学专业核心课程教材的编译工作由来自中国、法国、英国、美国、西班牙等 15 个国家和地区各课程近 300 名专家承担。目前，教材已正式发布。世界中医学专业核心课程教材编译工作将有助于世界中医药专业人才的培养，有助于促进中西方文化交流。

中国作为中医药的发源国和中医药强国，对推动、引领世界中医药发展责无旁贷。行业的规范化发展关键靠人才，源头在教育。尽管世界各国中医教育发展日新月异，但是各国中医教育发展并不平衡，专业规范化发展的时代趋势要求必须掌握世界各国中医教育及其标准建设的本底情况，才能为尽早建立和完善中医教育标准体系提供研究信息参考。由于受到经济发展水平、政治、文化差异等因素的影响，世界各国中医药教育发展差异较大。为了更好地研究、总结世界各国中医药教育发展的实际情况与发展经验，世界中联教指委组织各国与各地区中医药教育领域的专家编译了《世界中医药教育概览》，以期让世界上更多的中医药管理人员以及中医药教育从业者、中医药爱好者了解中医药教育在全球的发展现状。同时，这也是对中医药教育的标准化发展进行的初步总结，可为今后中医药教育在世界的健康发展提供借鉴和参考。

衷心感谢为本书编写出版而做出努力的各方面的人士，尤其是工作在各国中医药教育、临床、管理一线的中医药工作者所提供的各国中医药教育概况材料，为本书做出了重要贡献。

鉴于编著者的知识和水平，书中内容会有不当之处，恳请斧正，以利修改。

张伯礼教授

世界中医药学会联合会副主席

世界中医药学会联合会教育指导委员会会长

中国中医科学院名誉院长

天津中医药大学校长

中国工程院院士

2019 年 3 月 30 日

于津团泊湖畔

目　录

上篇　综述性报告

第一章　世界中医药教育现状 ································· 3

第一节　中国中医药教育现状 ····························· 3

第二节　海外中医药教育现状 ··························· 11

一、亚洲(中国除外) ······························· 11

二、欧洲 ··· 15

三、美洲 ··· 23

四、大洋洲 ··· 26

五、非洲 ··· 28

第二章　世界中医药教育经验和挑战 ················· 31

第一节　世界中医药教育经验 ··························· 31

第二节　世界中医药教育挑战 ··························· 32

第三章　世界中医药教育发展战略和重点任务 ····· 33

第一节　世界中医药教育发展战略 ····················· 33

第二节　世界中医药教育重点任务 ····················· 33

第四章　世界中医药教育远景 ······················· 36

第一节　发展趋势的展望 ······························· 36

第二节　国际组织发挥的作用 ··························· 36

第三节　中国的战略与作用 ····························· 37

下篇　各国概览(含中医孔子学院)

第五章　亚洲中医药教育概况 ······················· 41

第一节　中国中医药教育概况 ··························· 41

一、中国大陆 ··· 41

二、香港特别行政区 43

三、台湾省 46

四、澳门特别行政区 48

第二节 韩国中医药教育概况 51

一、韩国概况 51

二、韩医药教育发展历程 51

三、韩医药教育成绩 54

四、韩医药教育办学示范案例 54

五、存在的问题 56

第三节 日本中医药教育概况 56

一、明治前的日本中医药 56

二、明治时代到中日两国建交前的日本中医药 ... 57

三、日本中医药教育的现状 57

第四节 马来西亚中医药教育概况 62

一、马来西亚概况 62

二、中医药教育发展历程 63

三、中医药教育成绩 63

四、中医药教育办学示范案例 64

五、存在的问题 64

第五节 越南中医药教育概况 65

一、人力资源培训与发展工作 65

二、传统医学研究工作 66

第六节 新加坡中医药教育概况 67

一、新加坡概况 67

二、中医药教育发展历程 68

三、中医药教育成绩 69

四、中医药教育办学示范案例 70

五、存在的问题 71

第七节 泰国中医药教育概况 72

一、开设中医学专业学士学位的院校 72

二、泰国中医药教育发展建议 74

第八节 印度尼西亚中医药教育概况 74

一、印度尼西亚概况 74

二、中医药教育发展历程 74

三、中医药教育成绩 76

四、中医药教育办学示范案例 ……………………………………… 77
五、存在的问题 …………………………………………………… 77
第九节　蒙古中医药教育概况 …………………………………… 78
一、蒙古中医药教育发展历程 …………………………………… 78
二、中医药教育成绩 ……………………………………………… 78
三、中医药教育办学示范案例 …………………………………… 79
第十节　菲律宾中医药教育概况 ………………………………… 80
一、中医药发展简史 ……………………………………………… 80
二、中医药现状 …………………………………………………… 81
三、中医药发展前景 ……………………………………………… 82
四、重要的里程碑 ………………………………………………… 82

第六章　美洲中医药教育概况 …………………………………… 83
第一节　美国中医药教育概况 …………………………………… 83
一、美国概况 ……………………………………………………… 83
二、中医针灸教育发展历程 ……………………………………… 84
三、中医针灸教育成绩 …………………………………………… 85
四、中医药教育办学示范案例 …………………………………… 86
五、存在的问题 …………………………………………………… 87
第二节　加拿大中医药教育概况 ………………………………… 88
一、加拿大概况 …………………………………………………… 88
二、中医药教育发展历程 ………………………………………… 89
三、中医药教育成绩 ……………………………………………… 89
四、中医药教育办学示范案例 …………………………………… 91
五、存在的问题 …………………………………………………… 92
第三节　墨西哥中医药教育概况 ………………………………… 92
一、墨西哥概况 …………………………………………………… 92
二、中医药教育发展历程 ………………………………………… 92
三、存在的问题 …………………………………………………… 94
第四节　阿根廷中医药教育概况 ………………………………… 95
一、阿根廷概况 …………………………………………………… 95
二、中医药教育发展历程 ………………………………………… 95
三、中医药教育成绩 ……………………………………………… 96
四、中医药教育办学示范案例 …………………………………… 96
五、存在的问题 …………………………………………………… 96

第七章　欧洲中医药教育概况 ……………………………………………… 97

　　第一节　法国中医药教育概况 ……………………………………… 97

　　　　一、法国概况及其与中国的关系 ………………………………… 97

　　　　二、17—20 世纪中医药学在法国的传播 ……………………… 98

　　　　三、中医药教育在法国的发展 …………………………………… 99

　　　　四、法国对中医的认同 ………………………………………… 102

　　　　五、存在的问题 ………………………………………………… 103

　　第二节　德国中医药教育概况 ……………………………………… 104

　　　　一、德国概况 …………………………………………………… 104

　　　　二、德国中医药概况 …………………………………………… 104

　　　　三、问题与困难 ………………………………………………… 106

　　第三节　英国中医药教育概况 ……………………………………… 107

　　　　一、英国中医药教育发展历程 ………………………………… 107

　　　　二、中医药教育成绩 …………………………………………… 108

　　　　三、中医药教育办学示范案例 ………………………………… 108

　　第四节　意大利中医药教育概况 …………………………………… 109

　　　　一、意大利概况 ………………………………………………… 109

　　　　二、中医药教育发展历程和教育成绩 ………………………… 110

　　　　三、佳达学院——意大利与中国之间的桥梁 ………………… 112

　　　　四、存在的问题 ………………………………………………… 113

　　第五节　瑞士中医药教育概况 ……………………………………… 113

　　　　一、瑞士概况 …………………………………………………… 113

　　　　二、中医药教育发展历程 ……………………………………… 114

　　　　三、中医药教育成绩 …………………………………………… 116

　　　　四、中医药教育办学示范案例 ………………………………… 117

　　　　五、存在的问题 ………………………………………………… 119

　　第六节　西班牙中医药教育概况 …………………………………… 120

　　第七节　葡萄牙中医药教育概况 …………………………………… 123

　　　　一、葡萄牙概况 ………………………………………………… 123

　　　　二、中医药教育发展历程 ……………………………………… 123

　　　　三、中医药教育成绩 …………………………………………… 124

　　　　四、中医药教育办学示范案例 ………………………………… 125

　　　　五、存在的问题 ………………………………………………… 126

　　第八节　俄罗斯中医药教育概况 …………………………………… 130

　　　　一、俄罗斯概况 ………………………………………………… 130

　　　　二、中医药教育发展历程 ……………………………………… 130

三、李维斯特公司 ……………………………………… 131

四、存在的问题 ………………………………………… 132

第九节　比利时中医药教育概况 ……………………………… 133

一、早期中医药教育 …………………………………… 133

二、发展中的比利时中医药教育 ……………………… 133

三、中医药教育的发展前景和方向 …………………… 134

第十节　匈牙利中医药教育概况 ……………………………… 135

一、匈牙利概况 ………………………………………… 135

二、中医药教育发展历程 ……………………………… 135

三、中医药教育成绩 …………………………………… 136

四、中医药教育办学回顾 ……………………………… 138

五、存在的问题 ………………………………………… 140

第十一节　荷兰中医药教育概况 ……………………………… 141

一、荷兰概况 …………………………………………… 141

二、中医药教育发展历程 ……………………………… 141

三、中医药教育成绩 …………………………………… 142

四、中医药教育办学示范案例 ………………………… 143

五、存在的问题 ………………………………………… 143

第十二节　奥地利中医药教育概况 …………………………… 144

一、奥地利概况 ………………………………………… 144

二、中医药在欧洲及奥地利的发展历程 ……………… 144

三、中医药教育成绩 …………………………………… 145

四、中医药教育办学示范案例 ………………………… 145

五、存在的问题 ………………………………………… 146

六、展望 ………………………………………………… 147

第十三节　捷克中医药教育概况 ……………………………… 148

一、捷克概况 …………………………………………… 148

二、中医药教育发展历程 ……………………………… 148

三、中医药教育成绩 …………………………………… 148

四、中医药教育办学示范案例 ………………………… 149

五、存在的问题 ………………………………………… 149

第十四节　波兰中医药教育概况 ……………………………… 150

第十五节　保加利亚中医药教育概况 ………………………… 150

一、保加利亚概况 ……………………………………… 150

二、中医药教育发展历程 ……………………………… 150

三、中医药教育成绩 …………………………………… 151

　　　　四、中医药教育办学示范案例 ……………………………………… 151

　　　　五、存在的问题 …………………………………………………… 151

　　第十六节　希腊和塞浦路斯中医药教育概况 ……………………… 151

第八章　大洋洲中医药教育概况 …………………………………… 152

　　第一节　澳大利亚中医药教育概况 ………………………………… 152

　　　　一、从澳大利亚中医药高等教育和中医立法概况看中医药走向世界之

　　　　　　模式 ………………………………………………………… 152

　　　　二、中医药教育发展历程 ………………………………………… 153

　　第二节　新西兰中医药教育概况 …………………………………… 158

　　　　一、新西兰概况 …………………………………………………… 158

　　　　二、中医药教育发展历程 ………………………………………… 158

　　　　三、中医药教育成绩 ……………………………………………… 159

　　　　四、中医药教育办学示范案例 …………………………………… 160

　　　　五、存在的问题 …………………………………………………… 162

第九章　非洲中医药教育概况 ……………………………………… 163

第十章　中医孔子学院 ……………………………………………… 165

　　第一节　英国伦敦南岸大学中医孔子学院 ………………………… 165

　　第二节　澳大利亚皇家墨尔本理工大学中医孔子学院 …………… 167

　　　　一、共建单位 ……………………………………………………… 167

　　　　二、合作基础 ……………………………………………………… 167

　　　　三、中医孔子学院的建立 ………………………………………… 167

　　　　四、主要工作与成绩 ……………………………………………… 168

　　第三节　日本学校法人兵库医科大学中医药孔子学院 …………… 171

　　第四节　美国奥古斯塔大学孔子学院 ……………………………… 173

　　　　一、中医药教学开展情况 ………………………………………… 173

　　　　二、汉语课程开设情况 …………………………………………… 173

　　　　三、中医药交流和中国文化活动开展情况 ……………………… 174

　　第五节　匈牙利佩奇大学中医孔子学院 …………………………… 174

　　第六节　泰国华侨崇圣大学中医孔子学院 ………………………… 176

　　　　一、泰国华侨崇圣大学中医孔子学院的成立及启动揭牌 ……… 176

　　　　二、泰国华侨崇圣大学中医孔子学院相关活动的开展 ………… 177

　　第七节　韩国圆光大学孔子学院 …………………………………… 178

　　　　一、合作学校概况 ………………………………………………… 178

二、圆光大学孔子学院概况 …………………………………… 179

三、圆光大学孔子学院特色 …………………………………… 180

四、展望 ………………………………………………………… 182

第八节　韩国世明大学孔子学院 …………………………………… 182

第九节　葡萄牙科英布拉大学孔子学院 …………………………… 182

第十节　圣马力诺大学孔子学院 …………………………………… 184

一、圣马力诺及孔子学院简介 ………………………………… 184

二、圣马力诺大学孔子学院同仁堂中医药博物馆简介 ………… 184

三、中医药教育简介 …………………………………………… 185

附篇　标准·会议·学会

第十一章　国际教育标准化概况 …………………………………………… 189

第一节　世界中医学本科（CMD 前）教育标准 ………………………… 189

一、《标准》制定的背景 ………………………………………… 189

二、《标准》的框架结构 ………………………………………… 189

三、《标准》的主要特点 ………………………………………… 190

四、《标准》的意义 ……………………………………………… 190

第二节　世界中医学专业核心课程 ………………………………… 191

一、《核心课程》的制定过程 …………………………………… 191

二、《核心课程》的主要内容 …………………………………… 191

三、《核心课程》的意义 ………………………………………… 192

第三节　世界中医学专业核心课程教学大纲 ……………………… 192

一、《大纲》的起草背景 ………………………………………… 192

二、《大纲》的主要内容 ………………………………………… 192

三、《大纲》的制定原则 ………………………………………… 193

四、《大纲》的编写要求 ………………………………………… 193

五、《大纲》的意义 ……………………………………………… 193

第四节　世界中医学专业核心课程教材（中文版、英文版）………… 194

一、教材编译的工作基础 ……………………………………… 194

二、教材的定位 ………………………………………………… 194

三、教材的编译原则 …………………………………………… 194

四、教材的编译过程 …………………………………………… 195

五、教材编译的意义 …………………………………………… 196

第五节　世界中医学专业认证 ……………………………………… 196

第十二章　世界中医药教育大会概况 ……………………………………… 198

　　第一节　首届世界中医药教育大会 ………………………………………… 198

　　第二节　第二届世界中医药教育大会 ……………………………………… 198

　　第三节　第三届世界中医药教育大会 ……………………………………… 199

　　第四节　第四届世界中医药教育大会 ……………………………………… 200

　　第五节　第五届世界中医药教育大会 ……………………………………… 201

第十三章　中医药教育组织 …………………………………………………… 203

　　第一节　世界中医药学会联合会教育指导委员会 ………………………… 203

　　　　一、组织机构建设 …………………………………………………………… 203

　　　　二、国际学术交流 …………………………………………………………… 204

　　　　三、标准化建设 ……………………………………………………………… 204

　　第二节　教育部高等学校中医学类专业教学指导委员会 ………………… 206

参考文献 ………………………………………………………………………… 208

上　篇

综述性报告

第一章

世界中医药教育现状

第一节 中国中医药教育现状

1. 中国大陆 中国大陆中医药教育传承已有几千年的历史,伴随着中华民族的兴盛而发展。近现代中国中医药教育由师承及家传逐渐过渡为民办中医药院校教育,中华人民共和国成立后中医药教育正式进入高等院校教育。经过几十年的发展,中国中医药高等院校教育已经形成了一整套具有中医药特色的教育体系,具备了专科、本科、硕士和博士人才培养体系。根据中医药学科发展特点及院校教育实践反馈,中国中医药教育正在不断调整优化,努力探索出一个适合中医药发展的教育方式。

1885年,浙江名医陈虬在瑞安创办的利济医学堂,是一所接近现代教育体制的中医学校。1906年罗熙如和黎棣初等创办广州医学求益社,以及1910年袁悼创办镇江自新医学堂,以讲授中医为主。然北洋政府拒中医教育于教育法令之外,迫使中医界觉醒,先后兴办系列中医学校:1915年,丁甘仁等创办上海中医专门学校;1916年,张山雷等在浙江创办私立朱氏中国医药学校;1924年,郑守谦在湖南建立明道医校;1925年,恽铁樵创办铁樵函授中医学校;1929年,肖龙友、孔伯华创办北平国医学院;1932年,施今墨等筹建了华北国医学院等。后来各省中医学校相继创办,如四川高等国医学校(1930年)、私立福州中医专门学校(1931年)、湖北国医专科学校(1933年)、江西中医专门学校(1933年)等。北洋政府、国民政府取缔中医的政策不仅没有消灭中医,反而激起了中医界爱国志士办医学教育的激情,掀起了一股中国医学教育史上民办医学教育高潮。在近现代中医教育的发展进程中,中医教育经受了两次重大的冲击和两次复兴,中医教育发展的这二起二落使得中医教育趋于"西医化",中医教育从教育内容、教育方式、考核机制、评价体系等都发生了根本性的改变,形成了稳定的教育模式——"西医化"的中医教育模式。1931年3月17日,南京国民政府成立"中央国医馆",同年8月,国民政府核准《中央国医馆组织章程》及《中央国医馆各省市国医分馆组织大纲》,以中央教育部行政部门名义,准予中医设立学校并订定各门课程时数。

中华人民共和国成立后,特别是改革开放40余年来,在党中央的正确领导下,中医药高等教育经过了初创期、曲折期、恢复期、跨越期4个重要发展阶段。中医药高等教育经过60余年的建设,办学规模逐步扩大,办学实力显著增强,社会声誉与社会贡献度明显提高,呈现了良好的发展态势,为从跨越式发展时期进入内涵式发展时期奠定了坚实的基础。当前中国大陆中医药高等教育呈现以下特点:① 办学主体增加,初步形成多元办学的格局。首先是举办中医药高等教育的办学主体增加。截至 2017 年,除了 24 所独立设置的中医药高等院校外,华中科技大学、厦门大学、暨南大学、华北理工大学、三峡大学等综合性大学,南方医科大学、宁夏医科大学、新疆医科大学等西医院校,中国药科大学、沈阳药科大学等药科大学以及民族医药院校、理工院校中也开设了中医药类专业。以中医学类和中西医结合类专业为例,截至 2017 年,全国开设本科中医学专业的院校有 64 所,开设针灸推拿学专业的院校有 49 所,开设中西医临床医学专业的院校有 44 所,开设藏医学专业的院校有 5 所,开设蒙医学专业的院校 2 所,开设维医学专业的院校 1 所,开设哈萨克医学专业的院校 1 所,开设回医学专业的院校 1 所,开设壮医学专业的院校 1 所,开设傣医学专业的院校 1 所;设置中医药专业的高等院校有 252 所,其中硕士授予权单位 46 个,博士授予权单位 17 个。根据国家中医药管理局中医药统计摘编数据显示,2016 年,全国高等中医药院校本科生在校生数661510 人,全国高等西医药院校中医药专业本科生在校生数 81480 人,全国高等非医药院校中医药专业本科生在校生数 52711 人;中医学博士生在校生数为 3393 人,中药学博士生在校生数为1129 人,中医学硕士生在校生数为 8384 人,中药学硕士生在校生数为 3060 人。其次是办学体制与机制呈现出了多元化的趋势。除了政府投资办学以外,社会、企业和个人正在逐步成为我国中医药高等教育的另一投资主体,民办中医药院校逐步增多。以独立学院为例,目前中医药高等院校中很多院校设置了独立学院,如北京中医药大学东方学院、南京中医药大学翰林学院、湖南中医药大学湘杏学院、辽宁中医药大学杏林学院、浙江中医药大学滨江学院、广西中医药大学赛恩斯新医药学院、江西中医药大学科技学院、贵州中医药大学时珍学院等。② 学科专业增多,初步形成中医药学科为主体、多学科协调发展的格局。近年来,独立设置的中医药院校为了改变单科性院校学科单一,人才培养"近亲繁殖"的不足,普遍制订了"以中医药学科为主体,多学科协调发展"的办学指导思想。在这一思想的指导下,各院校逐步增加新的学科与专业,目前,在教育部最新颁布的本科专业总共 12 个学科门类中,中医药院校已经发展到医学、理学、文学、管理学、工学、农学、法学、经济学、教育学 9个学科门类,本科专业也从传统的中医学、针灸推拿学、中西医临床医学、中药学扩展到护理学、临床医学、药物制剂、制药工程、公共事业管理、国际贸易、应用心理学、食品卫生与营养学、市场营销、保险学、劳动与社会保障、植物保护、汉语言、英语、社会体育指导与管理等专业。学科专业的不断增多,标志着中医药院校已经从单科院校向多学科院校发展,为中医药与其他学科的交叉渗透、协调发展奠定了良好的基础。此外,中医药院校为了加强校际以及学科之间的交叉力度,还积极采取开放办学、跨院校、跨地区等人才培养措施,如长年制中医学专业与综合性大学合作培养复合型人才,与西医院校合作培养中西医结合人才,与工科院校合作培养制药工程人才,与财经院校合作培养管理和营销人才以及中医院校之间合作培养高层次人才等。③ 人才培养体系不断完善,逐步形成了以九年制为探索,以"5+3"为主体,以"3+2"为补充的中医药人才培养模式。2013 年 12 月,国家卫生和计划生育委员会(以下简称"卫计委",现称国家卫生和健康委员会)等七部门联合出台了《关于建立住院医师规范化培训制度的指导意见》[国卫科教发(2013)56 号]。2014 年 12 月,教育部、卫计委与国家中医药管理局共同印发了《教育部等六部门关于医教协同深化临床医学人才培养改革的意见》[教研(2014)2号]。两个文件的出台揭开了我国医学人才培养体系的两项重大改革：一是建立住院医师规范化培训制度(以下简称"规培")，保证临床医师的职业素养与临床诊疗能力；二是建成院校教育、毕业后教育、继续教育三阶段有序、有效衔接的具有中国特色的临床医学人才培养体系。2015年4月，教育部与国家中医药管理局印发了《关于批准卓越医师(中医)教育培养计划改革试点高校的通知》[教高函(2015)3号]，开展五年制、"5+3"一体化、九年制3个不同层次中医学人才培养改革，探索符合医学教育规律和中医学特色的人才培养模式。其中北京中医药大学、上海中医药大学、南京中医药大学、广州中医药大学、成都中医药大学、天津中医药大学获批试办的九年制中医学专业，为探索中医拔尖创新人才培养的新路径。同年，教育部办公厅印发了《关于做好七年制临床医学教育调整为"5+3"一体化人才培养改革工作的通知》[教高厅(2015)2号]，从2015年起，不再招收七年制临床医学专业学生，将七年制临床医学专业招生调整为临床医学专业("5+3"一体化)，进一步规范了中医学人才培养的学制和层次。2017年7月，国务院办公厅印发了《关于深化医教协同进一步推进医学教育改革与发展的意见》[国办发(2017)63号]，要求到2020年，医学教育管理体制机制改革取得突破，医学人才使用激励机制得到完善，以"5+3"(5年临床医学本科教育+3年住院医师规范化培训或3年临床医学硕士专业学位研究生教育)为主体、"3+2"(3年临床医学专科教育+2年助理全科医师培训)为补充的临床医学人才培养体系基本建立，全科、儿科等紧缺人才培养得到加强，公共卫生、药学、护理、康复、医学技术等人才培养协调发展，培养质量显著提升，对卫生与健康事业的支撑作用明显增强。到2030年，医学教育改革与发展的政策环境更加完善，具有中国特色的标准化、规范化医学人才培养体系更加健全，医学人才队伍基本满足健康中国建设的需要。同年7月，教育部、国家中医药管理局印发了《关于医教协同深化中医药教育改革与发展的指导意见》[教高(2017)5号]，要求围绕中医药医疗、保健、教育、科研、产业、文化和对外交流与合作全面协调发展需求，着力推进以"5+3"(5年中医学本科教育+3年中医住院医师规范化培训或3年中医硕士专业学位研究生教育)为主体、以"3+2"(3年中医学专科教育+2年中医类别助理全科医师培训)为补充的中医临床人才培养，加快推进中医药健康服务技术技能人才培养，统筹推进多类型的中医药人才培养，建立和完善符合中医药行业特点、以职业胜任能力和创新创业能力提升为主线的人才培养、评价、激励机制，形成有利于优秀中医药人才脱颖而出的政策环境和社会氛围。④教育教学改革逐步深化，以学生为中心的教育教学理念得到有效实施。自1999年以来，各中医药院校以迎接本科教学水平评估和专业认证为契机，开展了多次教育思想大讨论，并以更新教育教学理念为先导，以教学方法改革为重点，对中医药院校办学定位、办学指导思想以及人才培养模式进行了深入的研究与探讨，尤其是教育部质量工程中的人才培养模式创新实验区项目，更是给中医药院校的人才培养模式改革与创新提供了政策平台，各承担院校以此项目为契机，加大了改革力度，从教育理念、教学方法、课程设置、考核与评价方式、学生管理等方面进行了较为深入的研究与实践，取得了系列研究成果，发挥了很好的示范作用。在以学生为中心的教育教学理念指导下，各个院校积极尝试改革"以教师为中心、以课堂为中心、以教材为中心"的传统教学模式，开展了以提高学生自主学习能力为目的的教学改革工作,如增设学生选修课程比例、开设第二课堂、注重学生个性发展与评价等。又如上海中医药大学开展的 PBL 教学改革、福建中医药大学提出的"学生设计、教师服务"的学生管理模式、天津中医药大学开设的七年制中医学专业"五段递进式实训课程"等,均有效推动了以学生为中心这一教育教学理念的落实与实施。⑤《本科医学教育标准——中医学专业》正式颁布,中医学专业教育步入标准化轨道。2012 年 12 月 28 日,教育部和国家中医药管理局联合发布《教育部、国家中医药管理局关于印发〈本科医学教育标准——中医学专业(暂行)〉的通知》[教高(2012)14 号],正式颁布了《本科医学教育标准——中医学专业(暂行)》(以下简称《标准》)。《标准》包括毕业生应达到的基本要求和办学标准两个部分。在毕业生应达到的基本要求中,《标准》根据医学教育的基本规律和中医人才成长的特点,将人才培养总体目标确定为:中医学专业教育的总体目标是培养能够从事中医医疗以及预防、保健、康复工作的应用型人才,并为他们将来在中医教育、科研、对外交流、文化传播以及中医药事业管理等方面的工作奠定基础。中医学专业毕业生应具备良好的人文、科学与职业素养,较为深厚的中国传统文化底蕴,较为系统的中医基础理论与基本知识,较强的中医思维与临床实践能力,较强的传承能力与创新精神;掌握相应的科学方法,具有自主学习和终身学习的能力,最终达到知识、能力、素质协调发展。在总体目标之下,同时《标准》从思想道德与职业素质目标、知识目标、临床能力目标角度分别提出了 30 项具体目标。在办学标准中,其提出了 43 项保证标准和 23 项发展标准。其中保证标准是本科中医学专业教育的最基本要求和必须达到的标准,各高校的本科中医学专业都必须据此制订教育目标和教育计划,建立教育评估体系和教学质量保障机制。发展标准是本科中医学专业教育提高办学质量的要求和力争达到的标准,各高校的本科中医学专业应据此进行教育教学改革,提高人才培养质量,促进中医学专业的可持续发展。为有效推行《标准》,相关部门探索建立了中医学认证模式,制定了《中医学专业试点认证办法》《中医学专业试点认证工作专家委员会章程》等相关规定,建立了以自评、申请、初访、现场考察、回访、发布有序衔接的认证程序。认证要求反映专业办学的常态化过程,注重专业特色与建设的过程管理,突出学生的主体地位,加强教育理念更新与教学方法改革,重视资源的有效整合,完善内部保障体系,激发学校改革的内驱力,落脚于专业与学校的可持续发展。《本科医学教育标准——中医学专业(暂行)》是我国中医药高等教育史上第一个本科教育标准,对于引导、规范未来的中医药高等教育,包括世界中医药教育具有重要的意义。⑥ 质量保障体系逐步完善,内外部结合的质量保障机制有效运行。经过本科教学水平评估和专业试点认证,通过贯彻落实教育部关于提高教育教学质量的若干文件精神,中医药高等院校普遍建立了高等教育的科学发展观,把教育教学质量作为学校生存与发展的生命线。为了保证教育教学质量,各个院校首先建立健全了内部质量保障体系,普遍建立了教学质量监控机制,成立了教学督导委员会(督导组),部分独立法人建制的中医药高等院校建立了高教研究与评价中心,评价中心独立运行,对主要教学过程包括管理、教师、学生进行质量评价。在内部质量保障体系的基础上,各院校以本科教学水平评估、专业认证为抓手,按照 2011 年发布的《教育部关于普通高等学校本科教学评估工作的意见》[教高(2011)9 号]中"建立健全以学校自我评估为基础,以院校评估、专业认证及评估、国际评估和教学基本状态数据常态监测为主要内容,政府、学校、专门机构和社会多元评价相结合,与中国特色现代高等教育体系相适应的教学评估制度"的要求,在迎接教学评估和专业认证过程中,围绕质量目标、教学资源、教学过程、质量管理四个主要教学要素,加强管理和自我评估,同时在原有质量监控基础上,进一步加强了质量分析与质量改进环节,部分院校还开展了对毕业生的远期质量跟踪与评价,启动了年度质量报告制度。2011 年,教育部办公厅印发了《教育部关于普通高等学校本科教学评估工作的意见》[教高(2011)9 号],启动了新一轮的合格评估和审核评估工作,审核评估更加注重办学定位和人才培养目标与国家和区域经济社会发展需求的适应度、教师和教学资源的保障度、教学和质量保障体系运行的有效度、学生学习效果与培养目标的达成度、学生和社会用人单位的满意度。2012 年,教育部印发了《关于全面提高高等教育质量的若干意见》,提出"出台高校本科教学评估新方案,加强分类评估、分类指导,坚持管办评分离的原则,建立以高校自我评估为基础,以教学基本状态数据常态监测、院校评估、专业认证及评估、国际评估为主要内容,政府、学校、专门机构和社会多元评价相结合的教学评估制度"。经过多年的建设与实践,中医药院校基本形成了以院校内部质量保障体系为主体,以外部教学评估、专业认证为主要手段,内外部有机结合的"五位一体"中医药高等教育质量保障体系。⑦ 转型发展成为基本共识。中医药高等教育进入内涵式发展时期,经过 60 余年的建设与发展,尤其是经过 1999 年以来的跨越式发展,中医药高等教育历经了从无到有、从弱到强的过程。在硬件建设方面,截至 2017 年,独立建制的中医药院校 90%以上升格为大学,完成了新校区建设,校园面积扩大,校舍焕然一新,办学条件大幅度改善;在软件建设方面,办学定位进一步清晰,指导思想进一步明确,教育理念不断更新,学科、专业水平不断提高,国际化交流不断丰富,这些均为今后的转型发展奠定了良好的基础。2012 年 3 月 16 日,教育部发布了《关于全面提高高等教育质量的若干意见》[教高(2012)4 号],提出了"坚持内涵式发展。牢固确立人才培养的中心地位,树立科学的高等教育发展观,坚持稳定规模、优化结构、强化特色、注重创新,走以质量提升为核心的内涵式发展道路"的总体发展战略和 30 项具体要求。这一意见可以认为是继 1999 年扩大招生规模以来首次明确提出的由规模发展向内涵转型发展的战略要求,具有里程碑式的意义。中医药高等教育工作者普遍认识到,未来中医药高等教育应该认真贯彻落实这一文件精神,坚持走以质量为核心的内涵式发展道路。很多院校已经据此文件修订了学校发展规划和人才培养方案,并把内涵式发展作为学校发展的主要方式。至此,可以认为,我国高等教育包括中医药高等教育由跨越式发展进入了内涵式发展时期。⑧ 以师承教育进一步完善、推动中医药传承发展。师带徒培养模式在中医教育史上曾占据主导地位,师承教育为中医人才培养、学科发展做出了巨大贡献。中国的师承教育分为两个阶段。第一阶段是 20 世纪 50 年代中期,国家逐渐认识到老中医手中保存的临床经验的珍贵性,号召中医带徒;第二阶段是从 1990 年至今,为挽救名老中医的临床经验,造就一批中青年中医精英,开始恢复中医师承教育。1990 年 6 月,人事部、卫生部(现称国家卫生和健康委员会)、国家中医药管理局联合颁布了《关于采取紧急措施做好老中医药专家学术经验继承工作的决定》。2003 年 10 月 1 日,正式实施的《中华人民共和国中医药条例》对中医师徒相传和中医从业者资格的取得均做出了明确的规定,制定出台了《传统医学师承和确有专长人员医师资格考核考试暂行办法》。目前,师承教育仍是以公办为主,具有 3 种形式,即政府举办的高级师承继续教育、高等院校中开办的师承教育探索和中医医疗机构开办的师承教育探索。1956 年和 1958 年，卫生部先后颁发了《关于开展中医带徒弟工作的指示》《关于继承老中医学术经验的紧急通知》等文件，鼓励开展中医师承教育。1990 年，人事部、卫生部、国家中医药管理局做出《关于采取紧急措施做好老中医药专家学术经验继承工作的决定》。1990 年，由卫生部、国家中医药管理局和人事部联合召开拜师大会，正式恢复师承教育，为全国名老中医配备精选的高资历徒弟，先后共组织 3 批学徒，为 1607 名老中医配备继承人。随后，国家中医药管理局分别于 1990 年、1995 年、2003 年、2008 年、2012 年开展了 5 批国家级的师承教育工作。国家中医药管理局于 2004 年开展实施"中医临床优秀人才研修项目"，明确提出"读经典、做临床、跟名师"这个法宝。1999 年，教育部和国家中医药管理局联合印发《关于加强高等中医教育临床教学工作的意见》。随后，部分高等中医药院校相继恢复传统的师承教育，开设了试点班。1999 年，广西中医学院（现称广西中医药大学）开办中医传统班；2002年，广州中医药大学第二临床医学院开办师承教育试点班；2004 年，长春中医学院（现称长春中医药大学）开办研究生师承班；2005 年，福建中医学院（现称福建中医药大学）开办本科生师承班；2005 年 9 月 18 日，湖北中医学院（现称湖北中医药大学）第一届中医教改试点班开班暨拜师仪式举行；2006 年，山东中医药大学重点培养七年制传统型中医药人才；2006年，成都中医药大学亦开展七年制传统班等。国家《中医药事业发展"十一五"规划》把"开展院校与师承相结合的教育模式试点工作"列为重点任务。国家中医药管理局开展的"优秀中医药临床人才研修项目"要求具有主任医师资格的医师必须再跟师学习。广东省中医院从 2000 年就开始在全国推行"请名师带高徒"的传承方法培养年轻医师，湖北省襄阳市中医医院出台了《关于实行青年（住院）医师导师制的管理规定》等。2006 年 3 月，上海中医药大学附属曙光医院传统中医诊疗中心正式开诊，中医治疗率达到 98%。曙光医院启动了"曙光高级中医师"培养计划，并要求培养对象在上海市及全国范围内拜名老中医为师。中国当前的中医师承教育模式是对院校教育模式在高校及临床单位进行的教育模式探索，以期找到更适合中医发展的新的教育模式。

2016 年 12 月 29 日，时任中共中央政治局委员、国务院副总理刘延东在中医药高等教育改革发展 60 周年座谈会上的讲话中指出，"中医药高等教育始终与国家发展和民族振兴同向同行，在人才培养、科学研究、社会服务、文化传承、国际交流等方面取得了丰硕成果，成为我国高等教育体系中独具特色的重要生力军，为推进卫生与健康事业发展、提升人民健康水平发挥了重要作用，也为推进中医药国际化进程、传播中华优秀传统文化、提升国家软实力做出了积极贡献"，并根据党中央对中医药高等教育发展提出的新要求、健康中国战略对中医药高等教育发展提出的新课题、人民群众对中医药高等教育发展提出的新期盼、中医药高等教育改革发展自身面临的新挑战，提出以人民健康为导向，让中医药发挥更重要的作用。

当前，中国中医药发展站在更高的历史起点上，迎来天时、地利、人和的大好时机，中医药高等教育也迎来了发展的春天。当然，中医药高等教育还处在能力提升推进期、综合改革攻坚期和政策机制完善期，还面临着一些新情况、新问题。① 国家战略布局与人才培养结构供给还不适应。随着健康中国、"一带一路"、科教兴国、人才强国、创新驱动国家战略的制定和实施，中医药作为中国独特的卫生资源、潜力巨大的经济资源、具有原创优势的科技资源、优秀的文化资源、重要的生态资源,中医药高等教育应该适应五大资源衍生出的产业链对人才的需求。目前,中医预防、保健、康复、养老等服务业,中药材鉴定、中药炮制、中药生产管理、中药保健品、保健食品、中医医疗仪器设备、健康文化传播等方面的人才比较匮乏,保健按摩、健康旅游、药膳烹饪、中药种植、中药园艺等技术性人才培养还没有引起足够重视。② 教育投入相对不足,医学教育的精英教育属性没有充分体现。由于医学是关系到人的生命科学,人的生命权和健康权不得侵犯,因此医学教育就有了专业化程度高、培养成本高、培养周期长、实践性强、社会关注度高等精英教育的属性,这是全球医学教育领域的共识。2010 年教育部、财政部印发了《关于进一步提高地方普通本科高校生均拨款的水平的意见》[财教(2010)567 号],指出"原则上,2012 年各地地方高校生均拨款水平(指政府收支分类科目'2050205 高等教育'中,地方财政通过一般预算安排用于支持地方高校发展的经费,按在校生人数折算的平均水平;包括基本支出和项目支出,不含中央财政安排的专项经费)不低于 12000 元"。据教育部的数据显示,中央本级财政 2008 年给医学教育生的人均拨款,先从 7100 元提高到了 1.15 万元,2011 年提高到 1.4 万元。2012 年,中央本级财政医学本科生均拨款标准从 1.4 万元提高到 2.7 万元,达到各科类专业培养学生的最高生均标准。然而通过调研发现:第一,由于只有北京中医药大学是部属高校,其他独立设置的中医药院校无法按照中央本级财政生均拨款的标准执行,此外,在相关文件中也没有要求各地方医学院校参照该标准执行,因此大部分省属医学院校的医学类专业生均拨款都低于或远远低于中央本级标准。第二,由于各省财政水平不同,不同地方的医学院校中医学专业的生均拨款差异很大。第三,一些省份对各专业没有实行差额拨款,学校的所有专业拨款都一样,医学专业没有达到各科类专业的最高生均标准。第四,有的院校医学专业的学费比较低,甚至出现了从 2003 年至今没有调整的现象。经费投入的不足是影响医学教育质量的重要因素。此外,中药学作为中医学专业的相关学科,其教学内容中包含解剖学、生物化学、生理学等必修课程,而这类课程的实践课程都属于高成本与高消耗的课程。但是,目前中药学专业的生均拨款按照理学专业的生均拨款执行,因此出现了招生规模过大、实验(实训)课程比例低、生均实验教学资源不足的现象。③ 基层农村中医药人员缺乏,诊疗水平亟待提高。2009—2015 年,主要使用中医或中西医结合方法诊治疾病的村卫生室从 34% 提高到 41% 以上比例,均远远高于城镇地区,可见中医药在农村的受欢迎程度。但是 2015 年,中医药人员增长35172 人,而同期全国卫生机构卫生技术人员数增加 417747 人,中医药人才占 8.4%。全国村卫生机构中,以中医为主的村卫生机构有 25662 个,占总数的 4%;以中医、中西医结合或民族医为主的卫生技术人员有 126341 人,约占总数的 13%,说明基层医疗机构和卫生队伍结构发展比例偏小。此外,乡村医师的学历水平亟待提高。相关数据显示,乡村中医医师的学历层次普遍很低,大专及大专以上人员仅占 5.75%,中专学历及中专水平者占半数以上。④ 临床教学资源紧缺。首先,由于各医学院校的实践教学基地承担了地区和区域主要的医疗服务的职能,每名医师都承担了大量的医疗服务工作,与此同时,由于职称晋升的要求,医师还要在做实验、发论文等科研工作上花费大量的精力,因而对于教学工作的投入相对不足。其次,由于医院经营模式的市场化,各实践教学基地都没有教育性经费的投入,需要从医院收入中划拨出一部分经费用于教学,因此各实践教学基地对教学工作没有给予足够的重视。再次,由于患者自我保护意识的增加,医患关系的问题使得学生接触患者的机会逐步减少。临床教学资源的紧缺就会造成过多地依赖模拟仪器和虚拟技术,导致学生医患沟通能力、伦理意识培养逐步弱化。

2. 香港特别行政区　香港特别行政区自 1997 年回归后,香港特区政府积极推进中医药的发展,提出了建立"中医药港"的理念,并通过了《中医药条例》,正式承认中医药在香港的合法地位。在高等教育方面,香港浸会大学在 1998 年首先成立了中医药学院,香港大学、香港中文大学也相继成立中医药学院,并依靠内地中医药学院的支持,开办了中医药全日制本科与监读制专科,以及硕士、博士研究生教育,并成立了相应的临床实习与研究基地,政府开展的中医药正规化教育已成为人才培养的中坚力量。同时,香港特区政府大力扶持中医药临床研究。为推进中医药"循证医学"的发展及中医药毕业生的实习培训,截至 2014 年,香港先后建立了 18 所中医教研中心,极大地促进了香港中医药医疗的发展。近 20 年来,香港还积极组织举办国际会议,如"中医药规范研究学会第五届年会暨《本草纲目》与中药创新药物研发高峰论坛""第八届国际标准化组织中医药技术委员会全体大会"等会议,进一步提升了中医药教育与科研的国际知名度。随着中医药的发展,香港中医师注册也正规化,在香港执业的中医医师必须参加中医执业资格考核,考试合格后方可申请注册,同时注册后还需要通过持续进修不断提高专业知识,目前,香港现有注册中医师已超过 7000 人。在未来,中医药的专科服务也是香港中医药发展的重要方向,2014 年 7 月签署的《香港中医专科发展工作组合作备忘录》将香港中医专科制度的建立提上了日程。目前,香港已设立了"内科""针灸""骨伤"3 个专科小组,并以此为基础对其他专科的建设进行探索。该制度的建立对香港中医医疗水平的提高大有裨益,也为未来香港中医院的建立提供了良好的基础。

3. 澳门特别行政区　澳门特别行政区自 1999 年回归祖国后,中医药教育得到了长足的发展。2000 年,澳门科技大学成立了中医药学院,开办了中医药课程,标志着澳门中医药走向规范化、系统化。2002 年,澳门大学组建了中华医药研究院,开设了中药学、医药管理、生物医药等硕士、博士研究生学位课程,并提倡以中西医结合的教育模式为主。历经近 20 年,以澳门科技大学为首的中医药高等教育蓬勃发展,目前学位已涵盖本科、硕士、博士教育,专业主要以中医学、中药学和中西医临床医学为主。此外,澳门积极借鉴内地的教育经验,加强中医经典与临床学习,鼓励学生到内地进行临床实习,并安排具有较高中医功底的医师带教。同时澳门大力推动与内地的学术交流。自 2008 年,澳门科技大学"两岸四地中医药科技合作中心"成立,之后举办了十余次高层次学术交流与培训活动,对提高澳门中医师临床水平大有益处。为了促进澳门中药产业的发展,澳门科技大学成立了中药质量研究国家重点实验室,其实验设施与条件具有国际先进水平,汇聚和培育了众多优秀的中医药人才,深入探索关键科学技术,为中药学的发展提供了良好的平台。澳门特区政府一直以来也高度重视中医药的发展,早在 2003 年就提出将中医药教育和中药科技产业作为澳门特区重点发展领域,未来随着"一带一路"的建设,势必会更好地推进澳门中医药教育事业的发展。

4. 台湾省　台湾省的中医药教育具有较为悠久的历史,自古以来以自学与师带徒的方式为主,近 50 年有了大学高等教育。目前,台湾中医药高等教育院校仅有 2 所,即中国医药大学与长庚大学中医学系。1958 年中国医药学院创立,1966 年成立中医系,2003 年改制为中国医药大学,目前共设有医学院、药学院、中医学院、健康照护学院、公共卫生学院及生命科学院六大学院,包含 21 个学系、25 个研究所(硕士、博士研究生学位)及中国医药大学附设医院、中国医药大学附设北港医院等教学研究与医疗单位,学制以 8 年为主,前 4 年学习中西医基础课程,第 5、第 6 年参加西医见习,第 7 年为西医实习期,第 8 年为中医实习期。1997 年长庚大学筹设中医系,为台湾第二个培养中医师的大学,培养目标以中西医结合为主,学制 8 年,其中以 5 年多的时间进行课堂教学,近 1 年的时间用于中西医临床见习,1 年用于西医临床毕业实习,1 年用于中医临床毕业实习。两所学校毕业后均可参加考试,成绩合格后取得中西医师双重资格。台湾中医执业医师考核分为检核考试、特种考试、检定考试与高等教育考试 4 种。检定考试、特种考试为适应当时的历史环境与条件而产生,是台湾产生中医药从业人员的另一途径,但为了促进中医师的正规教育,两种考试分别在 2008 年、2011 年废止。目前台湾中医师正规教育已具有规模,2000 年发布的《专门职业及技术人员高等考试中医师考试规则》为所有医学院毕业生一律参加的专门执业及技术人员考试。2003 年 12 月启动的专科医师的培养与准入制度等计划,目前正在全面建设的具体规划之中,这势必对台湾中医师执业素质和能力的提高大有裨益。

第二节　海外中医药教育现状

一、亚洲(中国除外)

亚洲是七大洲中面积最大、人口最多的一个洲,大部分地区位于北半球和东半球。其西部与欧洲相连,形成地球上最大的陆块——欧亚大陆。亚洲的历史和文化都非常悠久,有世界四大文明古国的中国、印度和古巴比伦,经济和文化水平曾经在世界上长期居于领先地位,为世界的发展做出了巨大贡献。亚洲现有 48 个国家,人口总数约为 43.5 亿。中医药是亚洲传统医药中理论体系发展最为完善的。中医药发源于中国,中医药理论知识与中华传统文化联系紧密。长期以来,中华文化为中医药的传承与发展提供了有利的生存环境,受中华文化影响较深的国家和地区中医药发展相对较好,如日本、朝鲜、韩国、越南、泰国、马来西亚、新加坡等。

(一)东亚国家

1. 日本　中医学进入日本的时间目前较公认的是公元 5 世纪由朝鲜传入,公元 562 年吴人知聪携药臼、《明堂图》《四海类聚方》等渡日,正式由中国医家传授中医。15 世纪的日本汉方医学第一支学派——道三学派,即所谓"后世方派"的形成,才真正开始了中医学日本化阶段。

自隋唐时期始,日本派出大量留学生、留学僧来中国学医,中国也有许多医药学家包括僧人渡日,交流极为频繁。经过学习、模仿的漫长阶段,至江户时期,日本逐渐形成了带有日本特色的汉方医学,明治时代汉方医学被废止,它只好在西医中有祖传、师承、研究的医药学家中流传,并出现后世方派、古方派、考证派、兰汉折衷派等学派。

汉方医学教育主要有 3 种形式。一是学派师承教育。自日本形成后世方派、古方派、兰汉折衷派三大主流学派以来,学派师承便成为日本汉方医学教育的主要方式。二是团体教育形式。昭和初年(1926),日本兴起复古思想和国粹主义浪潮,在此期间兴起了团体教育形式并一直延续至今。团体教育主要是由各个汉方学术团体、汉方诊所以及著名的汉方医师兴办。三是专科学校教育形式。日本汉方医学专科学校教育开始于 20 世纪 80 年代。长期以来,汉方医坚持以专科学校教育为主,师承及团体教育为辅的教育方式。比较著名的学校有 明治国际医疗大学,1991 年和 1994 年开设了硕士和博士学位课程,学制 4 年。大阪大学、冈山大学、北里大学、北海道大学、鹿儿岛大学等大学开设了汉方医学专业或课程。

第二次世界大战结束后至 20 世纪 70 年代,日本汉方医又趋复兴,以古方派为代表的汉方医学得到迅速发展,形成了目前以《伤寒论》处方制剂为主的汉方医学。据统计,目前日本从事汉方医学的人员有 15000 人左右,从事针灸推拿的医务人员约 10 万,从事汉方医药研究的人员近 3 万;有汉方医学专业研究机构 10 多个,有 44 所公立或私立的药科大学或医科大学的药学部也都建立了专门的生药研究部门,还有 20 余所综合性大学设有汉方医学研究组织。此外,日本还建立了 1 所针灸大学、96 所针灸学校、167 所推拿按摩学校。日本还有汉方研究学术组织及团体近百个,其中影响最大的日本东洋医学会现有会员约 1 万人。各学会创办的研究刊物已达 32 种,汉方医籍出版、翻译单位有 21 处。汉方药厂有 200 家左右,4 万多家药房经营汉方药,制剂品种达 2 万多种。

随着汉方医学的不断发展,日本官方对汉方医学的应用和研究给予了愈来愈多的支持和关注。在医疗政策方面,厚生省除规定大部分汉方制剂可以享受医疗保险外,还规定针灸费可部分地从医疗保险中支付。在汉方医学教育方面,文部省正式下文成立了世界上第一所正规的针灸大学,使汉方医学开始纳入国家教育行列。此外,日本还在大学中设立和汉诊疗所及研究所。1990 年,富山医科药科大学设立了汉方教授之职,著名汉方专家寺泽捷年就在此任职。1993 年 4 月,富山医科药科大学开设了和汉诊疗学讲座,反映出日本政府承认汉方医学的学术价值与研究成果。2001 年 3 月,日本文部科学省发布了《教育核心课程设置》,将汉方医学纳入了高等教育之列,要求医师学习汉方医学的基础知识(以药物知识为主)。目前,日本汉方医学教育得到了长足的发展,已有 80 多个大学设立了汉方医学教育课程,并且汉方医学内容自 2008 年起纳入日本医师资格考试的范围。

整体而言,日本汉方高等教育以偏重医学教育与偏重药学教育两大类为主,前者重视对针灸理论与技能的掌握,而后者重视对汉方植物药的治疗效果及其对药效机制的理解。但汉方医学在日本一直以来处于补充、替代医学的地位,虽然近年来得到了重视,多数院校还是采取先西医后汉方的教育,对传统中医基础理论知识重视不足,目前并没有专门的汉方医学专业,仅为医药学生的选修和必修课程,因此汉方医学的高等教育体系还有待完善。

2. 韩国　韩国与中国毗邻,自古以来就受到中国文化的影响,医学领域也不例外。韩医学是在中医学传入韩国后,经过本土化发展起来的,朝鲜医学和韩医学同是指在朝鲜半岛发展起来的传统医学。早在公元前 2 世纪,中医药即传入朝鲜。公元 5 世纪后,中医药逐步与当地的文化、哲学、医学、药学融合,并发展成为富有民族特色的朝鲜传统医学——东医学。

1951 年 10 月,韩国政府颁布了国民医药法令,规定在韩国东医和西医的地位相同,享受同等待遇。20 世纪 80 年代,韩国政府规定"东医学""朝鲜医学"统一称为"韩医学"。20 世纪 80 年代中后期,韩国政府对韩医学逐渐重视,陆续建立了一些学校,形成了正规研究韩医学的风气。

韩医学发展历史与中医学息息相关,是中医药逐渐本土化的过程,包括药材,《乡药集成方》的刊行标志着朝鲜完成了药材国产化的研究。《医方类聚》网罗了当时中国出版的几乎所有医学书籍,朝鲜医学提高到中医学所具有的水平。《东医宝鉴》是朝鲜刊行的一部可与中医学平分秋色、适合朝鲜国情的高水平医书。

韩国的"东洋医""汉医学",其高等教育起步于 20 世纪 40 年代。1948 年东洋大学馆举办东医学教育,学制 4 年,1964 年并入庆熙大学,之后成立了汉医学研究生院,开设学士、硕士、博士教育。现经韩国教育部门注册的正规全日制韩医大学共 11 所,比较著名的有庆熙大学、圆光大学、东国大学、大邱大学、大田大学等大学的韩医科大学,还有多所大学附属医院承担着临床实践教学等工作。韩医师教育采取精英化教育,其教学学制、教学周期、课程规划等方面较为规范和系统化。每年高考只有极少数高分数学生可进入韩医科大学进行学习,正规院校学制均为 6 年制,包括 2 年预科教育和 4 年本科教育,预科阶段主要学习自然科学与人文科学的相关知识,本科阶段开始临床课程与临床实习。学校每年都设有考试制度,只有成绩合格者才能进入下一学年的学习,大学毕业后,由国家保健福祉部统一组织韩医师资格考试,成绩合格者取得韩医资格,具有法律保障。韩医师取得医师资格证书后,需要继续在指定医院任修炼医,经普通修炼医 1 年和专门修炼医 2~3 年才可以结束,独立进行门诊、病房等各方面的工作。

3. 蒙古　蒙古国和中国都有自己的传统医学,中医药学和蒙医药学均属于东方传统医学范畴,是人类社会与自然界相互作用的产物,在特定自然环境条件和历史文化背景下,各具有突出的民族性、地域性和历史传承性。16 世纪蒙古国开始流传藏传佛教,其在学习研究修行佛教的同时,对藏医也有了比较系统的研究,并在寺庙内进行系统的传统医学教育,培养医学人才。中医药学和蒙古医药学各成体系,各具特色。两者的哲学思想、药性理论及其在医药理论指导下的临床用药等方面均有相同之处,又有不同特点。

4. 朝鲜　朝鲜医学与韩医学同是指在朝鲜半岛发展起来的传统医学。朝鲜医学的形成与发展和中医学关系密切,可以说是中医学与当地文化融合的产物。朝鲜医学所用医籍与中医医籍基本相同,尤其是针灸、推拿、拔罐等与中医无异。朝鲜共有 13 所高等医学院校,每所院校分别设有朝鲜医学部、医学部(即西医部)和药学部。全朝鲜共有国家级朝鲜医学医院 14 所、省级 25 所,以及众多的区级和乡镇级医院。朝鲜共有医师 11 万人左右,其中包括朝鲜医学医师和现代医学医师。无论朝鲜医学医师还是现代医学医师,都必须学会并在临床中使用非药物疗法如针灸、拔罐、推拿、指压等。

(二)东南亚国家

1. 越南　据史书记载,早在瓯雒国时代,中医药便已传入越南。越南现有东医研究院、东医协会、针灸研究院、胡志明民族医药研究所及针灸研究所开设中医专业。越南的中医本科教育实施六年制,课程涉及传统医学史、传统医学理论和西医基础理论,更侧重开展对针灸临床疗效、穴位的深入研究。

2. 马来西亚　近年来中医药在马来西亚医疗体系中的地位日益提高,极大地促进了当地中医药的发展及对中医药人才的需求。1955 年,马来西亚中医药公会组成全国性质的马来西亚华人医药总会,属下 43 个成员公会分布在 13 个州,负责监督所有 11 家中医药院校并主办东盟中医药学术会议以及一系列医药培训。1955 年 4 月,马来西亚中医学院成立,为马来西亚第一所中医药教育机构,初期为 4 年夜校制度,后于 1990 年改为全日制,但总体教学质量不高,教学体系尚未形成,常有不定期招生或停办。与此同时,还有一系列民办中医药研究机构与学术组织先后创办,如马华医药学院、霹雳中医学院、槟城中医学院、柔佛中医学院、霹雳针灸学院、诗巫中医学院等。20 世纪 80 年代后,马来西亚中医学院先后与广州中医药大学、天津中医药大学、山东中医药大学联合开办学士、硕士及博士学位班,教学质量逐步提高,教学成果显著。2009 年,马来西亚政府准许筹办中医药高等教育,并整合其中 8 家单位组成中医药大学,继续加强与中国中医药院校的合作,以适应教育发展的需求。近几年,马来西亚中医药高等教育已形成一定的规模,共有 8 所大学开设了中医药课程,办学注重以市场为导向及多元化合作培养模式,满足了当地中医药发展的需求,加强了国际交流,促进了自身教育水平的提高。

3. 新加坡　新加坡是东南亚中医药发展较好的国家,中医药在新加坡有着良好的基础与广阔的发展前景。第二次世界大战后,新加坡中医界于 1946 年成立了新加坡中医师公会,该公会分为中华医院、中医学院、中华医药研究院和中华针灸研究院 4 家机构,致力于改善战后落魄的医疗状况。1953 年新加坡中医师公会成立中医专门学校,1976 年改为新加坡中医学院,是东南亚历史最为悠久与规模最大的中医专业院校,随后又有 10 余所民办中医药院校成立,现仅有新加坡中医学院得到了教育部的批准。目前,新加坡中医药教育采用中国中医药高等教育统编教材,一共 42 门中西医课程,设置的中西医课程比例为 7∶3,并与多所中国中医药院校联合办学,涉及三年制全日制中医专业文凭课程、五年制全日制中医学士学位课程、七年制中医本科学士学位课程、中医硕士研究生课程及中医博士研究生课程等。2000 年,新加坡国会通过了中医师注册法令,确立了中医师的合法地位,随后卫生部又成立了中医管理委员会,确立了中医师注册制度。2001 年新加坡正式开始实行针灸师注册管理,2002 年开始实行中医师注册管理,法律条例的确定是中医药在新加坡深入发展的有力保障。

4. 泰国　中医药在泰国流传已有 700 年之久。20 世纪 60 年代,泰国的中医药教育大多被限制于民间的华人集聚区如唐人街等。进入 21 世纪后,泰国政府承认了中医药合法化,卫生部门相继成立了中医执业委员会、中医药交流中心、中医药联合总会、东南亚泰中医药研究院、泰国西学针灸-草药学会,中医教育与临床疗效取得了全面提升。2000 年 7 月 1 日,泰国卫生部颁布了《中医合法化的执行条例》,实现了中医在泰国的合法化,这也是除中国外第一个宣布中医药合法化的国家,中医药在泰国医疗体系中的地位逐渐上升。泰国的大学需符合中医执业委员会颁布的"中医本科班的教育和课程要求制度"才能开设中医系,2007 年,泰国高校的学历学位获得了中国教育部的认可。截至 2016 年,华侨崇圣大学、兰实大学、庄甲盛叻察帕皇家大学(与厦门大学合作)、皇太后大学(设孔子学院)、碧瑶大学、清莱学院、那空呦查是玛(呵叻)学院 7 家单位设立了中医系,均与中国知名中医药院校联合办学,部分还设立硕士奖学金项目。另外,泰国清莱皇家大学开设了中短期针灸培训班,华侨中医医院和泰京天华医院两大公立中医院也初步形成了具有临床教学能力的规模。在中医师资格方面,泰国政府规定以祖传中医在医务所实践 1 年以上并具有证明的中医工作者以及在国外中医药大专院校学习本科五年制以上者,通过泰国中医执业委员会考核,经卫生部审核证实可成为中医师。

5. 菲律宾　菲律宾于 1992 年成立了菲律宾中医师公会,1961 年成立了中国医药研究社,但长期以来菲律宾尚无中医院校与正规中医药教育,直至 2005 年菲律宾东方大学首次开设了中医课程。

6. 印度尼西亚　印度尼西亚于 1975 年批准成立了印度尼西亚中医协会,同时组成“中医考试遴选委员会”,每年组织中医(针灸)考试,通过考试者可在当地卫生部门注册后行医。印度尼西亚于 1983 建立了唯一的一所中医学院,同时也有一些大学设立了针灸专科相关课程。

7. 柬埔寨　在柬埔寨,1906 年金边华侨创办了中华医院,又于 1961 年成立了中华医院医疗协助会,为中华医院提供资金援助。

二、欧洲

欧洲面积 1016 万平方千米,是世界第六大洲,约有 7.28 亿人,占世界总人口的 11%。欧洲有近 50 个国家和地区,习惯分为北欧、南欧、西欧、中欧和东欧 5 个地区。中医药伴随中、欧人员交往逐渐传入欧洲。早在汉代,随着陆、海商路的开辟,欧洲就与中医药有接触。中医药在 10 世纪通过阿拉伯国家已传到欧洲。13 世纪,大批欧洲商人来华,意大利人马可·波罗在著作中记述了中医保健疗法和一些中药知识等,欧洲人对于中医药有了更多的认识。明清时期,西方传教士的到来促进了中西医药交流。而中医药在欧洲较快的发展是在 20 世纪 70 年代美国尼克松总统访华以后,欧洲兴起学习中国中医针灸的热潮。欧洲大陆已有挪威、瑞典、芬兰、荷兰、意大利、德国、法国、英国、罗马尼亚、保加利亚、捷克、斯洛伐克、俄罗斯、匈牙利、西班牙、葡萄牙等国家与中国合作筹建中医学院、中医药培训中心或在大学开设中医、植物药与针灸专业。欧洲已有各类中医药教育机构 200 余所,极大地推动了中医药在欧洲的发展。目前,欧洲中医学历教育主要包括博士研究生教育、硕士研究生教育、本科教育及专业文凭教育等不同层次。在罗马尼亚、意大利、保加利亚、比利时、捷克、斯洛伐克、匈牙利、挪威、丹麦、爱尔兰、马耳他、葡萄牙等国家,针灸已被官方认可。在西班牙、芬兰、马其顿、卢森堡、摩纳哥、冰岛、爱沙尼亚等国家,针灸则被默许发展。

(一)北欧国家

1. 丹麦　丹麦政府于 20 世纪 70 年代对替代医学做了相关法律规定,确定了替代医学从业人员的合法性,针灸被认为是替代医学的一种。1981 年丹麦最高法院将针灸确定为一种外科手术,只有注册医师或助手在医师的指导下才能进行针灸治疗,针灸治疗的方法主要有体针、耳针、艾灸及电疗仪等。中医针灸治疗作为替代治疗方案正在丹麦被广泛使用,约有 1/3 的丹麦医院选用替代治疗方案,而针灸治疗则占到所有替代治疗方案的 97%。目前,在丹麦针灸行业协会注册的医师和针灸师有 1200 人左右。丹麦的针灸教育以民办为主,尚未进入正规高等教育体系,最早的针灸学校成立于 1983 年,目前有 8 所针灸学校,均非全日制办学。比较著名的有北欧中国针灸学院、哥本哈根大学针灸学校等。丹麦医师针灸协会于 1974 年成立,主要由医师组成,是丹麦最大的针灸协会。丹麦注册针灸协会于 1989 年成立,为丹麦替代医学联合会的一个分支。

2. 挪威　挪威当地居民患风湿类疾病较多,非常喜欢使用针灸治疗各种疾病,对中医针灸非常重视。20 世纪 70 年代初,挪威针灸学校成立并定期组织一定数量的学生到南京中医学院(现称南京中医药大学)学习针灸,南京中医学院每年选派师资赴挪威针灸学校联合举办中医药、针灸各种培训班。南京中医学院为挪威培养四年制针灸医师,30 年来共为挪威培养了 2000 多名针灸等中医药人才。20 世纪 90 年代,挪威针灸学校经政府批准升格为挪威针灸学院,成为挪威中医教育的高等学府,政府批准可授予针灸本科学士学位。2008 年 7月挪威针灸学院与南京中医药大学国际教育学院签署协议,正式建立了本科学位联合办学,南京中医药大学向挪威针灸学院提供针灸临床实习、中医文献科学研究等条件。挪威针灸师的水平得到当地百姓的认可。

3. 瑞典　瑞典没有专门针对中药管理的法案,1984 年,瑞典政府成立了"补充替代医学委员会",把中医、针灸、按摩、理疗等作为"补充替代医学"实施管理。1998 年,瑞典卫生署颁布《瑞典健康服务专业行业法案》,允许受过合法训练的医护从业人员可以使用补充替代疗法,包括按摩和针灸治疗。中医在瑞典主要是以针灸和按摩的形式存在,以个人开设小诊所为主。2011 年据瑞典国家公司注册局网站提供的信息统计,已注册的针灸诊所有 303 个,脊椎指压治疗诊所有 102 个,推拿治疗诊所有 288 个。中药多以草药和保健茶的形式通过诊所销售。瑞典传统中医针灸协会有会员 300 余人,多数为瑞典人。瑞典传统中医针灸协会与 6 所传统中医学校有紧密的合作关系,分别是针灸学校(斯德哥尔摩)、健使学校(哥德堡)、中医药南部学校、内经学校、瑞典传统中医药学院和五行学校。其中最著名的是针灸学校,每年毕业的学生约 20 人。瑞典中华医学会下面成立瑞典华人针灸协会,与在斯德哥尔摩的主要华人针灸诊所(约 10 家)有松散联系。

4. 芬兰　在芬兰,针灸、拔罐和推拿等中医疗法广为当地人接受,芬兰有 70% 的人知道中医药,桑拿浴中加入中草药已经是十分普遍的事情。在芬兰,未获医师资格的开业医师可以行医,包括针灸、中医疗法,但对之行医范围有法律约束。芬兰政府支持针疗纳入医学教育,1975 年芬兰卫生部确认针疗作为内科治疗的一部分,限定内科与牙科医师有使用权,后来又扩大至兽医等专科。芬兰的 5 所医学院校中有 3 所将针灸纳入教学体系,开展了正规的针灸教育,芬兰的针灸师多为医学院毕业生。1979 年芬兰成立专门委员会研究与管理针灸业,研究针疗纳入芬兰国家卫生保健体系的可行性与实施细则。2007 年上海中医药大学与芬兰库奥皮奥大学、萨沃尼亚应用科技大学以及芬兰泰科尼亚科技园有限公司共同签署了关于建立"中医学欧洲联盟"的协议。上海交通大学医学院和芬兰中波赫扬马高等职业学院,联合在芬兰首次开办中国传统医学教学班,学员为来自芬兰各地的医师、护士、理疗师和药剂师等。

（二）南欧国家

1. **保加利亚**　中医药在保加利亚具有较好的发展基础，居民90%以上对中医药感兴趣，并愿意接受中医、针灸治疗。1976年中国传统医学会成立。1983年第八届世界针灸大会在保加利亚首都索菲亚召开，有500名针灸班学员列席会议。1990年10月中国国家中医药管理局应保加利亚卫生部邀请赴保访问，双方商定在索菲亚建立"保中传统医药合作中心"，并在协议中载明，保加利亚卫生部承认中国的中医师在保加利亚共和国行医和使用中药治病的合法性，成为欧洲第一个承认中医药合法地位的国家卫生主管部门。1991年11月天津中医学院（现称天津中医药大学）与保加利亚"巴尔干叉车公司"合作创办的位于索菲亚的"中国中医治疗中心"成立。

2. **意大利**　针灸传入意大利有近200年历史，但真正的发展大约从20世纪六七十年代开始，意大利的中医学校开始向西医师传授中医针灸知识。1986年1月14日意大利第一所中医研究生院在著名的巴维亚大学医学院成立，学员中有神经内科、外科、神经生理、外科与呼吸科的执业者，最高职称为副教授。目前，意大利对针灸已普遍认可，有些大区已将针灸正式列入医疗体系的辅助治疗系列，但意大利卫生部尚不承认中医。意大利的一些正规高等院校，如罗马大学、米兰大学、伯利亚大学等都开设了针灸课程。意大利法律规定，运用针灸方法从事医疗活动的医师，必须是意大利正规医学院毕业的外科医师，再经过学习，毕业考试合格后才具合法资格。意大利约有20家中医、针灸私立学校开展中医、针灸培训。此外，意大利还有一些协会组织，如意大利针灸联合会（1987）是意大利最大的针灸专业协会，拥有20个分会和15所中医、针灸学校（囊括了意大利95%的中医、针灸专业机构及学校），已经培养了2800名针灸师（医师），另外还有意大利针灸协会（1968）、意中针灸学校（1993）、意大利针灸中心学校联盟（2001）、意大利中华医药学会（1997）等。意大利主要的医疗科研单位——意大利高等卫生院已初步将传统中医作为一项探讨性研究列入其研究计划。2004年中意两国签署中医药合作谅解备忘录，双方政府合作在意大利医学院校开设中医硕士学位课程，如意大利罗马大学第二医学院、米兰大学医学院、佛罗伦萨大学医学院与北京中医药大学、南京中医药大学合作开设了中西医临床医学硕士学位课程。布雷西亚大学医学院、米兰大学医学院、帕维亚大学、基耶蒂大学及巴勒莫大学的医学院均有为在职医师开设的针灸短期培训班等。2005年10月北京中医药大学与意大利佛罗伦萨大学就合作培养中医针灸专业硕士研究生达成协议。2007年1月中意双方在中国天津签署《关于建立中意中医药联合实验室合作谅解备忘录》，在中国科技部和意大利卫生部共同支持下，天津中医药大学等几家单位和意大利高等卫生院在天津共建中医药联合实验室等。

3. **西班牙**　中医在西班牙被归于自然疗法或补充替代医学之列，西班牙国民卫生体系并未覆盖中医。20世纪80年代，西班牙塞维利亚大学、格拉那达大学及马德里卡姆鲁滕斯大学最先开设学制为3年的针灸硕士课程。另外，还有几所高校开设了针灸硕士课程，如巴塞罗那大学、加泰罗尼亚国际大学、马德里欧洲大学、圣地亚哥·德·孔波斯特拉大学、巴勃罗·德·奥拉维德大学、萨拉戈萨大学、欧洲人民大学等。目前，在西班牙有1024个针灸诊所和224个中医诊所，有证书的针灸师有3000人左右，没有证书的针灸师有5000人左右。

比较有名的中西合作诊所有 2 个:一个是 1985 年北京中医学院(现称北京中医药大学)与西班牙医师胡安·马克斯合作,在首都马德里开办的"北京中医学院西班牙门诊部";另一个是 1987 年北京广安门医院与西班牙一家公司合作创办的安波斯塔"广安门中医门诊所",已拥有 10 个门诊所,分布于巴塞罗那、瓦伦西亚、摩耶路萨、马德里与安波斯塔等多个城市,赢得了广泛的赞誉。1987 年北京中医学院与西班牙律师拉蒙合作在塔拉戈纳省组建了"中国传统医学高等学校"。1990 年云南中医学院(现称云南中医药大学)与西班牙塔拉戈纳国家医师联合会合作在加泰罗尼亚开办了"加泰罗尼亚-云南中医学院",开设了针灸、推拿硕士课程和五年制本科课程教育。1996 年上述两个学校并入"欧洲中医基金会",在西班牙多个城市设有教学点和医疗点,开展中医教学和医疗工作。20 世纪 90 年代西班牙黄帝针灸科学学会和西班牙黄帝针灸学院与北京广安门医院、北京大学第三医院、天津中医学院先后达成合作,在塞维亚市巴勃罗·德·奥拉维德大学开设了三年制针灸硕士学位课程,学员是西班牙的在职医师,毕业授予硕士学位。近年来,随着学员的减少和教学成本的上升,教学机构逐渐萎缩,欧洲中医基金会现已无学历教育课程,仅在马德里、瓦伦西亚和巴塞罗那几个城市开设有 3 个集教学、医疗一体的小型学校,与世界中医药学会联合会合作开办的中西医临床医学硕士班已改为世界中医云学堂。西班牙行业组织较多,其中西班牙欧洲中医基金会、西班牙针灸和中医师协会、西班牙塞维利亚黄帝针灸学会影响较大。

4. 葡萄牙　葡萄牙人口约 1300 万,国土面积 9.2 万平方千米,然而这里的中医诊所有 500 多家。16 世纪葡萄牙基督教传教士首次写了一篇关于针灸的文章。1887 年 12 月 1 日澳门被葡萄牙强行租借,1999 年 12 月 20 日中国政府对澳门恢复行使主权。澳门成为向葡萄牙民众传播中医的一座桥梁。2003 年葡萄牙国会通过了针灸立法的草案,确定了针灸在葡萄牙的合法地位。2013 年 7 月葡萄牙国会正式通过了补充和替代医学法案,确立了中医针灸等 6 种疗法在葡萄牙的合法地位。葡萄牙有 10 余家针灸协会,影响力较大的有 6 家:葡萄牙针灸和相关学科协会(1994),葡萄牙职业针灸师协会(2001),葡萄牙电针协会(1978),葡萄牙医师针灸社团(2001),针灸和中医专业协会(1996),葡萄牙国家针灸学会(2004)。在葡萄牙影响比较大的中医药教育机构有 3 所:蔡宝德中医药大学(1995)是葡萄牙第一家中医专业学校,也是欧洲伊比利亚半岛上最大的中医学校,分别在葡萄牙三大城市(里斯本、波尔图、科英布拉)设有教学点;成都中医药大学葡萄牙宝德分校(2008)是经中国教育部批准的成都中医药大学在境外开办的第一所分校,也是中国第一所中医学(含针灸)本科学历教育的海外分校,是中医药教育领域在海外开展本科学历教育的首例;葡萄牙里斯本高等中医学校(1992)是葡萄牙人自己办的中医院校。葡萄牙波尔图大学(1911)是葡萄牙第一所设置中医专业的公立高等院校。葡萄牙还有一些教育机构设置有研究生课程:葡萄牙医师针灸社团接纳具有西医师执照的医师接受针灸专业研究生课程培训。葡萄牙高等外语和管理学院(ISLA)设有针灸专业研究生课程,葡萄牙针灸和相关学科协会设有针灸专业研究生课程。皮亚杰学院(Instituto Piaget)设有针灸专业研究生课程,面向物理治疗师、护士、医师、针灸师、自然疗法师和其他有相关专业毕业证书的从业人员。波尔图生物医学科学学院(2007)是葡萄牙唯一设立中医硕士课程的公立大学。

（三）西欧国家

1. 英国　全英约有中医诊所近 4000 家。英国是西方文化尤其是欧洲文化的中心以及现代医学的发源地之一。17 世纪中医药由传教士传入英国。20 世纪 60 年代，Jack R. Worsley 成立了英国第一所针灸学院——Worsley 针灸学院，开启了针灸在英国的教育历史。20 世纪 80 年代越来越多的英国人到南京、上海、北京等地短期或长期地学习针灸理论和临床实践，英国成为中医药在欧洲传播与发展的中心。1975 年国际东方医学注册所（IROM）在英国国际东方学院获批成立，此后，IROM 成为全欧洲的中医学术交流基地，欧洲境内的针灸师、中医师常常在此举办交流论坛。1993 年欧洲第一所中医高等学府——伦敦中医学院创办，强调中医要纳入西方的医学院教育体系中。1997 年英国密德萨斯大学（Middlesex University）在北京中医药大学的帮助下开办了中国中医药高校模式的全科中医课程，英国多家大学如林肯大学、东伦敦大学、威敏斯特大学和南岸大学相继也开办了中医针灸课程，密德萨斯大学更是开办了中医硕士课程。据英国大学入学服务中心（UCAS）的数据显示，截至 2007 年，有 22% 的医学类大学，共计 11 所，开设了中医类的本科及硕士课程，这些都是受到国家承认的文凭类教育课程。其学制为三年制，属于全日制教育，总共包含 3600 个学时，其中 1200 个学时为课堂理论教学，主要传授现代医学基础课程和传统中医基础课程，400 个学时为临床实习课程，要求学生到大学附属的医院进行临床实践。学生学完毕业后直接成为英国针灸协会会员，并取得行医资格。20 世纪 90 年代中期，英国一些协会组织相继成立，如英国针灸协会、英国中草药注册协会、针灸师注册协会（BAAR）、英国医学针灸学会（BMAS）、英国针灸专业审批委员会（BAAB）等专业性团体，来规范针灸在英国的发展。2004 年，为了促进针灸的立法和管理，英国政府成立了英国中医管理委员会。

2. 爱尔兰　爱尔兰民众对中医药比较了解，政府对中医药在爱尔兰的发展持积极的态度。1984 年至 2004 年期间，爱尔兰针灸联合会、爱尔兰针灸基金会、爱尔兰针灸中医药学会和爱尔兰中医协会相继成立，会员规模已将近 800 人。2001 年爱尔兰卫生部把中医等传统医学纳入管理范围。2004 年 11 月中国国家中医药管理局同爱尔兰卫生部签署了中医药合作备忘录，为中医药在爱尔兰获得合法地位打下了基础，协议签署后当地教育机构可以进行中医药教学，教育部门承认毕业生的学历，中医在当地行医可以获得医疗行政部门的审批，医疗行为将得到保障。2006 年爱尔兰中医学院与广州中医药大学建立合作关系，开始在爱尔兰展开硕士学位课程教育。

3. 法国　法国是最早接受和运用针灸的欧洲国家，17 世纪法国传教士即已比较完整地介绍了中医药。1735 年，杜阿勒德（RP Du Halde）在《中华帝国记述》里收载了《脉诊之秘密》。1863 年法国海军船长达布理（P.Dabry）出版了《中国医学大全》，此书成为法国医学界认识中国针灸的重要读物。欧洲在 18—19 世纪 40 年代出版的中医和针灸书有 50 余种，其中以法国出版的最多。法国中医药教育机构分两类，即国立医学院校和私人学校，都是非全日制教育，学制 1~5 年不等。自 1990 年起，法国在巴黎、里昂、斯特拉斯堡、蒙彼利埃、南特、波尔多、埃克斯、马赛等地的 7 所医学院设立了大学校际针灸文凭，校际文凭为法国医师公会认可。1990 年玛达合苏教授在巴黎第十三大学达芬奇医学院的医学人类教育里首创中医课程,1997 年欧洲著名内分泌学专家阿达理、朱勉生教授和玛达合苏教授在达芬奇医学院共同创立授予西医博士的大学中医文凭,2013 年该文凭转移到巴黎公立医院集团属下彼基耶医院和巴黎第六大学居里医学院,实现了在主流医学领域中医教育同临床研究的紧密结合,2015 年居里医学院又创立了"导引心身同调文凭"。法国私立中医学校起于 20 世纪 80 年代,至今已有 30 多所规模不等的学校,办学比较正规的主要有中医研究院(1989)、杵针中医学院(1993)、少阳学院(1995)和王氏黄家中医学院(1996)。2007 年法国中医联盟联合了 3 个法国最重要的联合会——法国中医医师联合会、法国传统中医联合会、传统中医针灸和气功治疗独立工会,开始组织有 20 多所中医学校参与的每年一次的"国家中医考试"。该考试参考中国中医药院校教学大纲和考试方法,得到世界中医药学会联合会和全欧洲中医药专家联合会的支持。2017 年 5 月世界中医药学会联合会在巴黎联合国教科文组织举办了"第六届中欧中医药国际合作与发展论坛",还在法国塞纳国立中心医院成立了"世界中联-法国中医药中心"。

4. 比利时　比利时针灸从业人员大约有 600 人,其中非医师针灸师有 400 多人,其余为西医医师。非医师针灸师中绝大多数为理疗师,其中也包括一些护士、助产士和牙医。来自中国的西医和中医大多包括在非医师针灸师中,而 1999 年比利时通过法律草案限制了绝大多数来自中国的中医针灸师。比利时中医针灸教育起步于 20 世纪 60 年代末,1967 年比利时颁布法律规定行医者必须取得西医大学文凭,当时的针灸教育仅面对西医医师开设。20 世纪 80 年代初期比利时第一所中医院校——精明中医学院成立。精明中医学院(1978)、比利时中医学院(1990)曾与设于布鲁塞尔的医师针灸学院形成比利时中医针灸教育三足鼎立的局面。比利时还有欧洲中医药大学(1980—2001)、麒麟中医学院(1994)等。21 世纪初中医正式纳入了比利时的高等教育,得到了比利时教育部的认可,中医学院归属相关大学,进行三年制教育。2003 年精明中医学院合并至鲁瑟拉勒高等学院(归属于鲁汶大学),标志着中医针灸进入比利时高等教育体系,其所发毕业文凭相当于硕士学历。2010 年鲁瑟拉勒高等学院的针灸课程被并入布鲁日高等学院(也归属于鲁汶大学),所颁发的文凭被比利时教育部认可,相当于硕士学历。2014 年精明中医学院原班教学人员并入替代与自然疗法研究院(ICZO)中医学院(2012),成为目前比利时最大的中医针灸教育机构。华人中医针灸师组成的比利时中医药联合会正在积极推动 ICZO 中医学院与设在布鲁日的孔子学院联合办学,已经得到浙江中医药大学和比利时相关部门和大学的同意,拟成立孔子针灸学院。自 20 世纪 90 年代起,比利时针灸立法运动一刻也没有停止,比利时针灸协会(1982)等积极推动补充/替代医学立法草案的建立,并已在国会通过,但这项法律草案在最后法律投票生效之前,当时政府被提前解散。

5. 荷兰　荷兰是著名的亚欧大陆桥的欧洲始发点。目前,荷兰是欧洲共同体中最欢迎中医药的国家,荷兰民众对中医针灸与中药治疗普遍接受。荷兰大约有 300 名注册针灸师,中医诊所 1600 多家。荷兰中医针灸起源于 15—17 世纪的大航海时代。1602 年荷兰东印度公司成立,荷兰与亚洲的贸易和文化交流日益发展,中医针灸亦随之传入。1675 年,荷兰东印度公司的牧师 Hermannus Busschoff 在荷兰出版了《痛风论集》,曾引发艾灸在荷兰、英国等国家的短暂流行。20 世纪 80 年代,针灸在荷兰得到进一步发展。在针灸教育方面,荷兰的针灸学校可分为两类。其中一类是短期的,带有培训班性质,几个月至半年即可结业。另一类学校则较正规,学制3年左右,招收的多为开业的理疗医师,有较好的西医基础,每月上课2天,都利用周末或周日(荷兰为5天工作制),这种学校荷兰有7所,其中欧洲中医大学是所有中医针灸学校中的佼佼者。荷兰尚没有能提供针灸研究生课程的学校,没有正规公立的针灸教育机构。上海针灸经络研究所和荷兰格罗宁根州立大学口腔系共同成立了欧洲首家被官方正式承认的针灸中心——荷兰-中国华佗针灸中心。荷兰私立的针灸学校规模一般不大,其中比较正规的有青白中医药学院(1992)、神州中医大学(1990)及荷兰中医学院(2002)。荷兰的中医药行业组织有荷兰中医药专业协会(2005)、荷兰中医协会(1993)、荷兰医学针灸协会(1973,会员大部分持有荷兰执业医师执照)、荷兰针灸协会(1977,荷兰最大的专业针灸师和针灸学生协会)、荷兰华人中医药学会(2015)。

(四)中欧国家

1. **匈牙利**　20世纪70年代,匈牙利中医药发展起步,目前中医诊所已遍布匈牙利全国,使用针灸疗法的匈牙利医师至少在1000人以上,当地西医医师开办的针灸诊所有200余家,华人医师合法注册的中医诊所有20余家。1997年,匈牙利卫生部允许中医学作为一门专业培训课程在大学中开设。2003年9月18日,匈牙利正式立法(匈CLIV号卫生法第110条),许可中国医师在匈牙利合法行医,匈牙利成为欧洲为中国医师发放行医执照最早的国家。2004年,根据中匈两国教育部1999年11月签署的互相承认学位证书和学历的协议,匈牙利中医药学会与黑龙江中医药大学合作创立"黑龙江中医药大学匈牙利分校",2009年匈牙利教育部批准该校正式纳入匈牙利塞梅尔维斯大学,成为匈牙利第一所具有正式文凭(颁发黑龙江中医药大学文凭)的中医教育院校,而且设有学士、硕士、博士学位。2014年8月中国国家汉办批准在佩奇大学建立中医孔子学院,2015年3月27日欧洲大陆第1所(全球第7所)中医特色孔子学院在匈牙利佩奇大学揭牌。2015年10月19日,匈牙利中医法案正式生效,承认中国高等中医药院校学历,华人中医师持有高等中医药院校学历并符合相关条件即可合法独立行医,匈牙利成为欧洲第一个实施中医立法的国家。匈牙利的中医药组织有匈牙利补充和替代医学联盟(1996,UHCAMT)、匈牙利中医药学会(2002,HKOME,以华人医师为主体)、匈牙利医师针灸学会(1987,MAOT,以西医针灸医师为主体)。

2. **德国**　随着德国医学界对中医药了解的加深,20世纪70年代慕尼黑科技大学在其医学院开设针灸讲座,中医、针灸真正进入德国教育系统。20世纪80年代后,德国不少医科大学开设针灸课程,并且允许在患者身上使用针灸。到20世纪90年代中期,已有包括慕尼黑大学在内的38个院校开设了针灸课,成立了针灸研究所,另有10个机构增设了"中国医学"讲座。如德国南部的慕尼黑大学不仅开办了针灸、中医课程,还提供有关中医处方学教学,成立了"慕尼黑模式研究所",出版了《中国古代医学思想史》等。1991年,由北京中医药大学与德国巴伐利亚州卫生部门共建巴伐利亚州魁茨汀(Kotzting)中医院,为全欧洲第一家中医院,由保险公司支付包括中草药、针灸、气功和推拿等治疗手段费用。魁茨汀中医院附设一所中医学校,招收德国正式医师,重点学习中医基础理论及常见病的辨证论治,还举办中医推拿按摩学习班、西药药剂师学习中药基本知识学习班等。另外，比较大的中医医疗机构还有中国中医科学院与德方合作在克莱恩里特斯弗建立的"欧洲中医康复中心"及上海中医药大学与德国一所疗养公司合作在法兰克福设立的"欧洲针灸中心"等。德国巴伐利亚州首府慕尼黑有将近300家针灸诊所，多家相互独立的诊所常聚集成"医师中心"。2003年5月中医针灸继续教育条例由德国医学会制定并颁布，将针灸教育列为医学继续教育的必要组成部分，对教学内容、必修学时和考试形式等细节做出了明确规定。至今，已有几十家大学将针灸作为医学院学生的必修课或选修课。但是，在德国，要接受具有国家承认学历的针灸文凭教育，要求学生必须具有现代医学基础，有些院校要求必须是西医执业医师才有资格进一步学习中医学课程。德国针灸和中医学术组织有德国医师针灸协会、国际福尔电针医学学会（1956）、德国针灸-耳针医学学会（1974）、中医学会（1978）等，这些学术团体几乎都是由西医医师成立的，大多有自己的学术刊物如《德国针灸杂志》《针灸理论与实践》等，学术活动频繁。德国（罗滕堡）中医药学术大会为欧洲规模最大的学术会议，已经举行了46届。

3. 奥地利　奥地利曾为继法国之后欧洲第二个针灸的传播中心，其针灸教育受到周边德语国家的重视。奥地利医学委员会授予3所医学会培训机构开设针灸培训课程和7所中医针灸培训机构开展中医课程的培训，只有获得这些培训机构颁发的结业证书的医师才能向医学委员会申请针灸或中医证书。维也纳李时珍私人中医大学于2003年10月成立，是欧洲第一所由政府管理机构批准注册的中医大学，下设维也纳、慕尼黑和柏林3所中医学院，开设中医基础、中药、针灸、推拿及其他临床课程，面向欧洲各国招收学员，申请入学者需具备医科院校3年以上的学习经历，学习期满后将获得国家承认的硕士学位。2004年11月，奥地利医学委员会颁布了在职医师或医学院高年级学生"针灸、中医培训大纲"。在奥地利，只有获得医学委员会颁发的"替代医学—针灸证书"和"替代医学—中医诊断与治疗证书"的医师才能运用中医和针灸方法为患者治疗疾病，其费用由保险公司支付。

4. 瑞士　在瑞士，中医、针灸被一些高等院校列为选修课程，波恩大学和苏黎世科技大学开设了中医、针灸选修课。1998年瑞士中医医师联合会（ASA）与瑞士医药联合会、瑞士西医医师联合会（FMH）合作制定中医针灸资格证书教育标准。瑞士中医医师联合会还与北京中医药大学合作举办中医硕士课程进修班，为在职医师提供进修机会，由北京中医药大学颁发硕士课程结业证书。2016年10月，瑞士明道中医集团与中国南京中医药大学就中瑞联合开展中医学历教育项目签署合作协议，成立瑞士高等中医药学院（大学）。

（五）东欧国家

1. 俄罗斯　俄罗斯没有自己的传统医学理论体系。俄罗斯了解中医、针灸早于其他欧洲国家，大约在10世纪（北宋年间），中药与针灸就通过民间交往和国家贸易途径传入俄罗斯。1689年中俄《尼布楚条约》签订之后，俄国医学使团来华学习牛痘接种技术（当时欧洲天花流行），同时也考察了中国针灸术，此后俄国医学界开始关注针灸与中药。针灸在俄罗斯被称为"反射疗法"。1949年10月，中国与苏联建交，中苏友好同盟互助条约签订之后，苏联开始了针灸疗法的基础研究和广泛应用，形成了"针灸热"，针灸疗法在苏联逐渐普及，成为其医学体系的组成部分。1999年,针灸被正式列入俄联邦医学专业目录。目前,俄罗斯大约有2万名针灸医师,针灸疗法已经应用于俄罗斯几乎所有的临床医学领域、医学预防领域以及临床康复、救灾领域、体育医学和航天医学当中。俄罗斯有着重视针灸、中草药的优良传统,民众相信中医,俄罗斯丰富的草药资源有利于开展中药研究。2005年初,以俄罗斯医学科学院、俄罗斯营养医学院、俄罗斯传统医学院等为首的多个医学科研、教学单位共同组建了"俄罗斯东方医学研究院",并在莫斯科、彼得堡、新西伯利亚建立了中医门诊部作为试点基地。其主要目标是将中医学从临床应用、学术研究、医学教育等多方面通过正式渠道引入俄罗斯,并逐步在俄罗斯普及。现在,中医学已纳入俄罗斯"为了健康的俄罗斯"的全民健康工程。

2. **白俄罗斯**　中医药在白俄罗斯受到当地人的欢迎,白俄罗斯是与中国签署政府间中医药合作协议的国家之一,官方和民间都在致力于推进中医药合作。中医、针灸、推拿在白俄罗斯属于辅助疗法。2018年1月16日,由白俄罗斯明斯克州医院投资建设,复旦大学附属中山医院专家参与诊疗、带教的白俄罗斯明斯克州中医中心正式运营,中山医院与明斯克州医院商定建立可持续的合作发展中医的关系。

三、美洲

美洲位于西半球,分为北美洲和南美洲,面积达4206.8万平方千米,占地球陆地面积的28.4%,人口大约9.5亿,占世界人口总数的13.5%。

(一)北美洲国家

1. **加拿大**　中医药在加拿大不属于医疗保健制度的医疗服务项目。加拿大对中医、针灸立法规管的有4个省,魁北克省(Quebec)和亚伯特省(Alberta)对针灸立法,卑诗省(British Columbia)和安大略省(Ontario)对中医立法。目前,加拿大约有中医针灸从业者5000余名,中医针灸诊所遍及全国各省。加拿大中医师大致分为以下几种:① 坐堂执业,以开立处方为主。② 以针灸、中医诊所独立执业的方式。③ 以结合物理治疗师、按摩治疗师、整脊治疗师、针灸师合营的诊疗健康中心执业方式。

加拿大中医医疗没有因为立法而获得与其他医疗专业同等的权益,中医药治疗无任何保险给付,完全自费。针灸治疗亦需患者自费,一些有额外保险的能得到限额给付。2007年卑诗省将针灸纳入健保(MSP)低收入辅助计划,自2008年4月起,符合条件的低收入居民,针灸与其他类医疗合并计算每年可有10次补助,针灸进入公费医疗补助项目之中,卑诗省是目前唯一将针灸带入公费医疗补助的省份。

加拿大承认海外正规的中医教育学历。加拿大尚无全国统一的中医教育政策,在大学教育体制内无中医相关专业学位设立,各省中医教育培训为符合执业考试需求自由设置课程,学生毕业无学位授予。卑诗省规定必须完成正规大学教育2年以上的学生才能入读中医学院证书课程,高级中医师必须完成3250小时(5年)的学习课程,中医师需完成2600小时(4年)的学习课程,中草药师与针灸师各需完成1900小时(3年)的相关学习课程,才具有报考注册执业考试的资格。亚伯特省针灸师必须具备高中毕业学历,完成3年的中医针灸教育训练,才能报考针灸师执业证照考试。安大略省多参照卑诗省的教育规范。加拿大当前的中医课程政策阻碍了当地学生在本国接受中医教育的机会。

加拿大政府对进口的中草药进行严格的质量检查。中草药在加拿大没有取得合法的药品地位,被当作食品类物品在超市或大城市的唐人街出售。2006 年 1 月 1 日,加拿大卫生部将传统草药、中成药、维生素和矿物质等产品列为"天然健康产品"。目前,加拿大正对中药进行立法规管过程中。加拿大市场上约有 3 万种自然健康产品在销售,年销售额约为 15 亿加元,30% 为草药,且正在以每年至少 10% 的速度增长。据不完全统计,中国每年出口到加拿大的中草药及其产品约 1 亿加元。

加拿大中医、针灸从业者有 5000 余人,有 20 余所中医、针灸学院和 30 多个中医、针灸团体组织,形成了专业分化的中医、针灸服务体系。

2. 美利坚合众国　美利坚合众国(USA)简称美国。18 世纪,中医药由欧洲传入美国。中美关系恢复正常化后,美国掀起了"中国热""针灸热",美国公众和医学界逐渐认识到中医学的特点,越来越多的美国人愿意接受中医治疗,中医、针灸医师的需求大增,中医、针灸学校相继建立,中医、针灸合法化运动相继开展。1973 年美国内华达州承认针灸合法,接着俄勒冈、马里兰、加利福尼亚等各州纷纷行动,相继承认针灸合法。1995 年 3 月,美国联邦政府食品药品管理局(FDA)将针灸用具列入"医疗器械管理法"中,美国政府策略地对针灸疗法认可。2011 年,全美 51 个州和特区中,有 44 个州和 1 个特区承认中医针灸合法,中医药在美国得到迅速发展和推广。

美国把中医、蒙医、藏医等视为补充、替代医学(CAM)。1992 年,美国国立卫生研究院(NIH)成立替代医学办公室(OAM)探索"非常规医疗实践"。1999 年,NIH 将 OAM 扩建为美国国立补充与替代医学中心(NCCAM)。2006 年 NCCAM 获得美国国会 1.23 亿美元的研究资助,其中有关中医药的课题共 61 项,资助额度为 1728 万美元,约占年度总资助额的 14%。在美国,中药被视为食品补充剂。针灸是美国中医唯一合法的医疗手段,各州不同程度地实施了针灸师资格考试制度和许可证颁发制度等。近期,美国 FDA 通过的《天然药物法规指南》指出,药物确实有效,可通过 FDA 论证。

美国中医呈现良性发展态势,中医教育开始进入大学课堂,形成比较正规的教育教学体系。2009 年美国针灸与东方医学院校认证委员会发布的《2005—2007 年美国针灸中医学校招生与师资情况分析》显示,美国针灸中医学校连续 3 年总招生人数都在 8000 人左右。从20 世纪 80 年代开始,美国中医学院的数量和规模得到了较快发展。美国现有 80 余所中医高等教育机构,其中有 61 所获得了认证。自 20 世纪 90 年代开始,中医教育开始走入著名医学院课堂,如哈佛大学、耶鲁大学、斯坦福大学、康奈尔大学、加州大学等医学院均开设有中医相关课程。中医现已成为美国西医师继续教育中最热门的课程。1996 年始,NIH 在替代医学研究中心设立中医博士后项目,鼓励美国医师进行替代医学研究。截至 2010 年 6月,全美共有执业针灸师 27965 名。

美国中医管理可以分为三级,美国联邦政府通过 FDA 对中医药进行政策管理,各州政府中医药组织管理机构负责对中医师执照进行许可管理,中医药行业组织包括全国性或地方性的中医药行业协会、学会、委员会等进行行业管理。美国全国性和地方性中医药行业组织众多,其中全国性组织有 25 个,影响最大、地位最重要的主要有:① 全美中医师公会(The American Association of Acupuncture and Oriental Medicine, AAAOM,1981):主要负责指导针灸实践,促进针灸研究和掌握针灸政策,对推动中医药的立法、教育、资格认定等方面发挥着重要作用。② 美国针灸与东方医学院校认证委员会(The Accreditation Commission for Acupuncture and Oriental Medicine, ACAOM):主要负责美国的针灸及东方医学教育审核认证,促进美国中医药教育的规范化发展,是美国教育部承认的职业认证机构。③ 美国国家针灸和东方医学证书委员会(National Certification Commission for Acupuncture and Oriental Medicine, NCCAOM):主要负责对针灸师、中医师进行资格考试和认证,获美国国家认证机构委员会认可。④ 美国针灸与东方医学学院委员会(The Council of Colleges of Acupuncture and Oriental Medicine, CCAOM,1982):主要负责检查中医学院的各种硬件和软件设施是否符合该委员会制定的标准,委员会获得政府部门认可。

美国中医被纳入补充和替代医学范畴,中医教育机构和相关医疗资格得到法律的认可。美国中医教育主要有中医院校教育、医学院内的中医教育、西医师中医继续教育课程、NIH中医博士后教育及师带徒教育等。针灸或中医药学硕士教育为美国中医教育的主流。美国中医针灸学校都是私立的,目前,通过 ACAOM 资格认定具备核发针灸或中医药学硕士证书或毕业证书的中医药教育机构有 61 所。近年来 ACAOM 已开始在针灸或中医药学硕士教育机构资格认定的基础上对针灸或中医药学博士教育机构进行资格认定工作,目前已有 3家机构通过针灸或中医药学博士教育机构资格认定,还有 4 所中医药教育机构已正式递交资格认定申请。美国中医继续教育形式包括全国性中医大会、学校及个人举办的小型中医讲座等。其中较具影响力的全国性大会包括太平洋中医大会、大河中医大会、西南中医大会等;个人举办讲座在美国也很普遍,授课者大多是一些著书立说的有名望的中医师。NCCAOM 要求注册针灸师每 4 年需获得 60 学分。

3. 墨西哥　墨西哥是拉美文明古国。早在玛雅文化时期,玛雅人就知道用草药来治病。墨西哥的顺势疗法(Homeopatia,俗称墨医)还有一定的市场,墨医使用的药物以天然植物和矿物为原料,与中药有类似的地方,但墨医仍停留在一种药物治一种病的水平上。随着东方移民的流入,中医针灸治疗传入墨西哥。中墨建立外交关系之后,中医针灸在当地得到了快速发展。1980 年,墨西哥国立工学院开始举办系列针灸讲座和讨论会,促成了墨西哥针灸学学位的设立。20 世纪 80 年代中期,墨西哥就针灸治疗的合法化问题进行专门研究。2002年 5 月,中医针灸治疗在墨西哥获得了合法的地位。墨西哥政府重视中医学的发展,当地居民对中医药的兴趣与日俱增,中医药在墨西哥的发展势头良好。墨西哥医疗以西医为主,墨医为辅。墨西哥人相信中医,但是中国人在墨西哥取得行医许可却非常困难,首先是必须取得墨西哥长期居留权,其次是墨西哥政府不承认中医学历。华人多采取挂靠在墨西哥医师的名下来行医,大多是用针灸来治病。在墨西哥,自我药物治疗具有优势,墨西哥卫生部认为非处方药既安全又实用,在审查药品的安全性和有效性的基础上逐步增加了非处方药的品种。草药和顺势疗法药物在墨西哥属于非处方药物。墨西哥卫生部原则上对进口中草药没有限制,但是墨西哥政府认为中成药的成分不清,因此中成药的进口十分困难。墨西哥中医针灸教育还没有纳入正规的医学院校课程体系,一些私立针灸学校招收在职医师来培养针灸医师。2004 年,墨西哥卫生部、教育部及墨西哥医师针灸师联合会共同推动,墨西哥中医药学院在墨西哥城奠基,主要培养精通针灸的中医药师,为拉美地区第一家专门培养中医针灸人才的高等学府。

(二) 南美洲国家

1. 巴西　20 世纪后半叶,伴随中医药海外传播的深入,巴西政府和医药研究中心开始重视对一些自然疗法的研究,民众对中医药的了解日渐深入。1989 年里约热内卢政府组织成立"里约热内卢卫生局民间传统医疗机构",负责把以中国针灸及民间疗法(草药、自然饮食、导引等)为基础的医学传入州内的国立、州立、市立医院里,并进行普及指导,对中国针灸在巴西的合法化起到了促进作用。1992 年圣保罗医学委员会设立针灸部,指导西医医师从事针灸,还通过了只准许西医医师从事针灸的决议。1996 年 8 月巴西联邦医学委员会承认针灸的合法性。目前,巴西有 1 万多名针灸师,仅圣保罗就有 2500 名。在巴西 12 所大学的附属医院和 37 个公共卫生站中,每月约有 8000 人接受针灸治疗。目前,巴西有 6 所医科大学设置了针灸课程,如圣保罗医科大学为可培养博士后的高等院校,巴西利亚大学在其医学院开设了针灸培训班,里约州联邦大学医院、圣卡塔里那州联邦大学也在 1997 年开设了针灸课程等。毕业生要参加针灸专科医师资格考试获得执照,巴西每年都举办针灸医师专科考试,至今已有 3000 多名巴西西医取得了针灸专科医师资格。巴西的中医药学术组织有巴西中西医学研究协会、圣保罗针灸协会、巴西中医药针灸学会、南美针灸学会、巴西全国针灸联合会等。

2. 阿根廷　19 世纪,中医针灸由法国传入阿根廷。1989 年,阿根廷中医公会经阿根廷司法教育部核准成立,于 1997 年 10 月在北京召开的世界针灸学会联合会第四届会员大会上被接纳为会员。阿根廷政府不承认外来医师的医师资格,一般不允许开业。在阿根廷执业的针灸师大多为阿根廷医学院校毕业生行医后接受过短期针灸培训者。阿根廷现有 4 个全国性针灸学会,如阿根廷中华针灸学会、阿根廷中医公会等。

四、大洋洲

大洋洲位于亚洲和南极洲之间,西临印度洋,东临太平洋,在南部赤道南北的广大海域中,其狭义范围是指东部的波利尼西亚、中部的密克罗尼西亚和西部的美拉尼西亚三大岛群,陆地总面积约为 897 万平方千米,有 14 个国家及 10 个地区,其中国家包括澳大利亚、新西兰、巴布亚新几内亚、所罗门群岛、瓦努阿图、帕劳、瑙鲁、图瓦卢、基里巴斯、萨摩亚、汤加、密克罗尼西亚联邦、斐济群岛、马绍尔群岛。当前,澳大利亚和新西兰的中医药发展较好。

1. 澳大利亚　澳大利亚华人有 100 余万。在澳大利亚,除了现代西方医药之外的各种医药和治疗手段统称为补充医药(complementary medicines)、替代医药(alternative medicines)、传统医药(traditional medicines)或非主流医药(non-mainstream medicines),包括中医药、印度医药、西方传统医药和澳大利亚土著医药等。草药、维生素、矿物质等被称为天然药物(natural medicines),中药是其中的一部分。

中医药 19 世纪随华工流入澳大利亚,1911 年澳大利亚市面上就能买到附有英文标签及说明的中草药品,当时多为亚裔劳工使用。针灸和推拿被当地主流社会认可较早。20世纪60年代末,第一所针灸学院在新南威尔士州悉尼市创立,1972年维多利亚省(首府墨尔本)科技大学开设了针灸课。1973年华人医师虚硕琛等创立澳大利亚医师针灸协会介绍和推广针灸,通过努力,针灸得到澳大利亚联邦政府卫生部的正式承认,针灸师可在各地开业。1973年3月著名的悉尼科技大学(UTS)特设针灸学院,该针灸学院成为澳大利亚第二家针灸学院。20世纪80年代,一些大学如维多利亚大学、皇家墨尔本大学、西悉尼大学等设立了针灸和中草药的大学课程,甚至针灸的研究生课程,中澳医学交流繁荣初现,中国针灸专家与中医师纷纷被邀请到澳大利亚讲学,澳大利亚也派出在职医师到中国来学习深造。80%的针灸师同时也开中药,中草药在澳大利亚发展很快。

澳大利亚有中医及针灸诊所4000~5000所,其中1000家较为活跃。澳大利亚中医执业医师超过2500名,另有约3000名以中医为辅助医疗职业的从业人员(他们以西医、护理、整脊疗法、理疗为职业),预计两项相加在未来5年内可望达到1万名。每年中医及针灸门诊人数最少有280万人次,其中2/3是女性,50%的人受过高等教育,80%以上的人以英语为母语,有44%的病例为风湿性或神经性疾病,超过75%的患多发症的患者接受最短3个月的治疗。由于中医药的广泛应用,中草药的进口量自1992年以来已增长了4倍,并逐渐成为澳大利亚医药市场的重要组成部分。澳大利亚联邦政府和州政府对医、药各有分管,联邦政府主管一切药物的进出口,而医疗活动则由州政府立法管理,州政府具有行政独立和制宪的权力。1989年澳大利亚联邦政府通过了《药物管理法》,1991年2月开始实施,该法将中草药列入辅助药类管理,与维生素、矿物质、植物、激素等同列,并将草药医生(herbalist)正式改为中医师(Chinese medicine practitioner),初步确立了中医药在澳大利亚联邦政府医药体系中的地位,澳大利亚为全球第一个承认中药为药物的西方国家。在澳大利亚销售的中草药有600~800种。金石类、动物类中药原则上均不被澳大利亚认可为中草药,麻黄、附子等中草药限售或禁售。中成药是澳大利亚中药市场的主体,有500多种获得了批准。有些补品药如当归、枸杞子、灵芝等是以健康食品的名义进口。澳大利亚还有所谓的科学中药,它是将中药制成粉(定量、烘干,做成胶囊、颗粒或分袋包装)实现中药的标准化、片剂化、成品化等。1998年8月,维多利亚州宣布在澳大利亚率先立法管理中医,维多利亚州中医注册法成为世界中医史上第一部中医法,中医首次在西方国家得到法律上的认可,享有与西医同等的法律地位。2012年7月1日,澳大利亚卫生执业者管理局(Australian Health Practitioner Regulation Agency, AHPRA)宣布对中医、中药师进行全国注册管理,而且教育、培训以及英语水准必须达到最低标准。这是西方国家第一次对中医药行业全国性的立法管理,确立了中医药的合法地位。中医药在澳大利亚走上了规范化发展的道路,将更好地服务于澳大利亚。

澳大利亚中医教育已形成体系。澳大利亚是除中国外唯一在正规大学设立本科中医课程的国家。澳大利亚国家学术标准委员会通过广泛咨询研究设立了中医教育标准,2001年5月26日,澳大利亚发布了《澳大利亚传统中医教育的准则》,列明了自行开业的中医师应具备的最基本的知识、技能和品德。澳大利亚现有15所较大的学校提供中医、针灸学历教育,其中5所为公立学校,10所为私立学校,除3所外,国家均承认其学历。5所公立大学分别是皇家墨尔本理工大学（RMIT）、维多利亚科技大学（VUT）、悉尼科技大学（UTS）、悉尼大学和西悉尼大学。10 所私立学院可提供中医药教育，其中 7 所学院的课程被州立教育权力机构所认可。澳大利亚是中医教育最成功的西方国家之一，教育形式分为培训和学历教育，学时从 50 学时至 3000 学时不等。澳大利亚还与中国开展中医教育合作，开展教学交换项目、联合讲座和翻译等。澳大利亚有 23 个与中医药有关的学术团体，较具影响的有澳大利亚针灸及中医药协会（AACMA）、澳大利亚全国中医药针灸学会联合会（FCMA）、澳大利亚传统医学协会（ATMS）、澳大利亚气功医师协会、澳大利亚全国中医药针灸学会联合会等。

2. 新西兰　新西兰 83% 的居民为欧裔移民，另外还有土著毛利人和其他国家的移民。华人大约有 10 万人，大部分居住在新西兰三大主要城市——奥克兰、惠灵顿和基督城，其中奥克兰的华人数量最多，接近 8 万人。

目前，新西兰约有 300 名中医及针灸技术人才，新西兰政府曾明确表示希望能有更多的中医药专家到新西兰工作。在新西兰，中医针灸属于替代医学范畴，还未进入当地医疗体系。针灸师、中医师只能用中医治病，不可用西医诊断和用药。中医师作为一种职业，还没有医师的地位，中医医疗费用不享受医疗保险，但是针灸治疗已为新西兰政府所接受。在新西兰医学会注册的医师在接受针灸培训后，被称为医学针灸师，其针灸服务可以纳入医疗体系，可以使用西医方式诊断用药，并可享受医疗保险。

新西兰的中医药教育还处于起步阶段，尚未普及。新西兰的 8 所国立大学并未开设中医药课程。目前在奥克兰、惠灵顿、基督城分布有 2 所较大的中医药学校，均属于私立学校，分别是新西兰中医针灸学校（在奥克兰及惠灵顿均设有校区）和新西兰中医学院（分别在奥克兰和基督城设有校区）。新西兰中医针灸学校开设有四年全日制国家针灸学位文凭课程，修完课程毕业后获新西兰政府资格认证机构新西兰学历评估委员会（NZQA）认可的国家针灸文凭。新西兰中医学院开设的课程较全面且兼具灵活多样性，既有五年全日制的中医、针灸学士学位课程，三年制中医药、针灸专科文凭课程，也有与国内中医学院合办的中医硕士学位课程，此外还开设多个兼读制文凭课程，如针灸推拿初级班（12 周）与高级班（12 周）、小儿推拿保健短期班（3 周）、药膳、食疗短期班（3 周）等。新西兰中医学院是在新西兰开展中医药教育比较成功的中医药教育机构，已跻身新西兰一流中医院校行列。

新西兰有 4 个较大的中医协会，其中 2 个为新西兰人设立的，分别为新西兰注册针灸师协会和新西兰针灸标准委员会，另外 2 个是华人设立的，分别为新西兰注册中医师协会和新西兰中医药针灸协会。

五、非洲

非洲位于东半球西部，欧洲以南，亚洲之西，东濒印度洋，西临大西洋，纵跨赤道南北，土地面积为 3020 万平方千米，占全球总陆地面积的 20.4%，是世界第二大洲，同时也是人口第二大洲。非洲是世界古人类和古文明的发祥地之一，早在公元前 4000 年便有最早的文字记载。非洲有应用传统中医药的历史，南非、埃及、毛里求斯、肯尼亚等国是中医药在非洲大陆发展较好的国家，2000 年南非通过立法承认了包括中医针灸在内的多种疗法的法律地位。

在医药费用日益高涨的情况下,传统中医药在非洲有巨大的市场需求。中医药在非洲的医疗实践已有 50 多年的历史,非洲的许多国家,如坦桑尼亚、赞比亚、莫桑比克、尼日尔、扎伊尔、马里、几内亚比绍、布隆迪等均是中国医疗援助过的国家。

(一)北非国家

1. 埃及　埃及是世界上药物知识发展最早的国家之一。公元前 1500 年左右,埃及的纸草本中已有药物的记载。中医针灸在埃及传播应用已有 30 多年的历史,从民间交流到政府合作,中医针灸在埃及不断得到发展。中国国家中医药管理局等部门已与埃及政府相关部门签署中医药合作协议,中医药具备了在埃及获得合法地位的前提条件。1975 年,埃及政府以文件形式对中医针灸的应用予以肯定。越来越多的埃及当地患者愿意接受针灸治疗,中埃两国在中医针灸领域的合作前景显而易见。埃及目前尚未建立正规针灸教育体系,埃及人学习针灸有以下途径:中国针灸专家在埃及进行针灸教学,或去中国学习,或去欧美学习,或埃及医师办班传授针灸。目前,在埃及从事针灸临床可在国家医院的针灸门诊或个体开业的针灸门诊治疗,也有私下开设的针灸门诊或附属在埃及人诊所中治疗等。埃及政府对于针灸处于观望阶段。针灸尚未纳入埃及政府卫生保健体系,政府和保险公司不能为患者承担针灸费用。

2. 突尼斯　1973 年,中国援突尼斯医疗队的到来才使突尼斯人民开始认识和了解中医针灸。1991 年,中国政府在突尼斯首都援建一所针灸中心,开展临床与教学工作。1994 年,突尼斯卫生部决定在突尼斯医学院开设针灸学习班。突尼斯是将针灸纳入医疗保险的国家。但在突尼斯,针灸是作为西医的一个科存在的,突尼斯政府不承认中国的中医学历,只允许西医医师学习针灸后进行针灸临床活动,中药也不允许在突尼斯销售。总体上,中医药在突尼斯发展还是很艰难的。

3. 阿尔及利亚　阿尔及利亚是非洲面积最大的国家。20 世纪 90 年代,阿尔及利亚卫生部正式批准针灸可以作为一种辅助疗法在医院门诊使用,针灸作为中国传统医学的特色治疗技术已经被阿尔及利亚医师和患者接受,在阿尔及利亚深受当地民众的欢迎。目前针灸在阿尔及利亚只能作为一种辅助治疗手段,尚未纳入主流医学之内。阿尔及利亚正规医科大学和医学培训机构中均未开设中医针灸课程,更没有组建全国性的针灸协会。

(二)东非国家

埃塞俄比亚　埃塞俄比亚素有"非洲屋脊"之称。WHO 将传统医学定义为以植物、动物、矿物为治疗药物,采用精神疗法、药物疗法、肢体疗法等一种或多种方法防治疾病以及维持健康的医学。非洲、亚洲、拉丁美洲诸多国家都曾采用传统医学满足国民基本医疗需求。埃塞俄比亚至少有 72 个有着自己传统的民族,传统医学因民族而异,因地区而异,目前,有 80% 的国民选择传统医学作为其保健手段。1942 年,埃塞俄比亚政府首次正式承认传统医学的地位,1979 年,传统医学协调办公室成立。埃塞俄比亚政府全力支持传统医学成为本国医疗保健体系中的一员。

（三）南非国家

南非共和国   南非共和国位于非洲大陆最南端。南非是一个多种族、多文化特质的国家。随着欧美中医药的广泛发展，南非针灸从业人员不断增加，先后成立的针灸学会有南非中医针灸学会、南非中西医结合学会、南非西医针灸学会、南部非洲中医药学会等，是当地比较有影响的中医药团体，其中南非西医针灸学会自 1996 年起就开始聘请中国中医学者先后举办了 10 余期西学中进修班，有 300 余名西医医师接受了中医培训，许多接受培训的医师日后成为推动中医针灸合法化的重要力量。2000 年 12 月 1 日，南非总统穆贝基签署了有关传统自然疗法法案，中医在南非合法化。中医师可以在南非申请领取执照合法行医。2002 年南非政府要求所有中草药在进入南非市场前必须依法申报登记。截至 2014 年 10 月，南非具有注册中医师资格者有 178 位，其中华人约占 40%。南非缺乏中医教育体系，截至 2014 年，仅有 1 所高校——西开普省大学医学院（UWC）设立了中医及针灸系，并与中国的一些中医研究机构及中医院校开展了合作，以促进中医药高级人才本土化，这对中医药融入本土医疗保健体系有深远影响。

第二章

世界中医药教育经验和挑战

第一节　世界中医药教育经验

随着社会经济的增长,大多数国家人们的物质生活水平得到明显改善。但随着工作压力的加大、生活节奏的加快、饮食谱的变化、生活方式和环境的改变等,危害人类健康的疾病谱发生重大变化。人们的健康意识逐渐提高,当前的医学服务模式难以满足社会需求,不断增长的高额医疗费用严重制约了各国经济的发展。医学服务模式面临变革。中医药历经千年不衰,中医药学"整体观、天人合一、辨证论治、七情和合"等理论优势显现,其科学性和先进性逐渐被学术界所重视。中医药学体现了自然科学与社会科学的有机结合与统一,在人类历史上是一种理论跨越,为人类认识自己提供了独特的思维模式,符合现代科学一体化的新趋势。

当前,中医药已传播到 183 个国家和地区,其中 103 个国家认可使用针灸,29 个国家设立了传统医学的法律法规。全球已开办数百所中医药院校。总部设在中国的世界针灸学会联合会有 53 个国家和地区的 194 个会员团体,世界中医药学会联合会有 67 个国家和地区的 251 个会员团体。中医药已成为中国与东盟、欧盟、非洲、中东欧等地区和组织卫生经贸合作的重要内容。中医药在世界广泛传播,世界中医药对人才的需求不断增加,世界中医药教育迅速发展。目前世界中医药教育发展正处在关键时期。亚洲中医药教育显现异化、本土化趋势,韩医、汉方医各树一帜。东南亚各国中医药教育由边缘化向本土化发展,中国"一带一路"倡议以及中国-东盟自由贸易区的建设为东南亚地区的中医药教育创造了诸多契机,且该地区的华人华侨占世界华人华侨人口的 80% 以上,相似的文化背景与生活习俗使其对中医药的认同感较其他欧美地区更广泛,对中医药核心价值观的理解也更清晰,部分国家也最早承认了中医药的合法地位。欧、美、大洋洲中医药教育显现区域性集中趋势。世界中医药教育发展总体态势良好。可以看出,在中医药社会认可度高的国家和地区,中医药教育发展相对较好,中医学专业发展较系统、规范。如在中国、韩国、澳大利亚、新加坡、泰国等国家,中医药社会认可度较高,中医(针灸)已经立法,中医药教育已成规模,中医药执业地位得到保障,管理体系已经具备,行业组织发展迅速,教育市场不断扩大。在中医药社会认可度不太高的国家和地区,若国家政府相对较为重视、支持,民间行业组织较为活跃,中医药教育发展也相对较快,如匈牙利、葡萄牙等国。在中医药社会认可度不高的国家和地区,国家政府对中医药的发展不太重视,中医药教育的发展较为艰难,如西亚、中亚、非洲等。

第二节   世界中医药教育挑战

1. 文化差异   中医药脱胎于中国传统文化,中医药学是自然科学与人文科学的有机统一,中医药文化与中医药理论水乳交融。但是由于各国的历史、文化背景和思维方式的差异,中医学与现代医学有着显著的不同特点,中医药与其他传统医药及现代医药间缺乏相互交流的共同文化认知,因此文化差异对国际上对中医药的理解、认识和应用造成了巨大障碍。

2. 具有中医药特点的国际标准体系尚未形成   由于中医药现代科学基础的薄弱,使得基于中华民族传统文化的中医药学得到国际社会普遍理解的程度还远远不够;中药产品在欧美等国所遭遇的市场准入限制在一定程度上束缚了广大民众对中医药的认同;适合中医药自身特点的评价方法和标准体系的缺失,严重制约了中医药国际合作与交流的良性发展。中医药在大多数国家还没有法律法规保障,未能进入国际医药保健主流市场,未能成为维护人类健康的现实有效的卫生资源。

3. 中医药国际竞争加剧   美国现有 26 个医疗中心从事针灸研究,相关针灸研究项目达200 多项。英国在皇家植物园中建立了专门的中药引种和质量鉴定中心。德国联邦卫生部拨专款支持针灸疗效的研究。荷兰利用系统生物学模型评价中医药疗效。丹麦开始利用包括分子生物学在内的技术研究中医药。日本学者已经提出通过再次吸收中医药学理论,创造"中医汉方医药学",实现东西方医学融合的"第三医学"。韩国制定了传统医药国家发展战略,印度等国家也在加速推进本国传统医药的国际化进程。发达国家利用资金和技术优势,在不断加大对中医药等传统医药的研究开发力度的同时,开始加强对传统医药标准和规范的控制,试图抢占国际传统医药的主导地位。

第三章

世界中医药教育发展战略和重点任务

第一节　世界中医药教育发展战略

应本着"民间运作、文化先行,政府支持、标准推进,服务当地、互惠发展"的原则,积极推动世界中医药教育健康发展。"文化先行、拓展空间",充分发掘民间团体组织的力量,积极推动中医药文化发展和传播,加强中医药文物设施保护开发和非物质文化遗产传承,推动更多中医诊疗技术列入联合国教科文组织非物质文化遗产名录,使更多古代中医典籍进入世界记忆名录。支持相关产业团体及文化组织等积极参与中医药文化发展与传播工作,创作一批承载中医药教育理念和文化的创意产品和文化精品,促进中医药教育与广播影视、新闻出版、数字出版、动漫游戏、旅游餐饮、体育演艺等有效融合,发展新型教育文化产品和服务,培育一批国际中医药教育相关的知名品牌和企业,提升中医药教育与中医药文化产业融合发展水平,推进多层次的中医药文化交流合作,打造致力于"人文交流、民心相通"的中医药文化产业,提高国际社会对中医药的认可度。"以我为主、标准引领",积极做好中医药学科工作,规范理论体系、诊疗规范技术的标准化,练好内功,深化与各国政府和 WHO、中医药国际学术组织等的交流与合作,积极参与国际中医药教育政策、法规、专业标准的研究与制定,营造有利于世界中医药发展的政策环境,推动中医药教育国际标准、医疗技术、师资力量、管理模式和教育服务等规范的研究制定和有效实施。

第二节　世界中医药教育重点任务

1. 推进中医药文化传播　积极推进中医药文化的国际传播,依据世界各国的特点,建立多渠道、多层次、多模式的中医药文化传播体系,展示中医药发展成就和成果,促进中医药更广泛地走向世界,服务人类健康。主要任务:在国外开展中医药教育、医疗活动;加强中医药科普教育和文化宣传;在国际上有影响的学术刊物上发表中医药文章;推广适宜的中医药技术和产品;支持各国中医药学术团体与传统医药学术团体的交流与合作。

2. **逐步建立中医药教育国际标准体系**　加强中医药教育国际标准的推广与完善中医药

教育国际标准包括学历教育、继续教育和职业教育3种标准。中医药教育国际标准应以《世界中医学本科(CMD前)教育标准》为基准,在充分尊重各国中医药发展的实际情况下,逐步建立起适应世界中医药教育发展现状和特点,涵盖学历教育、继续教育和职业教育,包括机构资质、教学质量评价、专业设置、教材、课程体系等方面在内的一系列标准。通过世界中医药学会联合会、世界针灸学会联合会等中医药国际组织,逐步探索形成以行业认证认可为主的标准推广模式。同时,还要利用信息化手段,充分吸收和接受国外中医药教育机构对中医药教育国际标准的意见和建议。定期召开国际联席会议,及时更新和完善中医药教育国际标准,实现标准的可持续发展。

3. 初步形成中医药教育国际合作网络　以重点项目为合作载体,采用多种形式和途径,与国际上有影响的高等院校、研究机构、医院合作,建立中医药教育国际合作网络。通过改善教育和科学研究的质量,提高中医药高等教育机构的国际市场竞争力,提高科学与教育在国家经济增长中的份额;通过科学和教育的发展,增强其吸引力,提高中医药的国际地位。

4. 建立师生国际化流动机制　师生国际流动是大学教育国际化中最基本也是最活跃的因素。其中,教师的国际化流动是关键。教师作为组织学生学习和活动的策划者和协调者,在国际化交流中起到引领的作用,具备开阔的国际视野和丰富的国际经验的教师队伍能够大力推动大学的教学实践和科研合作,是大学教育国际化发展的中坚力量。学生的国际化流动包括流入和输出两个部分,即接收外国的留学生和向国外派遣留学生。师生的国际流动,一方面可以拓展教师和学生的国际化视野,促进知识以及文化的交流;另一方面,也能够加深与其他国家的联系,提高大学在国际上的地位和声誉。

5. 加快教学过程国际化进程　根据中医药国际化的人才培养方案制订培养目标,立足于全球化、信息化背景,把国际的、跨文化的或全球性层面的思维融入中医药课程体系的目标。开发国际通用的中医药课程体系,把我国优质学科与课程资源推广出去,提高中医药国际课程本土化水平,努力构建面向世界的开放的中医药课程与教材体系。外语教学在教学过程国际化中承担着重要使命,国外先进的教学理念、教学方法、教学评估等都是提高教学效果和质量的重要途径。建立高质量、吸引外国人的中医药国际教育远程学习课程方案。建立吸引国外优秀学生的奖学金方案等。

6. 培养一支具有国际视野的多语种中医药师资队伍　中医药教育国际化的实现,有赖于培养一支具有国际视野的多语种复合型中医药师资队伍。他们不仅需要精通中医药专业知识、技能,更要通晓多国文化与语言。"一带一路"沿线国家,除了东盟等华人较多的国家以外,中医药在其他地区的文化背景差别大、文化认同度低,教师不仅要教学生中医药知识与技能,还要考虑他们不同宗教背景与风俗文化,给学生更多的人文关怀。

7. 推进中医药科技国际合作与交流　以需求为导向,积极对接各地区的医药卫生科技发展战略,以各国重点领域的发展需求和合作需求为中心,通过科技创新支撑,促进沿线国家的经济发展、民生改善和可持续发展。遵循市场规律,遵守国际规则,发挥市场、企业和政府作用,促进中医药科技合作。

8. 开展中医药教育国际服务贸易 从当前中医药教育国际服务贸易所面临的机遇和挑战入手,客观评价其发展潜力,深入分析供需状况,逐步探讨提供方式和发展模式。基于对服务贸易结构特征的把握,有针对性地提出契合市场发展和自身需要的战略选择,以及规避贸易壁垒和技术壁垒的政策措施。

第四章

世界中医药教育远景

第一节　发展趋势的展望

世界中医学教育正在迅速发展，中医院校已达数百所，中医学已成为一门全球性专业。世界中医学教育发展总体上呈辐射式布局，以中国为中心的东亚和东南亚地区中医学教育较为成熟，欧、美、大洋洲国家发展较快，总体介于亚成熟区域，非洲、西亚等处在辐射边缘，尚处于初级阶段。人类医学伴随人类社会的繁荣而发展，医学传承教育相伴产生。专业标准化发展可使行业能够得到更多行业智慧的推动，促进专业的更快发展。当前，世界中医药发展迎来天时、地利、人和的大好时机。院校教育已成为当今中医学教育的主要载体，中医学教育的全球化促进了教育市场的国际化与标准化，应加强合作、汇聚各地成功发展经验以推动中医学教育的规范化发展，提高中医学的专业影响力和认知度，中医药必将为世界人民共享。

第二节　国际组织发挥的作用

世界中医学教育发展仍处于初级阶段，各国发展不平衡。从世界中医学教育全球化发展考虑，着眼于全球适用，通过专业认证工作推进世界中医学教育质量的提高具有普遍推广意义。按照国际惯例，应依据国际标准要求开展中医学专业认证，专业认证在保证教育质量、符合教育规律的原则下，允许并提倡学校的特色办学和发展，但要确保专业核心指标完全达标。通过专业认证使中医学专业内涵更加完善，各地中医学教育更具特色和优势。中医学专业化发展大势所趋，应积极推动专业标准建设，逐渐完善中医学专业标准体系，并努力在当今行业激烈竞争的大背景下不断完善标准体系，积极融入市场，充分推动产业化发展，在变幻莫测的市场中占据主动，赢得市场的尊重，确立专业地位。顺应中医学专业化发展大势，积极推进中医学学科建设，完善相关专业标准，提高专业影响力和社会认知度，提升中医学教育质量，塑造专业品牌形象。世界中医学教育事业的可持续发展需要各方的大力支持，世界中医教育的繁荣应培育建立一个可行的世界中医学教育行业合作交流运行机制，提高各国中医药管理机构、组织的合作交流效率,引导世界中医学教育早日步入可持续发展的轨道。这需要一个大家公认的行业组织积极推动。2006 年 10 月 13 日,世界中医药学会联合会教育指导委员会(简称世界中联教指委)在此种背景下成立,主要负责世界中医药教育领域的工作研究、咨询协调与指导,增进世界各国(地区)中医药教育机构之间的了解,推动世界中医药教育领域的交流与合作,提高中医药教育水平,促进中医药教育事业的蓬勃发展。世界中联教指委成立以来积极进行中医药教育国际标准的建设,先后组织研究制定了《世界中医学本科(CMD 前)教育标准》《世界中医学专业核心课程》两部国际标准,组织研究起草了《世界中医学专业核心课程教学大纲》,组织世界各国专家共同编译了"世界中医学专业核心课程教材"等,为各国中医药教育的规范化发展提供了标准依托。中医学教育涉及中医基础、临床、护理、康复、养身、气功等多个专业,世界各国中医学教育发展层次不一,因此各地中医学教育应根据各地实际情况,在国际组织的专业指导下,准确定位中医学教育的功能与市场,有计划、有步骤、有主次地开展中医学教育活动,这样有利于提高各地办学的成功率,有利于各地中医学教育的发展。

第三节　中国的战略与作用

中医药面临着十分难得的重要发展机遇期,应把中医药发展纳入国家发展战略框架,充分发挥中医药国际合作与交流的优势与作用,整体推进,系统运行,统筹兼顾,协调发展,实现共赢。2010 年 12 月,时任国家卫生和计划生育委员会副主任、国家中医药管理局局长王国强提出"六先六后"发展战略:一要先内后外,以外促内。中医药要走向世界必须练好内功,这是走向世界的前提。二要先文后理,以文带理。中医药理论不同于西方医学,只有文化先行才能为中医药走进他国打下基础,才能让外国人接受中医理论。三要先药后医,医药互动。要推动一批确有疗效的中药产品走向世界,用疗效展示中医的科学有效。四要先易后难,循序渐进。通过推广针灸、推拿等非药物疗法,让其他国家和地区的民众了解中医疗效,接受中医药。五要先点后面,点面结合。要选择满足当地实际需要、能充分发挥中医药优势的合作项目,探索中医药国际合作交流的途径、方法和机制,树立典范,发挥示范作用。六要先民后官,以民促官。要促进民间中医药的合作交流,扩大民间中医药的合作范围,增强民间对中医药的信任,促进政府制定有利于中医药在本国、本地区应用、发展的政策和措施。

基于中医药国际"六先六后"发展战略,中医药教育国际化战略的指导思想为:以中医药国际教育标准建设为基础,强化中医药国际教育的规范性;以中医药诊疗为切入口,拓展中医药留学生生源市场;以中医药科技为抓手,促进中医药国际教育上层次、上水平;以中医药国际教育政策、平台建设为保障,提升中医药国际教育的市场份额;以中医药文化传播为先导,沟通世界各国的"民心"。① 从战略高度统筹、协调中医药国际教育行动框架。现中医药国际合作与交流活动种类繁多,而各项活动目标与行动各异,有些活动相互之间存在着矛盾或存在着恶性竞争的倾向。这说明战略的实施不仅需要明确的指导思想和强有力的领导,同时还需要各部委的协调与紧密合作。为此,应在现有中医药部委联席会议的基础上,针对我国的中医药国际教育思考如何从战略的高度制订统一的行动框架,协调各部委,共同推动中医药国际教育的发展,使之成为教育外交的"抓手",从而推动国家对外关系的发展。② 避免以我为中心的"射线"式思维模式,制定差异化的对外中医药教育合作政策。世界各国区域、制度、文化、宗教跨度都极大,用以我为主的"一把尺子"、一个标准、一种政策来推进沿线各国的中医药教育合作与交流是不现实的。为此,我们要避免以我为中心的"射线"式思维模式,针对各区域、各国对传统医药的认同情况,创设多样化的人文交流机制,增进国际理解,处理好各利益主体的关系,研究制定服务地区中医药国际教育与人才开发的公共教育政策,在区域性国际教育规划、跨境资格鉴定、学历学位授予等方面率先取得突破。积极探索跨区域、跨国、跨境中医药教育合作与交流政策体系与运作机制,逐步由认识中医药,到中医药教育国际合作,再实现"民心相通"。③ 将中医药国际教育纳入国家对外教育事务的核心工作任务中,统筹布局,达成实质性的双边或多边协议。早在 2012 年 3 月 5 日,商务部、国家中医药管理局等 14 部门出台了《关于促进中医药服务贸易发展的若干意见》。尽管中国政府在宏观政策管理方面给予了中医药较大程度的扶持,但是对中医药服务贸易输入国来讲,中医药服务贸易不仅关系到该国的经济问题,还关系到该国的文化、价值观念、道德等敏感的政治文化问题。相对于实物贸易来讲,中医药服务贸易不仅涉及对针灸针、中药等交易标的物的管理,也包括对中医药从业人员签证、劳务政策等的管理,这使得其在国际政府间的协调和管理上具有更大的难度和复杂性。中医药国际教育是中医药服务贸易的重要组成部分,为此,若不能从外交上解决系列问题,中医药国际教育更多地只能停留在"协议"层面,而缺乏实施的路径。④ 国家适度增加教育资金投入,扶持境外中医药办学项目。中医药国际教育的主力或先头部队只能是各地中医药院校,而中医药院校绝大多数为地方院校、专业性院校,地方教育资金投入方式较为单一,投入资金体量也较小。为此,国家应适度增加专项教育资金投入,扶持境外中医药办学项目。另外,相较发达国家,"一带一路"各国学生经济情况普遍较差,奖学金的数量也成为学生选择留学意向学校的重要指标。为此,应加大中医药院校留学生奖学金的数量,特别是针对"一带一路"中医药基础薄弱的国家,给予定向留学生奖学金项目,以促进这些国家的学生学习中医药,进而扩大中医药在这些国家的影响力。伴随中国教育综合实力及影响力的增强,国际上对于中国传统学科的学习需求将日渐旺盛。中医药院校应积极主动地参与国际教育发展与交流进程,促进全球中医药教育思想、教育体系和教育标准建设,使中医药普惠人类健康与国际发展。

下　篇

各国概览（含中医孔子学院）

第五章

亚洲中医药教育概况

第一节　中国中医药教育概况

中华人民共和国位于亚欧大陆东部、太平洋西岸。中国国土辽阔,资源丰富多样,但由于地势西高东低,北高南低,区域发展差异较大。作为四大文明古国之一,中国历史文化悠久,是世界人口数量最多的国家,囿于自然、地理、气候等条件的差异,经济社会发展速度与水平由东部沿海向西部递减。

一、中国大陆

1. 中国大陆概况　1978 年,中国大陆开始实行改革开放政策,经济发展与国际影响力不断提升,兼具医学教育和传统文化特色的中医药教育既迎合了国内医疗市场和人才培养的需要,也因其在疾病预防、治疗等方面的独特疗效为世界所关注。

2. 中医药教育发展历程　中国的中医药教育在历史发展过程中主要有师承和院校教育两种办学形式。中华人民共和国成立初期,中医药事业得到了党和政府的重视,但在执行的过程中也经历了一些曲折,直到 1956 年才在北京、上海、广州、成都四地建立了中医学院,由此中医教育正式纳入国家高等教育范畴。

中国高等中医药院校(当时的北京中医学院)于 1957 年开始招收第一批外国留学生,多年来除受到"文化大革命"时期的特殊历史影响,中国中医药来华留学生教育一直保持着持续、稳定的发展。蓬勃发展的 60 余年间,随着国家相关重要政策、发展战略的提出,特别是1978 年国家开始实行改革开放政策,其中的一项重要改革就是开放自费来华留学生教育,由此改变了以政府奖学金生为主体的来华留学生生源结构;1984 年第三次全国留学生工作会议的召开肯定了外国留学生教育的学位制度,来华研究生教育随之扩大;同时,对来华留学生"趋同管理"的提出、汉语水平考试(HSK)的正式推行、《外国留学生奖学金年度评审办法》的发布等,都在推进着中医药来华留学生教育的逐步规范化、优质化发展。中医药学作为中国的原创性特色专业,已成为仅次于汉语言的排名第二位的来华留学热门专业,成为中国自然科学领域最受外国留学生欢迎的专业,在中医药发展乃至高等教育国际化进程中都发挥着积极的引领作用。

3. 中医药教育成绩　中医药教育既承担着传授传统医学专业知识的本质任务,又肩负着传播中国传统文化的历史使命。随着社会经济的不断发展,更得益于国家的高度重视与大力支持,中医药教育由过去传统的师承培养方式发展至今,已经基本形成了涵盖中高等教育、研究生教育、继续教育、职业培训等多层次、多元化形式的现代中医药教育体系。该教育体系专业设置紧贴社会需求,以学生未来职业发展和终身教育能力培养为根本目标,不断深化医学教育改革,提升教学质量与服务水平,为国内乃至全球医疗事业的发展培养了各层次的专业人才。

通过对国家中医药管理局《全国中医药统计摘编》(2007—2016 年)的统计数据进行分析,可以发现中医药来华留学生教育规模持续增长,结构层次日趋合理,基本形成了以本科生为主,硕士、博士逐渐增长的稳定结构(见图 2-5-1);生源国别虽仍以亚洲为主,但呈现日益多元化的趋势(见表 2-5-1);经过多年对外教育的历练,各中医药院校对外教学的能力与水平得到了有效提升,具备接收外国留学生教育资格的高等院校迅速增多。此外,由世界中医药学会联合会教育指导委员会发布的《世界中医学本科(CMD 前)教育标准》《世界中医学专业核心课程》《世界中医学专业核心课程教学大纲》和"世界中医学专业核心课程教材(中文版、英文版)"等一系列世界中医药教育的标准化成果以及世界中医学专业认证工作的逐步推广,极大地推进了世界中医药教育市场的规范化进程,为世界中医药教育教学的健康、优质发展提供了有力保障。

表 2-5-1　2007、2011、2016 年学历生源国按洲别分布比例

	亚　洲	非　洲	欧　洲	北美洲	南美洲	大洋洲
2007	89.6%	2.6%	3.3%	3.3%	0.4%	0.8%
2011	68.9%	2.8%	10.5%	11.3%	4.7%	1.8%
2016	67.2%	13.4%	9.6%	7.6%	0.9%	1.3%

4. 中医药教育办学示范案例　北京中医药大学作为首批国务院批准最早创办的高等中医药院校,在长期的办学实践中,始终秉承"勤求博采、厚德济生"的校训,倡导"人心向学、传承创新"的理念,坚持"立德树人、以文化人"的宗旨,弘扬"追求卓越、止于至善"的精神,彰显特色,强化优势,于 1996 年作为唯一的高等中医药院校入选国家"211 工程"重点建设大学,2011 年入选国家"985 工程优势学科创新平台"建设高校。

凭借国家首都、文化名城等优势,北京中医药大学成为我国弘扬优秀传统文化的重要人文基地、推进中医药走向世界的国家交流基地。该校自建校之初,在全国高等中医药院校中率先接收外国留学生,已为世界 91 个国家和地区培养了 2 万余名中医药专门人才,并先后与 30 个国家和地区的 117 所知名大学和研究机构建立了良好的合作关系,建立了北京中医药大学圣彼得堡中医中心、北京中医药大学澳大利亚中医中心、北京中医药大学美国中医中心,与日本法人兵库医科大学合作建立了中医药孔子学院。

同属京畿重地的天津中医药大学始建于 1958 年,是我国较早建立的中医药高等院校之一。学校师资力量雄厚,教学环境良好,办学经验丰富,在国内外享有较高声誉。学校现有

教职工 3600 余人,设有医学、理学、文学、管理学、工学、教育学 6 个学科门类,25 个专业,有中医学、中药学、中西医结合 3 个博士一级学科学位授权点,22 个博士二级学科学位授权点,中医学、中西医结合、中药学、药学、基础医学、护理学、管理科学与工程、生物医学工程 8 个硕士一级学科学位授权点,49 个硕士二级学科学位授权点。本科以上全日制在校生12320 人。

1992 年经中华人民共和国国家教育委员会批准,天津中医药大学成为唯一一所加挂中国传统医药国际学院校牌的中医高等院校,面向世界各国招收本科、硕士、博士、进修生及汉语培训生,每年有来自世界各地的 2000 余名留学生在校学习。学校广泛开展对外交流与合作,与近 60 个国家和地区的大学、科研、医疗机构建立了合作与交流关系。学校是国家教育部高等学校中医学类专业教学指导委员会和世界中医药学会联合会教育指导委员会主任委员单位、国家教育部指定的"教育援外基地"、国家中医药管理局指定的"中医药国际合作基地"、国家中医药管理局"首批中医药国际合作专项建设单位"、国家科技部指定的"国家级国际联合研究中心"和教育部、外交部指定的"中国-东盟教育培训中心",在国际上享有较高的声誉。

5. 存在的问题

第一,从中国大陆范围来看,中医药教育发展尚不均衡,这与区域经济、社会、文化以及自然地理因素密切相关。相较于中、西部地区,东部沿海地区院校在经费占比、校区建设、图书资源、学科设置、师资储备、教研水平、生源筛选以及实习基地等方面均有绝对优势。

第二,就中国大陆中医药教育本身来讲,其在专业设置、课程体系、教学内容等方面基本趋同,区域性差异不明显,导致在对外招生的过程中地理位置、城市发展水平等成为学生择校的主要因素。由于医学教育学时任务较重,在高等教育大众化进程中,各中医药院校对特色办学、特色发展定位不清,致使来华留学市场上出现"千校一面"的现象。

第三,在中国大陆中医药教育领域内,中医药院校办学条件、教育质量良莠不齐。随着《中医药法》的颁行以及全国范围内专业认证和教学审核评估的逐步开展,将在一定程度上进一步规范中医药教育市场,促进院校间的良性竞争和资源的合理配置,丰富教育选择,提升教学质量。

二、香港特别行政区

1. 香港特别行政区概况　香港位处中国的东南端,地处南海之滨,北邻广东省。香港自古以来就是中国的领土。1842 至 1997 年期间,香港曾受英国的殖民统治,1997 年 7 月中国对香港恢复行使主权,中国政府按照"一国两制"的原则管理香港,香港成为中华人民共和国高度自治的特别行政区。香港是一个充满活力的国际大都市,是仅次于伦敦和纽约的全球第三大金融中心,与纽约、伦敦并称为"纽伦港"。在健康保障方面,香港特别行政区政府自行制定发展中西医药和促进医疗卫生服务的政策,社会团体和私人可依法提供各种医疗卫生服务。

2. 中医药教育发展历程　中医药在香港的历史与内地同样悠久,不同的历史时期有着不同的传承方式,家传、师带徒是香港最早的中医教育模式。香港受殖民统治时期,中医药一直遭到排挤,从未被纳入正规的医疗保健体系,中医药教育也从未进入大学教育系统。但由于香港同胞深刻感受到中医药的作用与帮助而热爱中医药,在没有政府的支持,仅仅依靠本身努力的条件下,香港中医药界相关人员发挥自律精神,在艰难的环境条件下,兴办中医学校,开展中医药教育,为香港中医药教育及培训付出了艰苦的劳动和巨大的努力。1917年香港成立了第一所中医学校——"庆保中医夜校",比内地的第一所正规的中医学校——"上海中医专门学校"还早一年。1930年,具有一定规模的"伯坛中医学校"成立并开展中医教育。1938年,广东中医药专门学校、广东保元中医专科学校陆续迁港续课。当年邓铁涛、康北海成立了"香港南国新中医学校",直至1941年日本攻陷香港,中医学校被迫停止。抗日战争胜利后,中医药团体再度活跃,成立了数个中医师公会,之后统一为"港九中医师公会"。20世纪50年代,内地中医名家南迁香港创办了多所私立中医院校,对香港的中医药教育有重大贡献。如谭宝钧创办的"香港中国国医学院"、范兆津创办的"菁华中医学院",当时结合传统中医学及西洋医学,开办本科3年、研究生4年的中医教育,并开设3间诊所作为学生的实习地点。1976年香港中文大学中医中药研究所成立,开创了香港最早的中医药研究。

1990年中国正式颁布《中华人民共和国香港特别行政区基本法》,其中第138条规定香港特别行政区政府自行制定发展中西医药和促进医疗卫生服务的政策。自1991年开始,香港的高等教育院校便陆续开办中医药课程,香港大学专业进修学院(HKUSPACE)和香港中文大学开办了中医药证书课程供市民或中医师报读,这些课程为香港的中医药教育发展为正式、规范的大学学位教育提供了很好的基础及参考。香港回归祖国后,中医药教育纳入有香港特区政府资助的高等教育轨道。香港浸会大学、香港中文大学和香港大学分别于1998年、1999年和2000年起开办五年全日制中医学士学位课程。其他的大学,例如香港公开大学,也大约在这段时间开办了中医课程。

3. 中医药教育成绩

(1)大学教育:香港浸会大学、香港大学和香港中文大学均设立了中医(药)学院,均承担本科学士(2012年之前是中医旧学制5年,2012年之后是中医新学制6年),以及硕士、博士学位的教育,还有各种专业证书、文凭课程。

1)香港浸会大学中医药学院:该学院下设4个部门,四位一体协同发展的基本策略推动了学院的全面发展。① 教学科研部:以教学与研究并重,负责本科及研究式硕士、博士培养,注重各学历教学质量,深入中医药科学研究。② 持续教育部:负责授课式中医药硕士,以及各种兼读制专业证书、文凭管理。③ 临床部:承担临床见习、实习临床教育和中医医疗服务。④ 科技开发部:负责中医药技术开发和中医药新产品应用。

该学院本科教育有中医及中药两个专业,每年招收中医学生30~35人,招收中药学生15~20人。

2)香港中文大学中医学院:该学院多年来致力于培养既能谙熟中医理论,又具备现代医学知识的中医师。该学院医教研一体,中医本科学士课程现每年招生约25名。

3)香港大学中医药学院:该学院医教研合一,学院秉持中医为本、西医学为辅的理念,为香港培养具备中、西医专业知识及技能的中医药人才。透过跨学科的教与学,学生可以掌握中医及西医医学理论、诊断知识及临床经验,为将来执业及中西医协作奠定了基础。该学院于1998年成立,早期开办以兼读制教育为主的中医证书、文凭课程。学院于2002年重组,在大学校内设立院址并开办全日制中医全科学士课程。

（2）业界教育:香港于1999年9月成立了中医药管理委员会,负责实施各项中医药的规管措施。为确保注册中医师的专业知识与时俱进,香港中医药管理委员会设立了进修机制,要求注册中医师通过持续进修,不断提高专业知识和技能,增进其对本专业及执业范畴最新发展的了解及保持作为执业中医师的专业资格。注册中医师执业证明书通常需每3年续领一次。在续领时,注册中医师必须在每个周期内参与进修活动,取得不少于60分的进修分数要求。这些继续教育内容可在大学中医学院的持续教育部门进行,更主要的是由25个香港中医业界专业学会承担。

4. 中医药教育示范案例　遵循全人教育理念——香港浸会大学中医骨伤科教学实践与探索如何在中医骨伤教与学的过程中实现全人教育理念,特别是对实习前最后学期学生培养具有十分重要的意义。中医骨伤科课程设计的图标 Orthopaedics(图2-5-2)是希腊文字,Ortho("correct""straight")= Education,Pedics("child")= Student。中医治疗骨关节疾病主要是 Management(管理):adjusting(调整),bone setting(正骨),exercising(导引)等。如同中医骨伤教育一样。

香港浸会大学中医骨伤科是有关骨骼、肌肉系统的临床学科,该课程获得了香港大学教育资助委员会(UGC)2017—2019年度的资助项目。香港浸会大学联合了香港大学、香港中文大学的中医学院,共同努力,在骨伤科教与学中探索实践,并与业界香港注册中医学会、香港中医学会、香港中医骨伤学会以及相关民间组织结合,让中医药教育改革要走出校园,学以致用。香港浸会大学以小区及患者为基础的教学方法(community and case based learning),结合现代医学的发展,突出了理论联系实际。同时,学生在实践中体验学习,获得感悟,再进一步通过翻转教室(flipped classroom),以进一步改善了校园学习的状态。

该理念期望整个学习是"好学→学好、学会→会学"的升华,从而建立"学—习—升—爱"的良性循环(图2-5-3)。① 学:运用大学资源,掌握知识、技能,学以致习(用)。② 习:温故知新,习用(健康教育,沟通交流,骨伤服务),专业提升。③ 升:小区中服务学习,专业知识技能提高升华,促进热爱。④ 爱:爱是情感,更是责任。在电子档案袋(e-portfolios)展示反馈、评估、跟进。关爱他人,热爱学习。

建立多元有效的评估策略,保证教学质量,渗透全人教育理念是教学目标;要培养什么样的学生,就是如何去评估他。① 建立评估表(rubrics),使老师与学生有明确的教与学方向,同时两者都参与评估。② 通过有效率、效果的评估策略及多元评估形式。香港浸会大学对本课程的教学进行实践与探索,促进了教学改革,取得了良好的教学结果。

过去数年的中医骨伤科课程的评估内容:① 中医骨伤学课程学习的整体表现评量。② 中医骨伤科学案例为基础的教学评量。③ 中医骨伤科学团队工作的评量。④ 中医骨伤科学客观结构化的临床考试评量。⑤ 期中、期末考试笔试的评量。

5. 存在的问题

（1）香港建立高等院校中医教育已近20年,但香港无中医院,难以临床培养学生。香港特区政府也应当加大对于中医本科毕业生实习培训的投入。西医毕业生有 1 年的时间必须在医管局下设的医院进行有薪实习,之后是 3~6 年的临床培训。而中医实习只能到内地,中医毕业后只能到诊所,而且相当一部分学生经考试就可注册,自己开设诊所,自学难成好医,见识面极窄。

（2）香港大学教育资助委员会应当增加每年对于中医专业教育的资金投入,使中医药学生的培养与西医学生接近。

（3）香港的中医药教育一方面资源不足,另一方面欠优化。香港只是一个城市,应将 3 所大学的本科中医进行合并串通成网,进行教学资源重组,优化资源分配,使学生们获得更好的师资和资源,以助于师生交流,推动医教研全面发展。

（4）目前中医治疗少有纳入保险、公费医疗,中西医师收入相差巨大,也有碍于中医教育的发展。

三、台湾省

1. 台湾省概况   台湾作为中国领土的一部分,早在新石器时代就与大陆有着文化上的联系。随着造船业和航海技术的进步,大陆人不断迁播台湾,中医药也随之传播到宝岛。根据史料记载,中医药最迟于南明永历年间（1647—1661）由浙江鄞县人沈光文传入台湾,其后,沈佺期、范元成、陈直卿、林元俊等踵其余绪,中医药在台湾得到较大的发展。据清光绪二十三年（1897）的调查,当时全台有中医师 1070 人。1895—1945 年,在日本侵占台湾的 50 年间,由于对中医的取缔政策造成中医师人数逐渐递减,到 1945 年日本投降时,台湾持有中医业务许可证者仅数十人,台湾的中医药事业受到极大的摧残。

2. 中医药教育发展历程   1949 年以后,受各种因素的影响,台湾的中医药教育事业在相当长的时期内发展缓慢,几乎停滞不前。20 世纪 70 年代末期,随着全球性中医热的兴起,以及台湾民众对中医药的殷切需求,台湾当局开始重视中医教育,并最终于 1987 年出台"中国医药教育研究改进建议书",就台湾的中医教育发展提出若干切实可行的计划,并付诸实施。

台湾的中医药教育主要分为两种类型:高等教育和非学历进修教育。为发展中医药事业,振兴传统中医学,台湾中医界经过数年的努力,于 1958 年 6 月在台中创办了当时台湾唯一的一所中医高等学府——私立中国医药学院。该校创校之初仅设医科班和药学系,1966 年增设了中医系。1972 年,陈立夫担任董事长,着手完善专业设置,使学院各项工作开始稳步发展。2003 年 8 月,私立中国医药学院更名为中国医药大学（图 2-5-4,图 2-5-5）。该校屡经变更,目前共有医学院、牙医学院、药学院、中医学院、公共卫生学院、健康照护学院、生技制药暨食品科学院、人文与科技学院八大学院,其中约有 70% 的系所与中、西医药学相关。1998 年,长庚大学医学院设立中医系,希冀追求中医现代化和中西医结合的新医学,培养具有现代医学知识的传统中医学人才。由于台湾中医教育长期未纳入轨道,通过特种考试产生的中医师知识水平参差不齐。为提高他们的素质,从 1980 年开始,台湾积极筹办中医师非学历进修教育。1987 年,台湾当局公布"中医师进修班计划草案",并于当年 12 月在中国文化大学举办第一期在职中医师进修班。至 2011 年,非学历进修教育则随着现代中医教育的发展而逐步取消。

3. 中医药教育成绩　台湾地区的中医药高等教育主要由中国医药大学、长庚大学、阳明大学等机构承担。中国医药大学中医药高等教育分为七年制、八年制和五年制学士后 3 种学制。其中八年制每年招生 60 名，学生毕业后可先参加中医师考试，考试通过后可继续参加医师考试，两种考试通过后即可取得中西医执照；七年制每年招生 60 名，学生毕业后只能参加中医师考试，不能考取西医执照；五年制学士后生源来自本科毕业的其他院系学士学位获得者，每年招生约 100 人，毕业后授予医学学士学位。

台湾中医高等教育的师资最初多由大陆赴台从事中医者担任，随着中医药硕士、博士教育的开展，台湾本地培养的大量人才逐渐充实到中医药高等教育的第一线。近年来，随着中国大陆中医药事业的发展，台湾地区部分学校多采取与大陆中医药高等院校合作办学的方式，聘任大陆师资担任客座教授（图 2-5-6），如长庚大学中医系至今已经聘请百余名大陆资深教授参与其日常教学。台湾通过高等中医教育培养的人才，成为当今台湾地区中医药事业发展的中坚力量。他们毕业后多投身于台湾的中、西医学术发展、教育传承与临床服务之中，在各医学中心、区域医院或诊所、教育机构承担大量临床、科研和教学工作。

4. 中医药教育办学示范案例　台湾地区中医药高等教育可以中国医药大学中医学院为典型案例。该校中医学院包括中医学系（分别招收学士班、硕士班及博士班）、学士后中医学系、中西医结合研究所硕士班以及针灸研究所硕士班，在教学上分为中医基础学科、中医内科学科、中医妇儿学科、中医针灸学科、中医方药学科、中医外伤学科及中医诊断学科七大学科，担负中医养成教育、中医研究人才及师资培育工作。截至 2015 年底，中医学院共有专职教学人员 72 名，其中讲授教授 1 人，教授 20 人，副教授 35 人，助理教授 13 人，其他 3 人；学生 1500 人，其中中医学系学士班 880 人，学士后中医学系 495 人。由此可见，台湾的中医高等教育以本科教育为主。

在课程设置方面，由于中医类学生的培养目标是中西医双学位，学校采取的是中西医学兼修方式，学生几乎要学习台湾地区教育主管部门规定的全部中西医类所有课程。学院重视加强人文及通识教育，积极培育具有人文素养和自我学习能力的优秀医师，开设了"医学生涯""社会文化与医疗""生命价值"等社会人文必修课程，并以人物采访小组讨论及报告的形式来加强课程成效，同时鼓励学生参与医院志工及医疗服务队至乡村及小区实务工作，补充学校教育的不足。总之，随着医学教育的发展，台湾的中医高等教育亦不断调整招生、教学、临床实习等各个环节，努力实现其"继承和发扬传统中医学并整合现代医学，促进医学发展"的宗旨。

5. 存在的问题

（1）缺乏独立设置的公立高等中医院校：自 1997 年开始，台湾中医药界有识之士即开始呼吁增设公立性质的专科性中医药大学，时至今日，台湾仍未设置独立的公立高等中医药院校。现有的中医药高等教育依附于综合性医学院校之中，导致出现严重的西医化倾向，中医师缺乏归属感。

（2）师资和生源双重不足：台湾开始中医高等教育较晚，人才匮乏，具有丰富临床经验和教学经验的教师偏少。从 1995 年开始台湾实行以西医为主导的全民健康保险制度,中医处境日渐式微,加之学习中医时间漫长,导致生源严重不足,各高校中医专业招生数量不断萎缩。

(3)不承认大陆学历:自 20 世纪 80 年代末以来,随着海峡两岸交流的不断深入,中医药教育的交流也日渐加深。1988 年福建中医学院对台湾招生,成为中国大陆首家招收台湾学生的高校。但至今台湾地区仍拒不承认大陆中医院校的学历教育,大大影响了台湾中医药事业的发展。

四、澳门特别行政区

1. 澳门特别行政区概况   澳门位于中国广东省南部的珠江三角洲,地处珠江口西面,北面邻接广东省珠海市,东面与香港隔海相距约 60 千米。澳门由澳门半岛、凼仔及路环三部分组成。

澳门古有"濠镜""香山岙"等称谓。明清时期,澳门隶属于香山县(即现在的中山市)管辖。1553 年葡萄牙人开始租借澳门,1887 年侵占了澳门。1999 年 12 月 20 日澳门回归祖国,成为中华人民共和国的一个特别行政区。

2. 澳门中医药教育的萌芽和发展轨迹   澳门的中医药教育与其历史发展息息相关。早在 1568 年,澳门的第一所西医教会医院圣拉菲尔医院(或称白马行医院)和麻风病院(或称圣拉扎禄麻风院)在澳门设立;1625 年,耶稣会在澳门建立了最早的西药房,之后成立了具有西医教育性质的澳门圣保禄学院,该学院成为澳门历史上首家医学教育机构,一些简易草药配制药品在此之后陆续出现,澳门中医药教育萌芽产生。

1871 年,澳门华人主办的非营利慈善性质的医院——镜湖医院成立,提供中医医疗服务;此后,港澳绅商发起筹办同善堂,研制中药制剂。1923 年,镜湖护理学院成立,华人主导的中医药诊疗体系和近代护理教育体系开始在澳门形成。第二次世界大战期间,由于澳门特殊的历史背景使其成为当时华南地区唯一的中立港,大量人口迁入及随之而来的饥荒给当时的澳门带来了严峻挑战,镜湖医院和同善堂赈济支援为随后澳门中医药的发展创造了机会。但整体而言,澳门回归祖国前,澳葡当局对中医药发展采取漠视态度,澳门的中医药教育一直以师传身授的方式进行,中医药教育十分落后且发展缓慢。

1999 年澳门回归祖国后,澳门特区政府致力于发展高等教育,中医药教育得以长足发展。2000 年,澳门科技大学建校,同年建立中医药学院并开办中医学学士、生物医学学士、中医学硕士、中医学博士、中药学博士、中西医结合博士等学位课程,澳门大学亦在 2002 年开始开办中药学硕士学位课程,澳门中医药教育开始走向正规化、系统化、规模化的发展道路。

3. 澳门回归祖国后中医药教育的跨越式发展   澳门回归以来,澳门特区政府积极支持中医药教育发展。随着澳门科技大学和澳门大学中医药学位课程的陆续开展,澳门特区中医药人才经历了输入为主、自我培养、向外输出的巨大转变,中医药教育和科研成绩斐然。

(1)澳门已成为国家推动中医药走向世界的重要窗口:澳门科技大学和澳门大学的中医药教育课程于 2000 年和 2002 年陆续建立,前者已建立拥有中医学和中药学本科、硕士和博士学位课程的完整中医药高等教育课程体系。2006 年澳门科技大学医院成立,为澳门科技大学中医药学院学生实习提供了有力支援。2008年,在国家中医药管理局的支持下,"两岸四地中医药科技合作中心"落户澳门。2011年1月25日,依托于澳门科技大学和澳门大学的中药质量研究国家重点实验室挂牌成立,使澳门的中医药教研发展步入快车道。2014年,世界中医药学会联合会中医药免疫专业委员会成立,秘书处设于澳门科技大学。2015年8月18日,WHO传统医学合作中心落户澳门。迄今,中医药在澳门已形成一道亮丽的风景线,澳门以中医药为载体向世界传播中华优秀文化的窗口作用更加彰显。

(2) 中医药人才培养和诊疗服务取得长足进步:澳门科技大学于2000年建校以来,一直将中医药摆在优先发展的重要地位,尤其是于建校伊始就设立了中医药学院,随后又快速地建立了完整的中医药高等教育课程体系。据统计,截至2016年年底,澳门科技大学中医药学院已培养中医药毕业生771名,其中包括中医学学士539名、生物医学学士69名、中药学学士11名、中医药博士和硕士152人;澳门大学已培养中医药博士和硕士40名。澳门培养的中医药优秀人才正在成为澳门中医药队伍的主体,部分优秀人才奔赴国内外教医研机构,受到许多机构和专家学者的赞扬。

与中医药人才培养相一致,澳门特区中医药诊疗服务需求也有大幅增长。据2014年澳门特区政府医疗统计,澳门有注册中医师及中医师607人,中医诊所194间;中医年求诊人数或人次均显著高于西医全科及西医诊所。中医药在澳门社会的认可度不断提升,其发展呈现出积极、稳定增长的态势。

(3) 中医药科学研究达国内外先进水平:澳门的中医药科学研究主要在澳门科技大学和澳门大学进行。2002年,澳门大学成立中华医药研究院;2006年,澳门科技大学成立澳门药物及健康应用研究所(现已更名为研究院);2011年,依托于澳门科技大学和澳门大学的中药质量研究国家重点实验室揭牌成立,标志着澳门拥有了中医药研究的国家级平台。

在各级政府的支持下,中药质量研究国家重点实验室在研究设施、研究团队、技术平台、研究项目和成果等方面均取得了快速发展,在短时间内建设成了国际领先的中医药研究平台,并吸引了国际顶尖学者的加盟,包括诺贝尔奖获得者(图2-5-7),研究成果达国内外先进水平。其研究论文发表于包括 *Nature*、*Science*、*Nature Medicine*、*Nature Communications* 等学术期刊;专利授权成倍增长,包括国际专利授权一百多项;多项研究成果获奖,包括国家科学技术进步奖二等奖、教育部高等学校研究优秀成果奖自然科学奖一等奖、澳门特别行政区科学技术奖特等奖和一等奖等多个奖项。澳门作为中医药研究的一个重要高地,其作用和地位正逐渐显现。

4. 中医药教育示范案例　澳门科技大学中医药学院于2000年建院伊始即开办了五年全日制中医学学士学位课程,开创了澳门中医药高等教育的先河,也是澳门中医药发展史上的里程碑。随后澳门科技大学又创办了中药学本科学位课程,以及中医学、中药学、中西医结合硕士和博士学位课程,标志着澳门拥有了完整的中医药高级人才培养体系。现今,澳门科技大学已成为澳门特区唯一拥有完整中医药教育课程体系的高等学府。

基于澳门的特殊文化背景和"一国两制"政策优势,澳门科技大学的中医药教育和学科建设特别注重借鉴内地中医药高等教育成功的办学模式和教学经验,同时积极借鉴世界先进大学的教育理念,由此确立了中医药学院的办学宗旨和学术发展方向:教研相长,致力发展优质中医药教育和卓越研究;培育中医药英才,传承中医药精髓;创新发展中医药,促进中医药现代化;服务国家健康事业发展,成为国家推动中医药走向世界的窗口。

澳门科技大学办学特色主要有以下几方面。

(1) 以学生为中心,在多元文化背景下发展优质中医药高等教育:澳门是一个多元文化交融的社会,澳门基础教育理念及模式也因此而多样。学院除招收澳门本地学生外,还面向中国内地、中国香港、中国台湾及国际招生;不同文化和教育背景的学生构成学院学生主体。面对多元文化与传统教育的矛盾,学院推行教授主导的教育管理理念,以学生为中心,鼓励教师以灵活多样的方式开展教学活动。

(2) 通识教育和专业教育并重,致力培育全人:中医药的发展与哲学、人文科学和自然科学的发展息息相关。澳门科技大学中医药教育始终坚持以通识教育为基础、以专业教育为核心的教育理念,培养学生成为有良好文化内涵和人文素养的中医药高级专门人才。在通识教育中,学院建构了科学与技术、社会科学、人文艺术三大知识板块,供学生选修。在专业教育中,学院特别注重经典教学,夯实中医药理论基础;注重课堂教学与实践教学并重;注重早临床,多临床,反复临床。

(3) 推行"成效为本"的教学模式,保障学生的中医药专业素养:中医药专业属于应用性学科。基于此属性,澳门科技大学中医药学院借鉴国际先进教育理念,转变传统教育观念,积极推行以"成效为本"的教育模式,切实提升学生专业素质。为此,学院采取了专业科目的"多样化"教学方法,包括课堂上课、学生实验、仿真系统教学、实践教学、年级导师、专题讲座、社区服务实践等。此外,学院还聘请国内外著名的科学家和中医药学者任教或讲座,包括诺贝尔奖获得者、中国科学院和中国工程院院士、国医大师等。在理论教学方面,学院推行"评价量规",以提升学生的专业基础知识。在实践教学方面,学院与内地高校签订协议,借助内地知名中医药院校和附属医院的临床优质教学资源,为中医学临床实践和科学研究搭建平台,以提升中医学专业学生的临床诊疗能力。学院还以中药质量研究国家重点实验室为依托,开展中药学三级学位课程的教学工作,同时鼓励其他中医药专业的学生在该重点实验室开展研究工作,努力培养学生的科学精神和创新能力。

(4) 担责社会,推动国家中医药教研发展:学院秉持"担责社会"的使命,努力为国家的中医药事业发展做贡献。学院每年邀请国内外中医药知名专家来澳讲学,为本院学生及特区中医药从业人员持续教育提供机会。2008 年,"两岸四地中医药科技合作中心"落户澳门,学院作为该中心挂靠单位,多次主办或协办中医药培训、高层次学术交流等活动,为中医药事业发展做出贡献(图 2-5-8)。

诚然,澳门地域狭小,中医药教育起步晚,加之世界多元文化汇聚与冲击等因素的影响,持续拓展中医药教育、科学研究与科技产业,以及医疗服务等受到不同程度的影响和局限。目前,澳门从事中医药高等教育的专家学者还主要是从内地及香港特区引进,中医专业的临床师资及实践教学在相当程度上依赖于内地中医药院校的支持,拓展澳门的医疗服务和科技产业市场仍然非常有限,因此发展具有世界先进水准的中医药教育仍然任重道远。为此,澳门更加需要以开放的姿态,努力学习和集成中国内地优秀的中医药高等教育机构和世界先进大学的优秀教育理论、经验和成果,突破持续发展澳门中医药教育的瓶颈与局限,特别是充分利用好澳门"一国两制"的体制优势,努力在狭小的澳门打造具有世界影响力的优质中医药高等教育和卓越的研究平台。

第二节　韩国中医药教育概况

中医学与韩医学是源与流的关系。韩医学在本质与中医学没有区别,可以说是一脉相承。韩医学在其发展过程中不断强调医学的自主化,故将 1986 年 5 月 10 日之前称为"汉医学"的相关内容统一改为"韩医学",如将汉药、汉医、汉医科大学统一更名为韩药、韩医、韩医科大学。故此篇论述韩医药的内容基本可以视为中医药的内容。

一、韩国概况

韩国,全称大韩民国,历经古朝鲜、三国时期、新罗、后三国时期、高丽、朝鲜等历史演变,成立于 1948 年 8 月 15 日。韩国国名来源于古代朝鲜半岛南部的三韩部落。韩国地处亚洲东部,三面环海,海岸线曲折。韩国面积为 99600 平方千米,首都为首尔,周边与日本、中国、朝鲜等相邻。据韩国行政安全部统计,截至 2017 年 8 月韩国人口约为 5175.382 万人,是世界上人口密度最高的国家之一。

韩国文化源远流长,由韩字、韩语、韩服、韩屋、韩乐、韩餐等构成韩流文化,可谓古今融合,既有现代文明的风采,又保留着古代东方文明的精髓。其中韩字"训民正音"(图 2 - 5 - 9)已被列为世界非物质文化遗产。

二、韩医药教育发展历程

1. 韩医学的发展沿革　韩土医学的理论萌芽最早可上溯至朝鲜开国国君檀君时代,传说中檀君对艾草和葱科植物的运用碰击出韩土医学的火花。三国时代(前 57—668),韩土医学吸收了印度传统医学的内容。高句丽平原王时期,中国的医学书籍陆续传入并影响着韩土医学的发生发展。百济(前 18—660)时期医学与药学首次分化,并构建了百济医学。中国史书《周书》记载,在百济的官制中有"药部",其所用的药物与当时中国基本相同,即"五谷、杂果、菜蔬及酒醴、肴馔、药品之属,多同于内地"。新罗(前 57—935)统一朝鲜半岛后,中医学在朝鲜大地上从理论到实践应用不断充实发展。直至明清时期,韩国与中国在中医药方面一直保持着交流。韩国一直以来都将中医称为东医。

近代历史上,韩医学遭受到了西医学的影响并濒临灭亡,直至 1951 年 10 月韩国政府颁布的国民医药法令规定了在韩国东医和西医的地位相同,享受同等待遇,韩医学在韩国医疗体系中的合法地位才得以确立并逐渐兴起。1987 年伴随韩国政府韩医医疗示范事业的推进,韩医学被纳入国家医疗保险体系,韩医医疗机构(医院、诊所)在医疗保险法上被认定为是与西医、牙医机构相同的疗养机构。2000 年韩国进入人口老龄化进程,越来越多的人追求健康长寿,传统医药的需求也随之增加,韩医的发展迎来了历史上的春天。

1991 年在韩国国立医院开设了韩医学治疗科,设立韩医学研究开发中心。之后,韩国陆续出台了韩医学专家制度、韩医学标准化等,全方位加强韩医学在保健服务领域中的作用。

2. 韩医药教育的历史概况与现状　早在三国时代(前 57—668),韩国就有医学博士从事医学教育工作;南北国时代(420—589)新罗设置医学,由博士担当医疗教育重任;高丽时代(918—1392)设置医学院和医博士;到了朝鲜时代(1392—1910),设立了典医监和惠民署、济生院等三医司,并有典医监和惠民署的教授、训导承担医学教育工作。

近代韩国的高等教育起步于 20 世纪 40 年代。1948 年韩国首次在汉城(首尔)开设了东洋大学馆,并设立了四年制的东洋医学教育。1965 年东洋医科大学并入庆熙大学校的医科大学,称为汉医学科。截至 2017 年,韩国 12 所韩医科大学(含釜山大学韩医科专门大学院)全国韩医系招生每年 800 名以内。韩国通过韩医科大学的教育对韩医师进行培养,与其他专业相比,韩医学招生质量比较高。韩药科大学 1998 年以来已有 3 所大学,分别是庆熙大学韩药科大学、又石大学韩药科大学、圆光大学韩药科大学,每年全国招生数量在 120 名左右(详见表 2 - 5 - 2)。

表 2 - 5 - 2　韩国韩医药相关大学现况表(单位:所,名)

区　　分	1990 年	1995 年	1996 年	1997 年	1998 年	2008 年	2017 年
韩医科大学数	9	11	11	11	11	12	12
大学学生规模	670	750	750	750	750	800	726
韩药科大学数	—	—	2	2	3	3	3
大学学生规模	—	—	40	40	120	120	120

韩国的韩医学教育大体上可分为三方面:一是大学本科教育;二是深化教育,即研究生(硕士和博士)教育和临床专科教育;三是继续教育,可概括为院校式和研修教育两类。现有的 12 所韩医科大学中有 11 所私立大学本科学生毕业后可获得韩医师考试资格(详见表 2 - 5 - 3);韩国有史以来的第一所国立的传统医学高等教育研究机构是釜山大学韩医学专门大学院(研究生院),其于 2006 年 11 月成立,2008 年 3 月迎来了第一批学生 50 人,来自各名流学府的本科生经过 4 年的研究生教育在此可获得韩医师考试资格。纵观韩医学教育发展史,其历史虽然不短,国民认可度亦高,但始终局限于以民间行为为主,政府的认可和支持相对有限。而此次第一家国立教育机构的设立,不仅体现了政府对传统医学的重视和发展的决心,更反映了韩国学术界对传统医学的公认度,同时也显示着韩医学在韩国医疗领域中的作用与地位,可谓是韩医学教育史上的里程碑。

表 2 - 5 - 3　韩国韩医药大学及韩医学专门大学院教育现况表

大学名称	成立年代	学制(年)	教学+考试周数(周)	基础医学实习周数(学时)	临床医学实习周数(学时)	基础专职师资	临床专职师资	研究教授
庆熙大学韩医科大学	1947 年	6	32+2	128 周(800 学时)	32 周(1348 学时)	40	96	3
圆光大学韩医科大学	1972 年	2+4	32+4	15 周(270 学时)	16 周(64 学时)	24	58	—

大学名称	成立年代	学制（年）	教学+考试周数（周）	基础医学实习周数（学时）	临床医学实习周数（学时）	基础专职师资	临床专职师资	研究教授
东国大学韩医科大学	1979年	2+4	32+2	64周（46学时）	32周（76学时）	14	41	2
大邱大学韩医科大学	1980年	2+4	30+4	120周（2175学时）	60周（630学时）	33	48	5
大田大学韩医科大学	1981年	2+4	32+4	64周（432学时）	32周（640学时）	16	43	—
东新大学韩医科大学	1987年	6	30+4	135周（1026学时）	30周（120学时）	13	36	
东义大学韩医科大学	1987年	6	30+2	15周（195学时）	15周（240学时）	15	35	1
尚志大学韩医科大学	1988年	2+4	32+4	32周（78学时）	48周（576学时）	14	22	
世明大学韩医科大学	1992年	2+4	30+4	1周（不详学时）	12周（468学时）	19	26	
又石大学韩医科大学	1988年	6	32+4	96周（120学时）	64周（96学时）	7	21	0
曝园大学韩医科大学	1989年	2+4	32+4	64周（2176学时）	48周（704学时）	47	16	1
釜山大学韩医学专门大学院	2008年	4				23	47	—

注：数据源自韩国《韩医科大学教育现况》第4集（2007—2008）（韩国韩医科大学校长协会）。

韩国的韩医学教育不仅完成了知识精英储备，更体现了少而精的一流师资匹配。据2015年韩国的数据统计，全国韩医科大学在校生4588名、专职教员766名、研究教授12名；除本科生外，硕士研究生458名、博士研究生347名。其办学特点主要体现在突出传统与传承，重视临床与实践研究。

3. **课程设置**　韩医科大学的课程主要分为原典（经典医籍）系列、理法方药系列和现代医学系列三部分，包含教养科目、专业科目、相关科目等，并设必修与选修科目。韩医科大学均实行学年制基础上的学分制，韩医学基础科目平均为30余科，临床科目平均为23科，各大学的毕业学分数虽有所不同，但均在60分左右。其中传统医学课程课时与实习时间大约分别占57.9%和47.7%；现代医学课时与实习时间大约分别占了33.2%和39.5%，传统医学内容所占的比例要明显大于现代医学部分。虽然各校之间有所差别，但大体相近。

（1）预科2年主要课程设置：古（汉）文、韩医学原论（包括《黄帝内经》《伤寒论》与本草学总论等）、医学英语、各家学说、韩医哲学、医古文（汉文）、韩医情报学、外国语（中文）、电算学、哲学、医史学、生理学、生物学、生物化学、医学气功、医学统计等。

（2）本科4年主要课程设置：韩医学原典（包括《黄帝内经》《难经》《东医宝鉴》）、本草学、《伤寒论》、运气学、炮制学、经穴学、针灸学、法医学、保健法规学、温病学、解剖学、组织学、病理学、预防医学、免疫学、微生物学、药理学、医学伦理学、内科学、儿科学、皮肤外科学、五官科学、神经身心学、四象体质医学、推拿学、妇科学、康复医学、临床病理学、急救医学、诊断学、影像医学等。

三、韩医药教育成绩

1. 韩国政府的大力支持促进了韩医药教育事业的多元化、同质化、本土化　韩国是民族精神、民族意识比较强的国家，韩医学教育更是注重本土历史文化的教育。基于民族传统策略，韩国政府有计划、有重点地推进扶持韩医药事业的发展。譬如，1994年3月，在《韩医学研究所法》（第4758号令）的支持下，韩国韩医学研究所（KIOM）成立；2003年8月6日，韩国制定并公布了韩医药领域的第一个法律（第06965号令）《韩医药培养法》，规定了韩医药人才培养、韩医药发展的基本目标和方向等内容；为了提高韩医学教育相关研究水平及开发和评价水平，2005年6月韩国成立了韩国韩医学教育评价院，并于2016年5月20日正式成为韩国教育部下属的评价认证机构，其主要职责是依据高等教育法和医疗法，以全国的韩医科大学及韩医药专门大学院为对象，测定与评价韩医学教育过程、课程设置、教育质量等相关工作。同时，韩国政府把继承、发扬传统文化上升到国家层面，2009年8月韩国文化遗产组织宣布联合国教科文组织于2009年7月31日将其申请的《东医宝鉴》初刊本列入《世界记忆遗产名录》，2014年以政府行为举办了《东医宝鉴》出版400周年庆典，激励韩医师们自强不息、不断发展，由此可见韩国政府对韩医药事业的支持力度。

2. 严格的教育制度与激烈的市场竞争促进了韩医学教育与医疗水平的提高　韩医师的社会地位和经济收入之高，使韩医科大学汇聚了韩国最优秀的生源。韩医的精品化教育在其本科教育阶段实行严格的淘汰制，即便取得韩医师资格后，根据相关法律法规，每位韩医师需经专门修炼的培养及完成每年8学分的继续教育培训，严格的教育规定使韩医师的临床实践能力倍增。基于残酷的市场竞争，韩医师只能通过不断提高韩医诊疗水平立足并生存。而恰恰是不可从事西医医疗的限制成就了一批优秀的韩医师，并保持和促进了传统学术的独立、可持续性发展，更验证了韩医学教育的价值，大大促进了韩医师行业的整体发展。

四、韩医药教育办学示范案例

韩国的精英基础教育始于1983年，伴随2002年韩国制定的《英才教育促进法》生效，韩国的英才教育也走上了发展轨道，与基础精英教育相比韩医学高等教育更是精英教育的典型示范。其"优生源、重临床、严把控、课程体系化、知识标准化"的培养模式是韩医药可持续发展的重要手段和途径，而由此衍生的韩医师、韩药师资格考试高通过率更是其成功教育模式的真实展现（表2-5-4）。

表 2-5-4 韩国韩医药大学韩医师、韩药师资格考试通过率调查表

类 别	大学名称	2013 年			2014 年			2015 年		
		应试者	合格者	通过率（%）	应试者	合格者	通过率（%）	应试者	合格者	通过率（%）
韩医科大学	庆熙大学韩医科大学	111	102	95.9	121	116	95.9	103	102	99
韩医科大学	圆光大学韩医科大学	125	118	84.4	101	93	92.1	88	84	96.9
韩医科大学	东国大学韩医科大学	82	81	98.8	84	80	95.24	76	75	98.68
韩医科大学	大邱大学韩医科大学	131	120	91.6	115	106	92.1	105	93	88.5
韩医科大学	大田大学韩医科大学	92	86	94.5	84	80	95.2	79	73	92.4
韩医科大学	东新大学韩医科大学	50	50	100	49	49	100	35	35	100
韩医科大学	东义大学韩医科大学	40	39	97.5	46	45	98	48	48	100
韩医科大学	尚志大学韩医科大学	75	69	92	67	58	86.5	66	63	95.5
韩医科大学	世明大学韩医科大学	48	47	97.9	44	44	100	56	54	96.4
韩医科大学	又石大学韩医科大学	46	44	95.7	35	33	94.3	37	36	97.2
韩医科大学	曝园大学韩医科大学	28	24	88.9	31	31	100	33	33	100
韩医学专门大学院	釜山大学韩医学专门大学院	53	53	100	44	44	100	45	43	95.6
合 计		881	833	94.6	821	779	94.9	771	739	95.8
韩药科大学	庆熙大学韩药科大学	57	53	93	52	46	88.5	41	34	82.9
韩药科大学	又石大学韩药科大学	57	48	84.2	65	58	89.2	46	43	93.5
韩药科大学	圆光大学韩药科大学	49	45	91.8	49	48	98	51	49	96
合 计		163	146	89.6	166	152	91.6	138	126	91.3

注：数据源自 2015 韩国韩医药年鉴。

五、存在的问题

专业是高等学校本科人才培养的平台,是本科生的精神家园和学业归宿。立足于时代需求的宏观背景,遵循发现问题、分析问题、解决问题的研究逻辑,反观韩国的韩医药教育发展历程,深刻意识到其专业设置既要关注"专业类"也要关注"专业种"。截至 2015 年,韩国具有韩医师执业资格证的韩医师有 21287 名人员,其中 17526 名人员已取得专科医师资格,有 231 家韩方医院和 13423 家韩医诊所。据韩国保健福祉部统计,在韩方医院收入增长开始放缓的前提下,韩医药专业人力资源以年增长率 2.1% 的速度持续增长,导致韩医院数量年下降率为 1.7%,韩药相关事业增速亦随之减缓。尽管与韩国平均行业就业率相比,韩医药专业毕业生的就业率非常高,但自身前后对照时不难发现其就业率呈现下降趋势。因此其专业设置除关注应用性之外,也应注重与地区经济和产业结构接轨,进一步发挥韩医药学科专业上的优势和特色,以助韩医药教育事业踏上可持续性发展、科学发展之路。

第三节　日本中医药教育概况

一、明治前的日本中医药

中医学于古坟时代后期传到日本,隋唐时期的遣隋使和遣唐使中就有医师加入。在大宝律令中的医疾令规定,医学教育采用中国医书。

唐代的鉴真和尚东渡日本,又将中医书籍传到了日本。永观二年(984)丹波康赖将中国隋唐时期传入日本和经由朝鲜传入日本的 200 多种医学书籍编辑成全书《医心方》。

镰仓时代(1185—1333),中日间的僧侣往来,将《太平圣惠方》《太平惠民和剂局方》传到了日本。

室町时代(1336—1573)和安土桃山时代(1573—1603),田代三喜(1465—1544)在中国学成归国后,其弟子曲直濑道三(1507—1594)参考 64 种中国医书,编纂了《启迪集》,将其师传授的中国金元时期的医学在日本推广。日本将《伤寒论》《金匮要略》等中国古代医书等所载的方剂称为"古方",而将《太平惠民和剂局方》《脾胃论》《济生方》等所载的方剂称为"后世方"。

江户时代(1603—1868),后藤艮山(1659—1733)提出"一气留滞"说,其弟子山胁东洋(1705—1762)创"万病一毒论",提倡恢复伤寒论,采用腹诊,与其后的吉益东洞(1702—1773)被称为"古方派"。此期间荷兰医学传入,出现了汉兰折衷派。

江户时代的局方是德川家康时使用的《太平惠民和剂局方》,是中国宋代大观年间(1107—1110)出版的《太平惠民和剂局方》,收载了 297 个方剂的适应证、药剂、处方量、调制法、用法用量。

中国明末清初的温病学说,因日本江户时代的锁国政策,中日之间的交流较少,没有传到日本。

二、明治时代到中日两国建交前的日本中医药

明治时代(1867—1925),在脱亚入欧国策的影响下,日本政府于1883年颁布了医术开业考试规则,规定只有西医院校毕业,并参加国家医师资格考试合格者才可行医,具有行医资格者方可使用汉方。该法案既提高了中医行医的门槛,又降低了中医使用者的学术水平(当时的医学院校不开设中医药相关课程),导致了日本中医药的衰落。1877年《太平惠民和剂局方》收载的方剂被禁止使用。明治十九年(1886)日本的药典《药局方》公布,该药典收录了97种生药。此间仍有一些药学研究者在研究中药,和田启十郎于1910年出版了《医界之铁椎》,通过中西医的比较,阐述中医药的有效性。

昭和时代(1926—1989)是日本中医药的最低谷时期。除针灸和按摩作为盲人谋生的手段得以延续外,仅有少数的具有医师资格的中医药学者为汉方的续存在坚持。汤本求真于昭和二年(1927)出版了《皇汉医学》,阐述了汉方医学体系。

1950年由细野史郎、大塚敬节、和田正系、龙野一雄、长滨善夫、矢数道明、山崎顺、丸山昌郎、间中喜雄、藤平健、森田之皓作为发起人,在庆应义塾大学医学部召开了日本东洋医学会成立大会。1954年该学会在日本文省大学学术局注册,1956年获得日本学术会议认定,1977年获得社团法人资格认定,1991年加盟日本医学会。

在此期间,中国于1956年在北京、上海、广州、成都成立了4所中医院校,之后又陆续在其他省建立了中医院校。中医药教育从私塾进入了高等学府,不仅形成了中医药系统的教学体系,还有供毕业生实习和从事中医药临床工作的大学附属医院以及省级、市级、县级的中医院,西医大学的附属医院以及省级、市级、县级的西医医院中也开设了中医科、针灸科和中医病房。但是,在1972年中日两国建交前,中日两国的中医药教育没有开展交流的条件,日本的中医药仅在富山大学和北里东洋医学研究所等少数大学和研究机构开展。

富山大学于1963年成立了和汉医药研究部,1978年富山医科药科大学成立时,富山大学的和汉医药研究部和药学部并入了富山医科药科大学,附属医院设和汉诊疗部,这是日本国立大学中最早成立的和汉药研究机构和诊疗部门,其研究所现名富山大学附属和汉医药综合研究所。

1970年日本厚生省药务局制药科组织了汉方商谈会,大塚敬节、浅野正义、西本和光、菊谷豊彦任委员,从632个备选处方中选出346个方剂作为一般用汉方药的备选药,1971年10月将上述结果送交中央药事审议会。中央药事审议会在一般医药品特别部会内设“汉方生药制剂调查会”,征求药界团体(日本制药团体联合会的汉方专门委员会)的意见,在汉方商谈会选定的346个方剂中选出了210个处方。此210个处方的出典,包括《伤寒论》《金匮要略》《太平惠民和剂局方》《万病回春》《外台秘要》《备急千金要方》等中国古典医籍中的方剂和部分日本医药书中的方剂。1972年11月至1974年5月间,日本中央药事审议会陆续公布了210个汉方制剂的处方。

三、日本中医药教育的现状

在疾病谱发生转变,癌症、自身免疫病、糖尿病及其并发症、心脑血管疾病等单凭西医难

以应付,医疗财政持续上涨的背景下,日本的临床医师使用汉方制剂者逐年增多。中日建交后,两国医学、药学、针灸、制药等领域的交流逐年增加,中国的中医药教育、研究和医疗对日本的中医药教育也产生了影响。

据1993年相关调查显示,日本使用汉方药的医师已达76.8%,与1980年的28.0%和1989年的69.0%相比明显增多。2004年以前,仅有少数的医科、齿科、药科大学和大学医学部、齿科学部、药学部开设了中医相关课程。但是在2004年以后,由于日本文部科技省将中医药相关教育内容列入了教学计划,医科、齿科、药科大学的中医药教育得以发展。

在汉方药制剂方面,2012年8月30日,厚生劳动省医药食品局审查管理课课长通知发布的"关于一般用汉方制剂承认基准的改正",将一般用汉方制剂(非处方药,自费用药)增加到294种,医疗用汉方(适用于医疗保险)为148种。

1. 医科大学和大学医学部、齿科学部的中医药教育　日本有80所医科大学或大学的医学部,加上防卫大学校,共有81所医科大学或大学医学部。在2004年以前,仅有少数大学开设了中医药相关课程。

富山大学附属和汉医药综合研究所的前身是富山医科药科大学和汉药研究所,该研究所于1974年6月7日成立,当时是富山大学的和汉药研究所。1978年富山医科药科大学成立时,与富山大学的药学部一起并入富山医科药科大学。和汉药研究所当时设有资源开发部门、生物试验部门、临床应用部门、病态生化学部门、化学应用部门、细胞资源工学部门及和药效解析学研究中心。2005年10月1日,富山医科药科大学并入富山大学后,该研究所更名为富山大学附属和汉医药综合研究所,设资源开发部门、病态制御部门、临床科学部门、转化推进部门、中西医药学研究中心、民族药物研究中心。富山医科药科大学的附属医院还设和汉诊疗部。富山大学附属和汉医药综合研究所和汉诊疗部有专职的教职员,有硕士和博士学位授予权,对本科生和研究生讲授东洋医学概说、汉方概论、汉方药的治疗基础和临床、药用生物学和汉药论、和汉药剂、和汉药的作用机制等,并设有临床实习,是日本国立医科大学中最早进行中医药相关教育的机构。

1972年6月27日,北里研究所开设了附属东洋医学综合研究所。该所实行所长责任制,接受北里研究所理事会领导。首任所长为大冢敬节(任期1972—1980年),第二任所长为矢数道明(任期1980—1986年),第三任所长为大冢恭男(任期1986—1996年),第四任所长为花轮寿彦(任期1996年至今)。该所设诊疗、药剂、研究、教育和事务等部门。其中诊疗部门设汉方针灸诊疗中心(仅有门诊,自费诊疗)、护理科、医疗情报室;药剂部门设药剂科;研究部门设临床研究部、医学史研究部、循证医学研究中心(负责临床试验)、基础研究部(与北里大学的和汉药物研究室并设);教育部门设汉方医学、针灸医学研修课程。1986年,该研究所被指定为日本第一个WHO传统医学合作中心,附设实验动物室、精密仪器室等。北里研究所现名北里大学东洋医学综合研究所。

东京女子医科大学于1992年开设了中医药相关课程。其理论部分的课程为必修课程,安排在入学的第三年和第四年;临床实习为选修课程,安排在第五年和第六年。三重大学医学部、山梨大学医学部、昭和大学医学部、东京大学医学部等开设了中医药相关内容的选修课程,包括汉方的基础理论和汉方临床实践、腹诊,针灸理论和操作技术。

在齿科大学中也有开设传统中医药学教育的大学,所用教材大多是医科大学使用的内容。其教学内容偏重于针刺镇痛、针刺麻醉的理论与实践,多在麻醉学讲义中加讲汉方理论知识。

日本由于老龄化和生活习惯的改变,心脑血管疾病、糖尿病、自身免疫病、肿瘤等复杂性疾病成为威胁民众健康和影响医疗财政的主要病种,单纯的西医药治疗满足不了患者的需求,日本各党派、政府相关部门开始关注对应的措施。时任富山医科大学副校长的寺沢田年教授等向日本文部科技省大学管理科提出了增设和汉药教育的建议。日本文部科技省高等教育局医学教育科于 2004 年 4 月发文,在医学部学生毕业前达到的要求中的药物基本原理部分增设了第十七项,"要能够概说和汉药"。2006 年汉方药成为临床实习内容,2008 年成为医师考试的内容之一。2011 年 3 月 31 日,日本文部科技省高等教育局医学教育科又将在医学部学生毕业前达到的要求中的药物基本原理部分改为"能够就和汉药(汉方药)的特征、使用现状进行概说"。为了适应这些要求,截至 2010 年,开设 8 个单元以上的医科大学或大学医学部已经达到 80 所,其中富山大学医学部开设 28 个单元,授课时数最多。78 所大学的附属医院开设了汉方门诊,79 所大学开设了汉方教员培养体系。2016 年的调查显示,已经有临床汉方实习设施的大学达到了 60 所。2017 年 3 月 31 日,日本文部科技省高等教育局医学教育科再次将在医学部学生毕业前达到的要求中的药物基本原理部分改为"能够就汉方医学的特征、主要和汉药(汉方药)的适应证、药理作用进行概说"。这些变革促进了日本医科和齿科大学的中医药相关教育的发展。

2017 年,在 80 所日本的医科大学或大学医学部中,有 72 所将汉方药列入毕业前课程,其中 66 所将其指定为必修课,6 所将其指定为选修课。有 60 所大学将汉方药列入临床实习内容,其中 23 所将其指定为必修,37 所将其指定为选修。

2. 药科大学和大学药学部的中医药教育　　当时,约半数以上的药科大学或大学的药学部以不同形式开设了传统中医药讲座。北海道药科大学等将中医药相关内容列入了必修课程,东邦大学药学部、日本大学药学部、昭和大学药学部、岐阜大学药学部、九州大学药学部、熊本大学药学部、富山医科药科大学药学部、北陆大学药学部、近畿大学药学部等将中医药相关内容列入了选修课程。由于日本的法律规定药剂师不能直接触摸患者,因此药科大学的传统中医药教育对于腹诊、脉诊、针灸等内容讲得相对比较少,对处方的临床应用、和汉药学和生药的特性、生药的炮制、药性及药味讲授得比较多。

由于没有系统、统一的教材,各院校教育内容多种多样,多以授课教师自己写的或已出版的汉方书籍为主。讲义的具体内容大概包括汉方医学的基本概念、气血津液的生理和病理、六经病的概念、阴阳寒热表里虚实理论、诊断法、生药概论、针灸概论等,而脏腑学说不大受到重视。教学内容中的专业术语虽与中医学基本相同,但许多内容与中医学有很大区别。四诊中的腹诊在医科大学的汉方教育中占有重要的位置。传统中医药学史教学时间占的比例很小。教学方法多以汉药西用、方病相对、方症相对的汉方医学的西式教学法。医科学生的实习内容多以腹诊(学生之间互相体验)、生药的鉴别、汤液的煎法、针灸(学生之间互相体验)为主,并附有医院的临床实习。药科学生多以生药的鉴别(药性、药味等)、汤液的煎法及配置处方为实习的主要内容。

目前,在日本的 74 所药科大学或药学部中,已经有 71 所开设了大学中医药课程(其中,横滨药科大学和日本药科大学设立了汉方药学科),另外的 3 所大学(东京大学药学部、京都大学药学部、岩手医科大学药学部)在天然物药学或天然物化学课中,讲授 1～3 个单元的汉方药。

在日的中医药华人教授在药学部的中医教育中发挥了一定作用,如毕业于辽宁中医药大学的高明任武库川女子大学药学部东洋医学教室的教授,毕业于北京中医药大学的刘圆英任北陆大学药学部医疗药学东洋医药学教室的教授……诸位华人教授在日本药科大学普及中医药教育方面发挥了一定作用。

3. 针灸和按摩专门学校的中医药教育　明治维新以后,针灸和按摩作为盲人就业的职业被保留下来。1947 年日本政府规范了针灸和按摩的从业资格。针灸师和按摩师的资格与中国的医师(针灸)不同,属于施术者的范围。

1978 年三年制的"针灸短期大学"成立。该大学于 1983 年变为四年制的"明治针灸大学",1991 年开设了硕士学位课程,1994 年开设了博士学位课程。另外,1987 年筑波技术短期大学成立并开设了三年制的针灸科,2004 年成为四年制的筑波大学针灸科。

目前,日本有 80 多所针灸专门学校,部分合并或升级为针灸大学,开设东洋医学概论和临床课程,如东洋医学概论、针灸理论、经络经穴、针灸诊断、临床针灸入门、临床针灸综合实习等。其中,铃鹿医疗科学大学的针灸科开设了中医基础理论课,由辽宁中医药大学附属日本中医药学院的廖世新任教授;帝京平成大学的针灸科开设了中医学课,由毕业于辽宁中医药大学的王晓明任教授。

4. 日本汉方制药公司的中医药教育　由于医科、齿科、药科大学的在学教育期间缺少中医药相关内容,而 90% 左右的行医者都在使用中药复方制剂,中高年资的医师和药剂师需要接受中医药相关内容的教育。津村、小太郎、大塚等日本汉方制药公司的学术部均有向临床医师和药剂师传授中药复方制剂相关知识。

日本汉方制药公司的中医药相关内容的教育以方便医师用汉方药为切入点,小柴胡汤治疗肝炎、葛根汤治疗感冒等简易的教育法曾一度盛行,将非辨证式的中医药教育在临床医师中推广曾导致了小柴胡汤的事件发生,此后,辨证论治的概念引起了日本临床医师的重视。日本汉方制药公司邀请中医药专家和在日的华人中医药专家定期为临床医师授课,在中医药理论和临床应用方面起到了积极的作用。

5. 学会的中医药教育　日本东洋医学会成立于 1950 年,1977 年成为社团法人日本东洋医学会,2012 年成为一般社团法人日本东洋医学会。该学会现有个人会员 8524 名,其中医师 7260 名、齿科医师 63 名、药剂师 739、针灸师 395 名、研究者 21 名、护士 4 名、特别会员 42 名,此外还有赞助会员 254 名。该学会通过年会和地方之部会活动的方式进行中医药相关内容的交流,通过东洋专门医师审定的方式提高中医药相关技能。

和汉医药学会成立于 1984 年,该学会通过每年的学术年会促进传统中医药与现代医药的结合,促进中药作用机制的研究。该学会的主要成员是药科大学的教授和研究者,也有部分医师会员。

日本临床中医药学会成立于 2000 年,首任理事长是庆应义塾大学医学部消化内科的石井裕正教授,秘书长是韩晶岩。现任理事长是北里大学医院先端研究中心主任日比纪文,副理事长是日中医学协会副会长安达勇、京都府立医科大学客座教授田代真一、日本药科大学特任教授山田阳城、北京大学医学部中西医结合学系教授韩晶岩和庆应义塾大学医学部教授铃木秀和。该学会连续 16 年在学会理事所在的医科和药科大学召开年会,邀请中国的中医药专家同场报告和交流。近百名中国的中医药专家参加过历届的日本临床中医药学会的年会,促进了中日间中医药的高水平交流和中医药科学内涵在日本主流医药学界的传播。

日中医学协会于 2008 年成立,主要成员是在中国学习过中医药或在中国医疗机构工作过的人员。现任理事长酒谷薰是日本大学脑神经外科的教授,在中日友好医院工作过多年,会长是平马直树医师,在北京中医药大学学习过中医药。该学会通过年会的方式介绍和普及中医基础理论、辨证论治思想、中医诊疗特点。

6. 中国的中医药大学日本校的中医药教育　1991 年 8 月,北京中医学院继续教育日本校开创了中国的中医药大学日本校的先河,该校于 2002 年 5 月更名为北京中医药大学日本校。建校初期,北京中医药大学选派教授到日本校,配翻译讲课,使用中国的中医药大学的中文教材。

1998 年 4 月,辽宁中医药大学附属日本中医药学院成立,辽宁中医药大学毕业的韩晶岩任学院院长、廖世新任教务长,汇聚了在日本工作的中国中医药院校中医系毕业且拥有中国或日本医学博士学位的在日华人为常勤教授和非常勤教师,用日语直接讲授中医基础理论(60 学时)、中医诊断学(60 学时)、中药学(60 学时)、方剂学(60 学时)、中医整体学(60 学时)、中医内科学(60 学时)、中医妇科学(60 学时)、中医皮肤科学(60 学时),学制 3 年。该学院参考中国中医药院校使用的 5 版统编教材,编辑和出版了日文版的中医基础理论(韩晶岩)、中医诊断学(韩晶岩)、中药学(廖世新、初杰、陈福军)、方剂学(韩晶岩),以及中医内科学、中医妇科学、中医整体学等教学材料(图 2 - 5 - 10),培养了数百名日本的医师、药剂师、针灸师以及中医爱好者。其中,一部分青年学者还到辽宁中医药大学留学,完成了本科或研究生课程,考取了中国的中医师资格证书。在该学院的毕业生中,所有报考者都获得了国际中医师证书。在毕业生中,别府正志现就职于东京医科齿科大学,从事中医教育和试题相关工作。学院院长韩晶岩现任北京大学医学部天士力微循环研究中心主任、北京大学医学部中西医结合学系主任,兼任庆应义塾大学医学部内科客座教授,从 2010 年起,每年为庆应义塾大学医学部本科生讲授中医药相关课程。学院的教务长廖世新现任铃鹿医疗科学大学的针灸科教授。

天津中医药大学于 2006 年与神户东洋医疗学院共建了天津中医药大学日本校。该校生 3 年毕业后可到天津中医药大学继续深造 1 年,也可以编入日本药科大学的 4 年级。

结语

日本是中医药在海外开展中医药教育最早的国家之一,也是目前在海外医科、齿科、药科大学教育中开展中医药教育最为普及的国家。医师和齿科医师可以使用 148 种医用复方中药,药剂师可以使用 294 种一般用复方中药,也可以依据医师的处方销售医用复方中药。

但是,由于明治维新之后中医药教育的断代,日本医科、齿科、药科大学的中医药教育尚不能满足医师、齿科医师辨证论治使用医疗用复方中药的需要,尚不能满足药剂师使用一般用复方中药的需求。

高等教育领域的中医药教育交流,应该成为中医医学交流的主要内容之一。

第四节 马来西亚中医药教育概况

一、马来西亚概况

马来西亚最早期、最正规并拥有完整教育体系的中医药教育可追溯至1955年由民间自主设立并开办的马来西亚中医学院(前身为马华医药学院)。在1950年之前,马来西亚的中医师大部分来自中国,一部分是由本地老中医传授中医知识给徒弟或子女,一部分则靠自修及积累经验而挂牌行医。然而在1950年,马来西亚英国殖民政府颁布移民限制条例,致使中国中医师不能再进入马来西亚。在这样的情况下,当时马来西亚中医药界唯恐后继无人,故于1955年1月30日在马来西亚华人医药总会第一届会员代表大会上,由中马中医师公会(1989年1月改为马来西亚中医师公会)提出"创办医药学校以培育人才"的动议,立即获得与会代表们一致赞成并通过。在经过数月的筹备后,1955年10月1日马华医药学院举行了开学典礼。第一任院长是饶师泉教授,饶教授早年毕业于中国上海中医专门学校,曾与当年的上海中医学院院长王玉润教授是同窗,后因战乱而南渡南洋并落足于马来西亚。由于饶教授对中医药的热爱,他在开设的中药铺里开始了中医药的门诊服务,随后连同当时从香港南来的黄叔平医师在马来西亚中医师公会的技术与人员支持下共同创建了马华医药学院(夜校),学院开办后充分利用由马来西亚中医师公会于1954年设立的一所慈善门诊部——中华施诊所作为学员的临床培训基地。学校所授科目都是遵循中国的中医课程设置,课本也基本采用中国普通高校的本科教材。学校初办时为四年夜学制,1978年改为五年夜学制,随着学校不断的扩大与发展最终于1990年转为全日制学校,并于1992年与中国广州中医药大学联办中医本科教育,且于1992年更名为马来西亚中医学院。随着这种中马联办中医教育模式的崛起,马来西亚各中医学院大多与中国的中医药大学或中医学院采取联合办学的方式,如"4+1"的方式,即4年在马来西亚学习,1年在中国学习,学生毕业后同时具备中马两国大学的毕业文凭。

此外,随着马中两国中医界不断的深入交流,1997年9月,马来西亚中医师针灸专业学会和中国天津中医学院在吉隆坡联办针灸专业硕士学位研究生班,学制3年。这种高资历的中医教育为马来西亚中医界注入了一批有硕士学位的高级人才,进一步提高了马来西亚的中医药教育水平。

由于这种双联课程模式的存在,从而使马来西亚的中医在20世纪末正式进入一个新的发展及更有系统的飞跃时期。

其间,马来西亚大约有30间民办中医学院,大多数由各地中医师组织创办,由于不存在任何的规管体制,整个中医教育的发展处于凌乱且混沌的状态。各校没有统一的入学标准,学生水平参差不平。各校也个别开设了不同的专业,有的是三年制或四年制的夜学中医内科班,有的是 3 个月至 1 年的短期针灸培训或推拿班。

值得庆贺的是,经历了许多中医先辈以及中医组织近 70 年的努力,马来西亚中医现况由国家层面的不认同、不认可、不支持以及不发展一直到近几年的大力发展、政策支持、教育规划、临床研究,让马来西亚成为真正的立法规管并发展中医药教育与临床的国家。现今在马来西亚已有 11 家国立医院提供传统医药或中医药服务,这些医院分别是吉打亚罗士打中央医院、槟城甲抛峇底医院、吉兰丹哥打峇鲁中央医院、丁加奴苏丹娜诺查希拉医院、金马伦高原苏丹娜卡宋医院、直辖区布城医院、吉隆坡交赖敦拉萨复健医院、波德申中央医院、柔佛新山苏丹伊斯迈医院、沙捞越古晋公共医院、沙巴山打根肯特公爵夫人医院。

二、中医药教育发展历程

为了更好地管理及发展中医药,1995 年马来西亚卫生部正式成立并责成传统医学理事会,并由理事会来监管马来西亚所有传统医学的教育发展与临床医疗事务。随后,马来西亚高等教育部也于 2009 年正式成立了中医教育部,专门负责中医学的教育事务与教学开办管理。马来西亚的中医药教育从此进入一个全新的发展时期,并正式纳入国家公共卫生与大专教育体系。至此,马来西亚中医教育的发展领先于东南亚诸国。

为了促进传统与辅助医药尽早纳入国家医药与卫生主流,2004 年马来西亚传统与辅助医药委员会正式成立,主要任务是监管传统医药的教育和发展,并于 2012 年成功地在国会提呈《传统与辅助医药法令》(2012 T & CM Act)。该法令涵盖中医学、马来传统医学、印度传统医药、顺势疗法、辅助医疗以及伊斯兰教医学。

三、中医药教育成绩

为了加大改革传统医学的教学与培训力度,马来西亚高等教育部于 2007 年开始实行中医学本科教育制度,2007 年至今共发放了 10 余所大学与学院开设中医本科教育准证。其中获取准证并设立中医教育院校的为英迪国际大学、管理与科学大学(MSU)、国际医药大学(IMU)、南方大学、拉曼大学、马六甲中医学院、林肯大学学院、吉隆坡中医学院、管理和技术国际研究院(International Institute of Management and Technology, IIMAT)、马来西亚中医学院,以及厦门大学(马来西亚)分校等。

此外,除了上述 10 余所受认可的本土中医药院校之外,马来西亚高等教育部也资质认证(MQA)了 5 所中国的中医药大学,即北京中医药大学、上海中医药大学、南京中医药大学、天津中医药大学以及广州中医药大学。在学术认证方面,马来西亚卫生部则承认所有的中国的中医药大学或中医学院。其中比较具有争议性的议题是存在认证偏差。当中只有高等教育部及马来西亚公共服务局(JPA)承认的 5 所国外中医药院校的中医毕业生及马来西亚上述院校的中医毕业生才能分配至政府相关医疗机构或卫生部授证的医疗机构进行 1~2 年的住院医师实习与服务,待服务结束后需考取执业医师行医资格证才可以正式成为执业医师。

四、中医药教育办学示范案例

为了统一教学质量以便进行统一的资格考核以及资格认证,马来西亚政府给予各中医学校或中医系强制性的学分规定为 140 学分,本科学制 5 年。其中中医教育学分占总学分的 60%,现代医学教育学分占 20%,必须(强制)学分占 10%,附修学分占 10%。当毕业生顺利通过各项考核后并获得执业医师资格证时,其专业称谓为传统医药注册从业者(registered practitioner),有别于西医师的专业称谓医药从业者(medical practitioner)。若想从事中医教育工作,则无须年度执业资格证。所教授的中医学属于证书或大专文凭的,只要具有受认可的本科毕业证以及学士学位即可,本科教育以上就需教师拥有研究生或以上学历。

另外,马来西亚卫生部已于 2012 年在国会三读通过传统医药法令并正式纳入宪法,待卫生部完善传统医药理事会的架构与责权后即可正式出台法令并执行。法令正式出台并生效后中医师即拥有法定医药地位。执业医师须有执业医师行医资格证(annual practising certificate,APC)同时受卫生部管辖。执业医师行为准则以及临床执业规范完全依据传统医药法令的规管,如一切诊疗行为必须在正规及有合法注册的诊所或医院进行、须记录及保存完整的门诊病历、若有医疗失当行为需受到法律制裁、医疗保险给付、可出具病假条、所配伍的药物须有合法及有效的批准文号等。

五、存在的问题

在马来西亚,中医药不论在教育教学或卫生保健方面的前景基本都是正面、蓬勃的发展。中医药的临床有效性以及对人口的比例均显示出巨大的优势。WHO 为马来西亚设定的西医和人口比例应是 1∶1600。但由于近几年马来西亚本土涌现出大量开办的私立医科大学,导致医师与人口的比例失衡,其中 2015 年的统计显示比例为 1∶600,这就意味着西医师与人口比例失衡甚至过度饱和。根据马来西亚卫生部的统计,在册的注册中医师约 7000人,这样中医师与人口的比例则为 1∶4286。这显示出中医师以及中医药的生存与发展空间还是非常大的。

虽然如此,由于整个卫生系统的固有垄断以及存在一些政策的倾斜,中医药的临床与教育的发展也存在一些障碍与阻挠。现将马来西亚中医药教育与临床发展的优势与挑战归纳如下。

1. 中医药在马来西亚的优势　① 立法承认,建制纳入医药体系。② 良好的中文教育与中华文化的传承。③ 完善的药物供需途径与渠道。④ 支持中医药发展良好的群众基础。⑤ 既有的中医培训基地与组织。⑥ 与中国多方面、多层次的良好与深入的互动。

2. 中医药在马来西亚的严峻考验　① 传统医药法令与现代医药法令不对等及传统医药不完善与受钳制。② 非中医专业的管理人与政策执行者组成传统医药最高领导单位。③ 中医组织与力量薄弱。④ 越来越多的药物进口与使用受限制,如厚朴、麻黄、细辛、威灵仙、甘遂、附子、草乌、麻子仁、木通、川乌、芒硝等药禁止入口。⑤ 绝大多数的马来西亚中医院校的教学规模以及师资力量比较薄弱,而且也缺乏很好的临床实习基地。

第五节 越南中医药教育概况

传统医学(又称东方医学,简称东医)是中国的中医学和越南的传统医学的合称,以区分西方医学。东医理论是以中国古代哲学为基础。越南传统医学的用药分为"南药"和"北药",其"南药"是指越南产的药材,而"北药"则是指从中国进口的药材。在越南,"北药"的用量约是"南药"的4~5倍。

近期,越南传统医药得到初步发展,得到了政府和卫生部的关心与投入,但是还存在很多困难和局限。

以下就2010—2015年期间越南传统医药人力资源发展培训与科研工作简述如下。

一、人力资源培训与发展工作

1. **概况** 越南各级医学培训机构除了与职能机构协调,积极地促进培训工作以外,医学培训单位还与卫生部门的专业活动相结合,以巩固与发展传统医学。

培训机构负责以下工作:① 积极进行培训传统医药学专业人员并配合培训接班人。② 研究、运用传统医药进行预防和治疗疾病。③ 种植药材,保留珍贵药物,生产药品。④ 促进医药学人员培训工作社会化。

越南实行传统医学博士,传统医学硕士,传统医学第一、第二专科医师,传统医学住院医师,传统医学导向医师等多种优质医药人员培训。近年来,越南的传统医学院校也与中国的中医药大学开展了联合培训,例如越南传统医学大学与天津中医药大学合作培训传统医学专业本科生(4年+2年制),以满足越南对传统医药人力资源的基本需求。

目前,越南有传统医学本科医师培训机构7所,传统医学高等水平医师培训机构21所。博士,硕士,住院医师,第一、第二专科医师和传统医学医师等传统医学专业培训所有行业代码(没有专门培训机构,例如传统医学内科等)。中央传统医学医院没有"1816制"课程培训。

目前,越南有2所培训药学与传统药学硕士、博士的公立教育机构(没有药学和传统药学专业的第一、第二专科药师的培训机构)和27所教育本科药学的培训机构(包括导向药学-传统药学内容)。

越南采取传统医学持续培训制,中央传统医学医院已开设传统医学持续培训课程。

越南传统医学大学是越南传统医学培训的重要机构。自2005年成立以来,越南传统医学大学在各方面都稳步增长,现具有较雄厚的师资力量,以及较完善的基础设备、科研与培训设备,每年的培训规模不断增加,教育培训部开设了传统医学博士、传统医学硕士、内科医师、传统医学第一专科医师、传统医学住院医师、多科医师、本科药师、高等水平护理学、中等药学、联合培训等培训项目。

近年来,越南各级传统医药人力资源培训机构不断发展,大部分医药大学设有传统医学院系和传统医药人力培训课程,并定期对各级政府和机构的医药人员进行培训和再培训。

医疗检查机构为医药人员参加专业培训课程创造了有利条件。

2. 难点　越南传统医学仍面临一些困难,如各级政府对传统医药人力资源培训的认识不统一,传统医药人力资源培训工作尚未得到重视,一些传统医药人员的专业知识相对不足。传统医药人力资源管理工作不严格,特别是良医和良药,甚至没有接受中等培训。

据越南卫生部 2011—2015 期间的传统医药工作报告,2015 年越南的传统医学医师培训占比率较小,只有 15.1%。

省级传统医学医院大部分是传统医学综合医院,但传统医学专业医师想了解现代医学专科则很困难,将传统医学专科与现代医学相结合更困难。

3. 提出传统医药人力资源培训发展任务和解决方案　为了在 2020 年之前有效地实施越南政府的传统医药发展规划,越南卫生部为传统医药培训发展提出的目标及解决方案如下。

(1) 传统医药培训创新。提高传统医药人员培训质量,增加责任,不断创新传统医药人力资源培训机构的培养内容及方法;提高在医药大学培养传统医学医师的培训标准;到 2020 年,基本满足本科传统医药人员的需求;规范药剂师和医师的专业水平;加强越南传统医学协会在越南传统医学专业的专业培训、继承、保护及发展中的作用;将医疗机构与传统医药人力资源培训机构联系在一起,为人民服务。

(2) 传统医学培训机构与各级传统医学协会联合制订和实施培训计划,注重专业培训,提高良医和良师的能力;科学研究投资政策,以找出良好的治疗方法和宝贵的药物;定期检查和保存当地药材(南药),促进越南药材经济价值的提高;促进省级传统医学医院的建设。

(3) 政府投资开发传统医学培训机构的基础设施,特别是本科生的培养机构,目前越南传统医药大学是越南唯一的传统医学本科和研究生培训机构。

(4) 各级政府部门、传统医药培训中心与卫生部协调做好宣传工作,培养和鼓励人员在各地种植药材,有效地利用药材和非药物治疗方法;改善传统医学、运动、保健和保护瑜伽的检查和治疗服务。

二、传统医学研究工作

1. 概况

(1) 5 年(2010—2015 年)期间,越南传统医学的科学研究侧重于传统医学与现代医学相结合以检查治疗疾病。一些传统医学医院积极设置现代化设备,如中央传统医学医院、军队传统医学医院、公安部传统医学医院等传统医学医院,结合传统医学理论与现代化治疗设备进行研究。

(2) 越南政府及相关部门调查、储存和开发使用草药和民间方药的知识,开发和促进越南认可的传统药学和药材实力。

(3) 医院、制药企业积极地利用现代设备与研究技术开展对药物与传统药学的研究,为传统医学方药的疗效提供证据。

(4) 制订药物与传统医药生产标准,提高草药资源的药品质量;编写传统药品加工标准

25 种;编写越南传统药书籍、越南传统医药词典。

（5）在基因研究、草药种植、草药加工和提纯及生产方面开展各级项目。

2. 难点

（1）药物发展基础与设施:在越南,制药业的发展还没有在坚实的基础上进行。这是由于药用植物(包括数量和质量)在栽培、收获和加工过程中缺乏技术,不能够生产标准和高质量的药草。

（2）基因和药草投资研究工作:缺乏对基因资源价值评估研究的投入。目前,研究人员、科学技术及现代设备在育种、杂交、恢复方面缺乏,这导致物种缺乏、物种退化,出现不合格物种和生产率低的物种等。另外,越南还没有基因和物种研究中心。

（3）药物研究投资工作:越南的医药草药研究在许多部级、省级机构进行研究后但缺乏数据,导致研究重复,造成了社会资源的浪费。

在收获、预处理、保鲜及加工过程中先进的科学技术并没有受到重视,科学技术成果在药物的现代化生产中尚未得到应用。

具备先进和现代技术的生产工厂缺乏,不能生产高质量的草药提取物。

药材质量检查与控制研究工作的投入尚未同步化,测试方法与技术落后,缺乏标准流程与标准药品成分参考库等。

3. 提出一些科学研究的解决方案　① 促进传统医学与现代医学相结合的研究。② 推进传统医学疗法的评估研究,保护传统医学知识。③ 为传统医学与现代医学相结合的方药制作国内来源药材进行研究。④ 接受传统医学的传统国家的传统医学知识研究(中国、日本、韩国)。

第六节　新加坡中医药教育概况

一、新加坡概况

根据新加坡统计局的资料,2016 年 6 月,新加坡的居民人口约为 394 万,华人占 74.3%,马来西亚人占 13.4%,印度人占 9.1%,其他种族人口占 3.2%。新加坡的医疗保健以西医为主,其他种族的传统医疗也相当普及。

新加坡中医学是随着中华民族的南来而在新加坡落地生根,从 1860 年中国清朝政府放宽移民出国条例到 1893 年解除海禁,中国移民迁入新加坡的数量逐年增加,中医药也随之到来。1867 年,施医赠药的同济医社(今称同济医院)成立,聘请数位中医师诊治病患,印证了中医师已存在的记录。100 多年来,传统中医学未取得合法地位,直到 2000 年 11 月,针灸师、中医师注册法令在新加坡国会通过,标志着政府开始将中医纳入国家医疗体系的规划。随即新加坡卫生部成立了中医管理委员会,2001 年开始为针灸师注册,2002 年开始为中医师注册,自 2004 年 1 月 1 日起,只有持有有效执业准证的中医师才能在中医全科领域合法行医,中医终于获得合法地位。

二、中医药教育发展历程

新加坡的中医药教育始于民间,基本上可分为三个不同的历史时期。

1. 奠基阶段　这个阶段中医药教育和中国南来的中医师一脉相承,主要有祖传与师承两种教育形式。

1901 年,同济医院举办了新加坡有史以来的第一次中医师招生考试。当时的考卷是寄到中国的中医团体组织,由名师秉公评取。这种每 3 年举行一次的中医鉴考,考核、培育了不少专业中医师。文献的记载反映了新加坡早期中医师的专业学识是经过考核评定、注重临床经验的。

20 世纪 30 年代,随着中国移民的南来,针灸开始在新加坡传授。1936 年,方展纶与陈志群合创耀华针灸医社,是新加坡第一所针灸学院兼针灸治疗院;1937 年,何敬慈创立针灸治疗院;1938 年,萧憬我创立中国针灸医学院。这些私人创办的针灸学院成为新加坡中医药教育发展史上的开拓者。

从 1900 年至第二次世界大战之前,许多颇负时誉的中医师接踵而来,如黎伯概、吴瑞甫等一代名医,对新加坡的中医药教育有奠基之功。他们不仅熟读经典,而且医术精湛,传道授业,得益者众,门人不乏日后成为中医界的领导者,如陈占伟、曾志远、游杏南等。

2. 发展阶段　1950 年,新加坡英国殖民当局颁布实施移民限制条例,致使南下的中国中医师逐渐减少,而本地的中医师亦日趋年迈,中医市场需求的不断扩大和中医从业人员日益减少的矛盾便催生了超常规发展中医院校的契机。个人的、社团的、规模不一的中医教学实体便应运而生,新加坡第一所中医院校——中医师公会属下的中医专门学校(新加坡中医学院的前身)于 1953 年创建(图 2-5-11)。这是新加坡第一所中医教育机构,第一届共招收录取了 30 多位学员,中医教育进入院校教育形式,民间院校从此肩负起正规传统中医教育的重任。中医专门学校的任务是培养本土中医师,为中华医院提供义务医师服务贫苦大众,缓解了当时英国殖民政府实施移民限制条例而致使南下的中国中医师逐渐减少的困境。中医专门学校的教学方针是"中医为主,西医为辅",当年的学制是四年部分时间制。

20 世纪 70 年代,新加坡兴起中医热,每年有约 100 名人士报读中医课程,新加坡中医学院主办入学考试录取新生(图 2-5-12)。不同院校陆续开办中医、针灸课程,例如新加坡中医学研究院于 1972 年成立,提供两年部分时间制针灸专业课程,后改为四年部分时间制专业文凭。此时期各院校之间的课程设置、入学资格、师资及学员的考核方面皆无统一规范。

3. 规范阶段　1994 年,新加坡卫生部设立传统中医药委员会,全面探讨了新加坡中医人才的培训和专业水平。根据传统中医药委员会的建议,由新加坡主要中医团体组成的新加坡中医团体协调委员会根据《传统中医中药白皮书》的建议,制订了《新加坡中医教育指导备忘录》,对新加坡中医教育机构的办学资格、学制、课程设置、学生的入学资格及毕业考核等都进行了严格的规范与要求。新加坡中医院校相继开设了三年、五年全日制及六年部分时间中医专业文凭课程,2000 年后更与中国的中医药大学合作开设了学士、硕士、博士学位课程教育。

2005 年,新加坡南洋理工大学与北京中医药大学合作的"生物医学与中医药学双学位课程"班开始招生。这是中医药教育第一次进入新加坡国立的教育体系,有助于将中医学注入新加坡主流医学领域,培养更多中医药科研人才,以符合时代的需求。

在中药教育方面,为响应政府在《传统中医中药白皮书》的建议,新加坡中药团体联合委员会与北京中医药大学合作,于 2002 年创立了中药学院,开办了具大专学历课程的中药教育,对中药从业人员进行系统的培训。

鉴于针灸疗法越来越受到政府与医院的重视,新加坡中医学院于 2006 年开办以英语授课的针灸专业文凭课程,仅为新加坡注册西医与牙医提供培训,毕业及通过针灸注册考试后可成为注册针灸师。针灸专业文凭课程包含 300 学时理论、100 学时临床实习和 5 学时专题讲座,合计 405 学时。

从 2013 年 1 月 1 日起,新加坡卫生部和中医管理委员会推行中医自愿延续教育课程,鼓励中医师和针灸师继续学习,以获得最新的中医知识和信息,与时俱进,提高中医执业者的医疗水平和素质,更好地为广大民众服务。2017 年 8 月,新加坡卫生部正式宣布当局有意在不久的将来,把中医自愿延续教育课程改为强制性课程,要求所有注册中医师每年必须取得一定的学分才能更新执照。规范而有序的中医教育体系可望得以构建并运行得更完整。

三、中医药教育成绩

目前,新加坡培养中医学生的学校有 3 家,其中新加坡中医学院是最早且规模最大的。新加坡政府在南洋理工大学生物科学院与北京中医药大学联办双学位课程,前 3 年在新加坡本校,主修生物科学学位,后 2 年在北京中医药大学东方医院主修中医,由北京中医药大学颁发本科毕业证和中医学士学位。在中药教育方面,则有新加坡中药学院提供教育,从而普及与提升中药业者的专业水平。

1. 新加坡中医学院 新加坡中医学院有在籍学生近千人,设有五年全日制和七年部分时间制本科学生课程,教学人员 90 位(包括 16 位全职教学人员),每年还邀请国内及海外教授 10 余位,他们来自中国南京、广州、上海、山东、安徽、辽宁、湖南等中医药大学以及本地大专学府。

60 多年来,新加坡中医学院为新加坡培育了 2700 余名中医师。截至 2017 年,从该校毕业的学生有中医专业文凭者 2194 名、高级专业文凭者 181 名、学士学位者 414 名(图 2-5-13)、硕士学位(联办)者 61 名、博士学位(联办)者 72 名,同时,有 137 名西医或牙医获颁针灸专业文凭。学院已具有完整的中医高等教育体系,不仅获得新加坡卫生部认可、私人教育理事会(CPE)法定注册(4 年)、教育信托认证(EDUTRUST)(4 年),而且通过了 ISO 9001 国际认证。

2. 新加坡中医学研究院 新加坡中医学研究院是新加坡授权开办中医学士学位课程并授予中医专业高级文凭的两所私立学院之一。经过 40 多年的发展,学院培养了中医师 500 余人。2001 年新加坡中医学研究院与北京中医药大学合作联办新加坡中医硕士研究生课程,2007 年联办博士研究生课程。师资方面,学院有约 40 位讲师和临床导师。

3. 新加坡南洋理工大学 新加坡南洋理工大学"生物医学与中医学双学位课程"于 2005 年开课。其设立的目标是培养新一代医学知识较全面的中医师,促进现代化中医及融合现代科学与医学的专业学位。这个与北京中医药大学联办的课程结构为 1~3 年级在新加坡南洋理工大学完成生物医学学科及基础和部分临床中医学科;4~5 年级在北京中医药大学完成中医临床学科及医院实习。该课程于 2010 年获得世界中医药学会联合会颁发的"中医药国际贡献奖(教育)"。

毕业生的就业机会广泛,包括中药研究、中医师、医疗/保健领域、教育领域、中英文编辑工作、中新两国外交官员等。根据南洋理工大学中医诊所的统计,学生毕业后约有 1/3 担任中医师,1/3 从事医疗保健的相关工作,另外 1/3 选择继续深造或从事非医疗工作。

4. 新加坡中药学院　新加坡中药学院成立于 2003 年 4 月,它是在新加坡卫生部积极推动下,由新加坡中药团体联合会下属五个中药公会和商会联合创建。新加坡中药学院与北京中医药大学合作办学,是中国境外最早的中药学院。学院开办初级、中级和高级课程。学院从开办至 2015 年年底,前后有 12 届初级班学员,毕业生 1265 人,11 届中级班,毕业生 870 人,另有 10 届大专班,毕业生 699 人。

由于政府未推行配药人员注册,因此一些人认为课程的就业价值不复存在,大家也失去了报读课程的热忱。2016 年 11 月,新加坡中药学院宣布停办专业中药课程,学院希望接下来能朝三个方面发展:一,开办中医药知识讲座,为中药学院毕业生提供延续教育;二,举办职业技能培训,积极提升中药行业的服务水平;三,主办中医药专题讲座,提升公众对中医药的正确认知。这 10 多年来,新加坡中药学院为本地中药界培养了一批有专业知识的队伍,为行业的发展与提升做出了贡献。

四、中医药教育办学示范案例

新加坡中医学院作为东南亚较具规模的中医院校,从其发展史可以看到新加坡中医教育的缩影。目前,新加坡中医学院每年招生 100 余人,中医本科五年制和夜间班七年制的课时都是 5100 学时,其中 1900 学时是临床实习,学生毕业后可以报考注册中医师。由于该校是学术团体中医师公会办的学院,教育部将其归为私立学校,受教育部私立教育理事会管理。目前,该校与广州中医药大学联合办学,符合条件的学生由广州中医药大学颁发本科毕业证和学士学位。该校还与南京中医药大学联办中医硕士生、博士生课程。新加坡中医学院办学迄今 66 年,秉持"慎勇端勤"的校训,努力耕耘,克服重重困难,成为东南亚规模最大的中医专业培训学府,其办学有以下特点。

1. 学制与时并进　新加坡中医学院自成立以来,为配合社会发展与教育政策的需要,对其学制进行了多次调整(表 2-5-5)。1953—1982 年的 30 年间为四年部分时间制,1983 年起改为五年制,学员在第五年的课程里有 70% 为临床实习,30% 专注在中医专修科目和临床病案的探讨。1995 年以来,新加坡中医学院相继开设了三年全日制、五年全日制及六年部分时间制课程,并统一规范教材、教学计划和教学大纲。2001 年、2003 年及 2005 年新加坡中医学院先后与中国南京中医药大学合作开设了学士、硕士、博士学位课程教育。2006 年,新加坡中医学院依照中医管理委员会提升中医培训水准的要求,停止了六年部分时间制课程,进而与中国广州中医药大学联办七年制夜间中医本科学士学位课程,2010 年又与广州中医药大学联办五年制本科课程。

表 2－5－5　新加坡中医学院学制变革

年　　代	学　　制	文　　凭
1953—1982 年	四年部分时间制	专业文凭
1983—1995 年	五年部分时间制	专业文凭
1996—2005 年	六年部分时间制 三年全日制	专业文凭
2001—2005 年	五年全日制	学士学位
2006—2010 年	五年制(日间) 七年制(夜间)	学士学位
2011 年至今	五年制(日间) 七年制(夜间)	中医专业高级文凭

2. 学生来源广泛　新加坡中医学院的学员分别来自当地与国际的招生活动。当地的学员多为工作人士,包括公务员、各行业专业人士等,在不需要脱产学习的情况下,以半工半读的方式完成七年部分时间制中医本科课程。国际学生则有来自中国、马来西亚、印度尼西亚、日本,他们多数报读五年全日制课程。

3. 师资要求严格　新加坡中医学院对师资的要求是严格考核与奖惩相结合:结合每学期一次的期中教学检查,对带教教师批改学生所书写病案的质量进行评估计分,发现问题,及时督促相关教师改正。对带教认真、病案批改质量好、学生满意度高的带教老师,鼓励其参评每年一度的临床带教先进奖。对个别带教和试诊单批改质量差的,则提出批评,限期改进。对带教未按时到班的,则根据相关准则做出相应处理。

4. 课程编排严谨　新加坡中医学院开办的中医课程得到了卫生部及教育部的认可。在新加坡,中医和西医的界限是清楚分明的,这使得中医教育保留了中医理论、治法为主的中医特色和优势,教学内容以中医为主(占课程的 88%),西医为辅(占课程的 12%)。新加坡中医学院重视对学生中医"三基本"(即基本知识、基本理论、基本技能)的培养和训练,除教学计划规定的课堂教学外,还为学生开设第二课堂,由相关有经验的教师主讲,引导学生巩固已学的知识、理论与技能。在临床教学方面,在保持中医特色优势的前提下,新加坡中医学院夯实"三基本",早临床、多临床、反复临床,并力促学生学习好经典科目,使中医学生学有所本,尽早成才。

5. 国际交流频密　新加坡中医学院是新加坡中医师公会的下属机构,新加坡中医师公会的代表长期担任世界中医药学会联合会及世界针灸学会联合会这两个国际组织的副主席,新加坡中医师公会在国际上发挥着积极的作用。这些交流与合作为新加坡中医药教育的发展提供了包括人才、项目、经验等在内的交流与合作的平台,从而为中医药教育事业的发展带来了良好机遇,有助于教育质量的提升。

五、存在的问题

1. 中医毕业生创业困难,收入偏低　由于中医医疗仅以民间为主,并未纳入政府医疗卫生体系,因此既得不到政府财政的支持,也未能进入民众基本医疗保险。中医虽完成大量医疗任务,但多数是慈善单位的慈善行为,民间中医多数生存艰难。中医毕业生毕业后的起薪偏低,创业更难,这也直接影响到中医课程的生源。

2. 缺少中医临床实习基地,严重影响培养人才的质量　中医课程学生在校学习期间,有近 2/5 的课时是见习、实习,这就使实习基地建设显得更加重要和紧迫。民办的中医学院资源有限,不能提供科室齐全的中医医院作为临床实习基地,只能化整为零,让学生在慈善中医院及有关诊所实习,很多病种临床无法见到,直接影响到学生的培养质量。

第七节　泰国中医药教育概况

中医药在泰国流传已有 700 年之久。传统老中医经过华侨迁移进泰国以来已经有 100 多年的创造基础。20 年来泰国卫生部已经认可中医可以合法地在西医院里使用,认为中医治疗方法是可靠的。至今,泰国有 8 所院校设有中医学专业学士学位,2017 年已有 945 名卫生部注册的合格中医师。

1999 年,泰国卫生部的泰中医药研究院隶属于泰医和替代医发展司,其职责是促进和发展泰国的传统医药。2000 年,泰国卫生部颁布了《中医合法化的执行条例》,实现了中医在泰国的合法化。1999 年,泰国卫生部开始实施西医师学针灸行动,培训课程为 3 个月,从此开启了中医新篇章,至 2017 年泰国卫生部已有 1751 位西医师能在医院里用针灸治病。

2009 年,泰国卫生部通过了中医药作为一个医疗分支的法规方案。2013 年,泰国卫生部通过法规修订方案,规定中医药人才申请注册考试和获得许可证者必须是大学毕业或具有同等中医学力,教育机构单位务必遵照执行。

泰国卫生部认为中医是一个医疗分支,所有的法规规章都和西医的法规规章相同,标准平等,监督管理一律由中医专业委员会负责。中医专业委员会每年举办 2 次注册考试,申请者只有 30%成绩合格,外国大学毕业生也不例外,这表明泰国中医注册考试合格标准是不一般的。

一、开设中医学专业学士学位的院校

现将开设中医学专业学士学位的 8 所院校分述如下。

1. 华侨崇圣大学(Huachiew Chalermprakiat University)　该大学隶属于华侨报德善堂基金会,该基金会是一所由泰国华侨经营的慈善机构。华侨崇圣大学始建于 1942 年,其前身是"助产学校"。随着学校规模不断扩大,学生数量不断增加,该校于 1992 年更名为华侨崇圣大学。2004 年,华侨崇圣大学与上海中医药大学联合开办六年制中医学专业,首届毕业生为科学学士学位,而后改为中医学士学位,至今已培养 8 届毕业生,约 400 人。2016 年,该校与天津中医药大学合作成立中医孔子学院。

2. 庄甲盛叻察帕皇家大学(Chandrakasem Rajabhat University)　该大学始建于 1940 年,是位于泰国曼谷的一所公立综合性大学。2005 年,庄甲盛叻察帕皇家大学与厦门大学合作

开办五年制中医学专业学士学位,并于 2008 年改为与辽宁中医药大学合作,现已培养 7 届毕业生,约 200 人。

3. 呵叻学院(Nakhonratchasima College)　该学院始建于 1999 年,是泰国东北部呵叻府的一所私立高等教育学院。2009 年,呵叻学院与成都中医药大学合作开办五年制中医学专业学士学位,目前已培养 3 届毕业生,约 30 人。

4. 清莱学院(Chiangrai College)　该学院始建于 2003 年,位于泰国北部清莱府的一所私立高等教育学院。2013 年,清莱学院与湖北中医药大学合作开办五年制中医学专业学士学位。

5. 碧瑶大学(University of Phayao)　该大学是泰北碧瑶府的一所公立综合性大学,其前身是纳烈勋大学在泰北增设的分校,2010 年正式成为独立的大学。2014 年,碧瑶大学与广州中医药大学联合开办五年制中医学专业学士学位课程。

6. 皇太后大学(Mae Fah Luang University)　该大学于 1998 年正式成立,是一所国立自治大学,位于泰国北部清莱府,该校与厦门大学合作开设了孔子学院。2014 年,皇太后大学与广州中医药大学合作,开办五年制中医学专业学士学位课程。

7. 兰实大学(Rangsit University)　该大学创立于 1986 年,是泰国一所综合性私立大学。2014 年,兰实大学与黑龙江中医药大学合作,开办六年制中医学士学位。

8. 泰国国立法政大学(Thammasat University)　泰国国立法政大学始创于 1934 年,是泰国成立的第二所大学。法政大学原名“法律与政治大学”,意为大学的宗旨是为泰国人民提供法学和政治学相关的高等教育,并为民主制度培养和储备人才。时至今日,法政大学已发展成为涵盖各个学科、各类高等学历的综合性大学,是国家级科研机构,且获得多个国家级、国际级的科研成果。泰国国立法政大学共有 25 个学院和 2 所研究中心,其所承担的高等教育涵盖各个学科,包括社会学、人类学、理工、医学等 240 个专业。1987 年泰国国立法政大学设立的法政医院是三级甲等专科医院,是医学、联合医学等临床教学医院,是泰国附属大学最优秀的医院之一。2016 年,泰国国立法政大学朱拉蓬国际医学院和北京中医药大学通过友好协商,达成共识,将致力于推动泰国中医的发展和中国语言文化的推广,共同开设六年制中医本科双学位课程。2017 年,泰国国立法政大学正式招收首届中医学士学位学生。该课程学生在泰国学习 3 年,使用英语授课,另有 3 年时间在北京中医药大学学习,使用汉语授课。

泰国的中医药大学办学具有中国的中医药大学联合开办师资标准,课程标准均符合高等教育委员会办公室和大学理事会的管理要求,与西医药大学标准是同等的。例如中医学士教师资格规定,至少 35% 的教师须有博士学位,60% 的教师须有硕士学位。

中医学士学位毕业后必须向中医专业委员会申请注册考试,每年有 2 次考试,如不合格可以无限次再申请考试。现在泰国每年只有 100 个注册中医师,考试合格的申请者不超过 28.3%,注册之后才可在泰国行医。泰国毕业后的新中医师有很多在接管、传承家族的中药店,有的在西医院针灸门诊工作,也有的开办自己的中医门诊。

泰国的中医发展不可忽略的要点是,1999—2017 年卫生部培养了 1751 位西医师学成针灸治法,其中包括各专科医师,如神经外科、神经内科、内科、妇科、骨科、外科、儿科,这批专科队伍在西医院里进行针灸治疗。此举实际上对中医推广具有极大的意义,增强了患者的信心。泰国全国 500 个西医院都有针灸治疗门诊,也是将来中医在西医院稳定发展的基础。

泰国针灸与草药学会就是为这 1751 位西医师培训针灸的学会。该学会从上海中医药大学、成都中医药大学、天津中医药大学聘请老师为泰国的西医师培训中医知识,也有很多医师再赴中国以提升自身的知识和经验。同时,该学会每年多次邀请中国的专家、老师参加会议,促进学习。此外,泰中医药研究院与成都中医药大学联合出版《泰国中医常用方剂》《中医术语词典——中泰英文》《针灸与推拿》《泰国中医标准》等(图 2-5-14)。

二、泰国中医药教育发展建议

1. 目前高考成绩好的学生仍然首先选择学西医,而人才是未来发展的关键。

2. 所有的中医药大学大部分没有附属中医院,而医院实习对学医经验的积累是一种重要手段。

3. 中医学士毕业后,经验尚少,须提供更多向前辈学习的计划,才能真正实现有效行医。

4. 用古文语言学习中医理论很难,常有歧义及不解之处,故中医必须用现代化语言、现代化科学理论,才能与西医理论相提并论。泰国期望中国的专家研究古文中医来解决疑难问题,并采用现代化知识进行培训。

第八节　印度尼西亚中医药教育概况

一、印度尼西亚概况

印度尼西亚共和国,通称印度尼西亚,简称印尼,是东南亚国家,首都为雅加达。印尼是世界上最大的群岛国家,由 17000 多个岛屿组成(其中 6000 多个岛屿有人居住),主要有爪哇岛、苏门答腊岛、加里曼丹岛、伊里安岛。印尼现有人口约 2.611 亿,其中爪哇族占人口总数的 45%,巽他族占 14%,马都拉族占 7.5%,马来族占 7.5%,华人约占人口总数的 5%,超过1000 万人。印尼是东盟发起国之一,也是东盟最大的经济体。印尼的石油、天然气和锡的储量在世界上占有重要地位。印尼是世界上生物资源最丰富的国家之一。据不完全统计,印尼约有 40000 多种植物,其中药用植物最为丰富。全国有小学约 15 万所,中学 3 万余所,国立大学 77 所,私立大学 1300 余所。著名的大学有雅加达的印度尼西亚大学、日惹的加查马达大学、泗水的艾尔朗卡大学、万隆的班查查兰大学等。印尼 2010 年的卫生预算开支是20.8 万亿盾。截至 2009 年,印尼全国共有医院 1156 所,妇产医院 3426 所,公共卫生中心 8570个,卫生所 23163 个,药房 5537 个。2006 年印尼初生婴儿死亡率为 2%,人均寿命 69.8 岁。

二、中医药教育发展历程

中医药在印度尼西亚被称为"传统医学",而印度尼西亚民族本身也有其传统疗法,俗称"土医"。据史书记载,中国与印度尼西亚的交往始于东汉,距今已有近 2000 年的历史。五代后唐时期,随着大批华裔移居印度尼西亚,中医药逐渐在该国发展起来。

　　印度尼西亚的中医教育基本上有两种模式，即私人传授与中医协会补习班传授。在20世纪50年代以前，印度尼西亚基本上没有中医协会补习班，中医师的培养多为"父子相传"或"私下拜师"方式。当时由于没有中文教材，中医学习全赖于老中医师面授时板书中医药的名称及用途，学生手抄记录在笔记本上以便复习。

　　20世纪50年代，中国与印度尼西亚建交，当时印度尼西亚首脑苏加诺多次访华，对中国中医药事业的发展及取得的成就颇为膺服。此后苏加诺患泌尿系统结石，斟酌各种治疗方案后，决定采用中西医结合治疗。当时中国派出吴阶平、岳美中、杨甲三等中西医专家应诊，取得了良好效果，震动了印尼医学界。在此基础上，印尼学习中医热情高涨，派员来中国学习针灸、中医、中药，中国也派出专家组为印尼培训中医（针灸）人才。

　　与此同时，厦门大学华侨函授部的开办对于印度尼西亚中医接班人的培养和中医事业的发展起了相当重要的作用。1956年，中国厦门大学成立华侨函授部，开设中医、中文等课程，专门面向海外华侨华人招生，以函授形式进行教学，深受海外华侨华人的欢迎。1959年印度尼西亚参加厦门大学"中医内科专科"函授学习的人数便有103名。至1965年，全印度尼西亚共有300名先后报名参加"中医内科"及"针灸科"的函授学习，修完课程后，赴厦门大学参加面授及临床实习。这批学生毕业后一方面行医济世，一方面培养中医接班人，其桃李遍及雅加达和印度尼西亚各省，影响甚广。

　　然而1965年印度尼西亚发生"九·卅"事变，印度尼西亚当局禁用中文，中华文化遭遇印度尼西亚有史以来的最大挫折，包括以中文为主的中医药的发展。1966年，中国发生"文化大革命"，导致中国与印度尼西亚两国外交停止，厦门大学海外中医函授教学也停办。面对不能使用中文的局面，印度尼西亚的中医教育者就将教材翻译成印度尼西亚文，继续培养教育下一代中医。

　　1975年，雅加达非中医界三位老前辈提出创办"中医协会"的建议，并积极推动与发起组织"中医协会"，号召雅加达的中医登记入会。1975年3月6日，印度尼西亚中医协会正式成立，并选举出首届中医协会理事，钟记堂当选为首任协会主席。此后，印度尼西亚的中医药发展开始走向正轨。印度尼西亚中医协会相继举办补习班，与"私人传授"一起，成为印度尼西亚中医药教育的主要力量，为培养中医、针灸人才起到了积极作用。此外，一些中青年中医师或中医爱好者、针灸师还设法通过各种渠道前往新加坡和中国高等院校进修，以提高自己的业务水平。这些中医师都有着丰富的临床实践经验。1983年6月15日，印度尼西亚中医协会开办了"传统医学与针灸学校"，得到雅加达卫生局与文教局的正式认可而公开招生。

　　在印度尼西亚，中医师要在当地行医，必须通过印度尼西亚中医协会向当地检察署及卫生部推荐，取得这两个部门的登记证才可挂牌行医，唯有首都雅加达是例外。在雅加达，中医师欲在首都地区行医，必须经过雅加达特区卫生局指定有关中医团体或针灸团体举办的基础考试，并由雅加达地区卫生局派员监考。印度尼西亚中医协会雅加达分会从1978年开始，每年一度举办印尼中医行医执照考试。不论是该会会员还是非会员，自认为有能力者，都可参加考试。考试分为理论和临床两部分，考试合格后，由有关团体发放证书，并由雅加达地区卫生局签署，凭借这张基础考试证书，才可向雅加达卫生局申请在雅加达地区行医准字（即行医执照），期限 2 年。时间到期如欲继续行医，可申请更新行医执照。印度尼西亚中医协会主办的"传统医学学校"（中医学校）毕业的学员（四年制），其结业文凭被雅加达卫生部承认，可作为申请行医执照的根据。而印尼其他地区卫生局未有此举，还保持一年一度的推荐手续。

20 世纪 80 年代后期，由于印度尼西亚广大民众对中医药的要求和中医药在东南亚的影响，更主要的是中国改革开放形势大好，中国与印度尼西亚的关系日益改善，印度尼西亚卫生部门与中医药社团联合进行调查，认为印尼幅员广阔，岛屿分散，交通不便，全国医疗卫生设施不足，如何解除广大印尼人民的疾病是印尼卫生当局必须认真对待的问题，而限制中医药对人民保健工作十分不利。有鉴于此，印尼政府与中医药社团组成"中医考试遴选委员会"，一年一度举行中医（针灸）考试，考试范围包括中医内科、骨伤、针灸、眼科、皮肤科等，考试合格者发放证书，再向当地卫生部门申请注册后即可行医。至此，中医师在印尼又获得了合法地位。

随着中医药在印尼的不断自我完善和发展，印尼政府逐渐转变了对中医药的看法，开始重视印尼土著的传统医药和中医药的存在，并鼓励其发展。1992 年 9 月 17 日，印尼国会通过第 23 号卫生法令，修改了 1960 年的第 9 号法令及其他法令。其中第 1 项条文中的第 7 节及第 10 节均把传统医疗方法及传统医药列为大众通用的医疗与医药，此前印尼卫生部把中医药列在传统医疗与医药的范围内。

虽然传统医学（包括中医药）的确为印尼的医疗事业做出了贡献，受到印尼人民的欢迎，也得到了印尼政府的承认和重视，但印尼传统医药工作者（包括中医师和针灸师）一直都被归为巫医，不得在印尼医疗机构内行医。只有获得现代医学学位的西医师，通过补习和培训传统医学知识，才能在医疗机构内推广和使用传统医学。

近期，印度尼西亚卫生部公布将于 2020 年实行新的管理条例，规定传统中医师是保健医师（Penyehat）而非治疗师（Pengobat），不得进行针灸治疗；具有大专（D3）及以上学历的中医师才能申请针灸执照，正常进行门诊治疗，但不包括美容、减肥；具有学士学位（S1）及以上等级的中医师允许运用中医手段诊治疾病、开具中药处方及针灸治疗。西医针灸师包括普通针灸师和专科针灸师，普通西医针灸（Dr.Akupunktur）只能治疗规定的 20 种疾病，不包括美容、减肥；专科针灸师（Dr.Sepecialis Akupuktur）则没有治疗范围的限制。外籍医师不得在印度尼西亚行医，只能当中医顾问。

三、中医药教育成绩

印尼的中医教育规模较小，目前全国仅有 1 所中医学校——中医传统学校，即创办于 1983 年的"传统医药与针灸学校"。该校现有 100 余人就读，学制为 4~5 年（白天工作，晚上进修中医），采用中国上海中医药大学编写的中医教材。此外，印尼还有几所大学设有针灸专科。印度尼西亚中医协会也经常举办短期培训班，如雅加达分会、西爪哇分会（万隆）、东爪哇分会（泗水）、苏北分会（棉兰）会定期举办针灸补习班，每周约 8 学时，学习 10 个月后即可参加印尼文教部的相关考试，考试合格即能获得相应证书，从而申请行医执照。

据不完全统计，目前印度尼西亚中医协会各分会培养人才大体情况如下：① 雅加达分会：1983—1987 年培训针灸初级班学员 65 名；2002—2005 年培训初级和中级针灸班学员 38 名。以上人员都经过国家（教育部）级考试后毕业。2005—2006 年培训了 40 名学员。② 中爪哇分会：1963—1975 年曾先后培训出用中文讲授的 29 名针灸学员。1987 年开始举办针灸教育班，1988 年开办足底按摩教育班。③ 东爪哇分会：曾举办 6 届针灸教育班、2 届中草药学习班、7 届足底按摩班，2005 年 10 月起开办中医基础理论班，2006 年 1 月开办中医方剂学习班。近 3 年来，该分会还与常驻华佗传统医疗中心的中国医师联合举办了 23 次学术讲座会，每次有 40~50 名会员参加，提高了会员的学术水平。④ 西爪哇分会：1985—2005 年开办过 9 届针灸教育班，其中不少学员为西医医师，这些学员均经过考试已取得毕业资格。⑤ 苏北分会：2004 年 3 月 4 日创办了"慈善诊所"，每月举办一次生草药讲座会，邀请国内外中西医界医学专家进行医疗研究报告，并于 2005 年 6 月 19 日正式成立中医协会所属"印度尼西亚生草药研究社"。

目前印尼全国已有中医师 1000 余名（2007 年），分布在全国各地，椰城、万隆、棉兰、泗水等城市到处都可看到中医诊所，印尼的主要岛屿如廖内群岛、苏门答腊群岛、爪哇岛、巴厘岛等也都有少数中医师开业行医。此外，印度尼西亚中医协会各分会也都设有自己的诊所，仅东爪哇分会就设有 4 处，如广肇中医诊所、同济医社等。这些诊所实为中医慈善机构，医疗条件较私人诊所好，分科全，都设有内科、针灸、按摩、骨伤科门诊，且有常用的现代医疗仪器，诊费较低，并经常为孤儿院、老人院等福利机构的患者义诊，每年 2 次为印尼人民义诊，还定时派出医疗队到印尼土著居民居住地区为居民服务，因而受到了社会的欢迎和当局的肯定。

四、中医药教育办学示范案例

在众多中医药教育机构中，以中医传统学校为典型。1983 年 6 月 15 日，印度尼西亚中医协会开办了"传统医学与针灸学校"，并得到雅加达卫生局与文教局的正式认可而公开招生。自 2005 年 5 月开始，该校由中央理事会与雅加达分会共同负责，校名也改称为"中医传统学校"，开设初级班和中级班。从开学至今参加的学员人数众多，还有不少西医师也来学习。

五、存在的问题

1. 印尼政府对中医药态度较为保守，对行医资质、医药进口要求严格，中医药的发展受到较大的政策限制。

2. 在印尼，西医是当下大多数印尼人民健康及治病的主要途径，虽然医师和民众对针灸的接受度较高，但目前针灸从业者大多为西医出身，欠缺纯正的中医辨证思维。

3. 印尼本身有着其传统草药的悠久历史，但是印尼文化注重于口传而忽视文字记录，导致了印尼传统医学传播呈现出"废医存药"的形式。相比疾病诊断，他们更注重一症一药。

4. 印尼缺少正规专业的中医药高等学校，中医师的培养和输出有限。外籍医师不得在印尼行医，也在一定程度上限制了中医药的传播。

5. 药品市场亟待规范。虽然中国有一些药店在印尼开设分店，但由于药品价格过高，尤其是名牌药和专利药价格过高，超出了印尼民众的经济承受能力范围，不利于中医药的普及与发展。

第九节　蒙古中医药教育概况

一、蒙古中医药教育发展历程

蒙医学从中医学中吸收了大量的理论精华和技能,即中医学的理论精华融入蒙医学中,蒙医学教育涵盖了部分中医学内容。1330 年,元朝饮膳太医忽思慧吸收中医理论精华,用汉文编著《饮膳正要》,成为中医学中较早的一部营养学专著。蒙医学家罗布僧苏勒和木依据中医药对药物的研究方法,撰写了《认药学》四部书。1326 年,沙图穆苏撰写了《瑞竹堂经验方》。1660 年,蒙医学家卢布桑王当发现了用蒙文字母写的针灸书籍的第 4 和 6本,其中第 4 本是"艾灸和针灸合本",共有 128 页和 19 个图片,第 6 本是"艾灸和针灸精选 6 个大本",共有 128 页和 19 个图片。这两本书籍详细介绍了古代传统 9 种针法,针灸刺和拔法,针灸的治疗作用,医学占星术与针灸、艾灸结合原则,针灸治疗时可能出现的困难等,为蒙古发现的稀有中医文物,为后世医者研究中医提供了蓝本。1977 年研究哈尔姆克字母和其文字文物的学者们与医师们共同研究上述两本中医针灸法稀有文物,并把哈尔姆克字母原著全面拼音的同时翻译成俄文,1986 年编写了《针灸治疗法》。17—18 世纪,《本草纲目》和《保产机要》等汉医药书籍被译成蒙文得到广泛传播。

1919 年,蒙古建立了西方医院,1937 年蒙古传统医学业务非正式地关闭,1980 年传统医学再度复兴。1957—1958 年蒙古医师巴达儿春来南京中医学院学习针灸,1977 年蒙古卫生部成立针灸推拿中心,巴达儿春任中心董事长。1981 年蒙古成立人民医院研究所。1989 年蒙古医科大学设立传统医学系,1990 医科大学研究所建立蒙古传统医学系,教授针灸课程,2000 年改为传统医学院,2014 年成为传统医学校,2016 年扩建发展为蒙医国际学校。同时,蒙古自 1991 年起相继成立了"传统医学哦特其芒让布""新的医学""额特工""阿奇"等私立学院。

二、中医药教育成绩

1994 年中蒙两国开始有了留学生交流,目前,220 多名蒙古学生获得中国政府奖学金资助,在北京中医药大学、上海中医药大学、天津中医药大学等学校学习,蒙古有了接受纯正中医药学历教育的人才。这些人才在蒙古的学校、医院从事教学、临床工作,中医学对蒙古传统医学的发展起到了积极的推动作用。

20 世纪 50 年代中蒙建交后,蒙古开始了针灸疗法的应用与研究。1957—1958 年蒙古医师巴达儿春来南京中医学院学习针灸。1959 年他在第一附属医院里开设针灸门诊,从事针灸临床与基础研究。1977 年蒙古卫生部成立针灸推拿中心,巴达儿春任中心董事长,土木尔巴图尔、拉哈马苏仁、俄北顺呼等医师都使用针灸进行治疗。1979 年巴达儿春董事长和噢图公达来也甲布等医学专家们对第一附属医院外科部患者采用针灸麻醉后进行外科手术,手术圆满结束。这次手术是蒙古针灸与西医外科结合临床发展的基础。1987 年蒙古卫生部成立了传统医学院,同时针灸学院的针灸医师从琼乐蒙普日布和巴图等医师们开始了针灸实验研究,发表了"针刺法治疗头痛""胆囊针刺法治疗实验研究""生物反应针灸原穴"等多篇论文。1974—1976 年莫斯科市针灸医师依照苏联健康卫生部的要求邀请巴达儿春医师讲学。1978 年巴达儿春和拉哈马苏仁在医学科学研究所组织基础训练,培训针灸医师资格教师。1989 年巴达儿春和土木尔巴图尔应邀参加针灸医师的国际会议。1990 医科大学研究所建立蒙古传统医学系,制订了针灸的培训课程体系,负责传统医学本科生与进修学校的培训。进修学校针灸科在 1991 年任命具有医师资格的拉格氏马和自娜为教师,进修针灸班的学生必须是医科大学毕业 3~5 年临床后才可进修学习针灸。2000 年医科大学在传统医学校建立针灸推拿系,院长为塞德犊拉马,教师哦拉董乎和拉格氏马。从 1978 到 1989 年开展预防针灸培训课程为期 3 个月,培养医师 30 多名;1990 年后培训时间改为 6 个月,每年培养50 多名医师;1999 年后培训 1~2 年,学习针灸课程,每年培养医师 30 名。目前在蒙古学校培养针灸进修医师达 2000 多人,但是由于师资力量薄弱,学生中文水平偏低,相互间缺少交流,教学质量欠佳。但是近几年来蒙古的中医教学开始出现明显变化,不仅学习中医的人才数量有所增加,而且中医师公会与中国开放交流,中医从业人员间交流机会增加,以及蒙古医师来中国进修学习中医,蒙古中医师资力量有所提高。2010 年蒙古国立医科大学校长拉布格苏仁和天津中医药大学副校长高秀梅签署双方合作协议(图 2-5-15,图 2-5-16),2013 年 5 月蒙古教育部批准六年制本科针灸班,这是在蒙古第一次与中国的中医药大学联合开办针灸本科学士学位班。该班的学生在最后的 2 年在天津中医药大学进行学习与临床实践,毕业后可获得天津中医药大学本科学位。

三、中医药教育办学示范案例

蒙古针灸的学历教育一般都设在蒙医国际学校里,成为蒙医国际学校的一个系或一个专业。其学历教育层次非常完善,包含大学本科、硕士、博士等学历与学位教育,学制有六年制本科教育。蒙古的针灸教育目标是培养能用针灸治病的医师为特色的高级结合型临床人才。

现在蒙古各学校据此制订课程计划,针灸推拿专业的课程主要如下:① 中医部分:中医基础理论,中医诊断学,中药学,方剂学,经络腧穴学,刺法灸法学,推拿手法学,推拿功法学,中医内科学,针灸治疗学,推拿临床治疗学,中医外科学,中医骨伤学。② 西医课程:西医诊断学,影像学,西医内科学,神经病学,儿童病学,急症学,解剖学,生物化学,生理学,病理学,医学化学,生物学,免疫学,外语,统计学等。③ 临床部分:临床观察与处理,患者检查与评价,临床实习,针灸与西医结合治疗。该课程为六年制,共 223 学分,12 个学期完成。在蒙古的针灸系里教职员工都在不同的中医药大学培训,进行教学交流。近几年来蒙古国立医科大学与天津中医药大学双方合作办学,课程体系有所调整。本科学士学位班为 3 年西医理论,2 年中医专科,1 年临床。加之在中国培养的硕士和博士生,这都为蒙古中医药教育的发展打下了基础。

结语

蒙古的针灸教育经过几年的发展,已经比较成熟。目前蒙古的针灸教育重视法律法规教育,规范师资培养等,都有让人学习借鉴之处。当然蒙古也存在着一些问题,如注重国家考试、专业教学不足、实习机会缺乏等。蒙古针灸教育的主要目的是培养能通过国家资格考试,从而成为能够从事针灸工作的针灸师。

第十节　菲律宾中医药教育概况

一、中医药发展简史

中国与菲律宾的交往有着悠久的历史。根据史籍和出土文物,两国间从 7 世纪的唐代就有交往。从 10 世纪的宋代起至 13 世纪末的元代,中国和菲律宾的麻逸国就开始有商业贸易关系,在中国输入菲律宾的各种商品中就包括药材和医疗器具(瓷药壶)。

16 世纪华侨开始移居菲律宾,1581 年马尼拉已有华侨聚居区"唐人街"(Parian)。随着华侨在菲律宾的不断增加,为适应华侨医疗保健的需要,商人们开始从中国往菲律宾运输大批药材。如 1772 年吕宋商人郎安敦、牛黎美亚等带领商船到厦门,运输药材至菲律宾,中医药开始在民间使用。

1789 年,马尼拉华侨社团创办了使用中医药的中华崇仁医院,随后兼并善公所又创办了崇华医院。当时尽管这些医院的设备比较简陋,如中华崇仁医院仅有中医师 1 名、中药制剂师 1 名,但仍受到了广大华侨的欢迎。

1910 年菲律宾中医药界和民众联合向菲政府争取中医药的合法地位,经多方努力,菲律宾政府于 1917 年公布了有关中药的最初法令。该法令规定:开设中药店必须通过政府施行的制药师的考试方能获得许可,并且中药仅限于对华侨出售,对一般的菲律宾人不能出售。该法令只针对中药方面,政府并没有承认中医诊疗本身,也未制定关于中医诊疗和中医师的法令。因此,根据这一法令,如进行中医诊疗,首先要取得中药师的资格,也可以说中药制剂师和中医师二者是不可分割的。在这种情况下,药店的中医师诊疗,事实上等于得到了当局的默认。于是菲律宾各地先后开设了附有诊室的中药店,当时仅马尼拉一地就有这样的药店数十家,个体行医者更是数不胜数,这使菲律宾的中医药得到了初步发展。至 20 世纪 30 年代,菲律宾华侨以中医为业,并经营中药店者仍然不少。据中国驻马尼拉领事馆在 20 世纪 30 年代初的调查,仅马尼拉市中药店就有数十处,中医有 100 余人。

第二次世界大战期间,由于从中国进口的药材中断,中医药医疗活动在菲律宾也随之停止。1944 年,菲律宾的中医医疗活动开始逐渐恢复。20 世纪 60 年代初是菲律宾中医药事业最兴旺的时期,当时马尼拉中药店已达 70~80 家。一些中医药学术组织开展了各种学术活动及学术研究,并创办了"马尼拉中医药研究所"和"中国医药研究社"(由杨南山医师负责)培养中医药人才。这是菲律宾唯一的中医教育机构,先后有 60 多人参加学习,但由于种种原因于 1972 年停办。

20 世纪 60 年代末,菲律宾的中医界处于混乱状态,再加上受西医的冲击,又得不到政府的支持,于是中医药在菲律宾日趋衰退。1969 年,菲律宾政府又颁发了有关中药制剂师的新法规。该法规规定：在已经许可营业的中药店中行医的中医师，死后无人接替时，该药店必须停业。这一新法规使菲律宾的中医医疗活动跌入低谷，中医师数量逐渐减少，中医师公会会员不足 30 人，年龄也趋于高龄化。此外，当时还有 50 多名未经许可的"中医师"，他们不挂牌，暗地里进行诊疗看病。

20 世纪 70 年代中期，由于菲律宾的经济情况及西药价格不断上涨，需要价廉而有效的医疗手段，另外受世界性"针灸热"的影响，菲律宾的针灸疗法得以发展。1982 年，针灸疗法得到菲律宾政府的承认，但规定只有受过正规训练的西医师、护士才能行针灸术。

二、中医药现状

虽然菲律宾在法律上不允许中医挂牌行医，但由于菲律宾人特别是华侨（马尼拉市华侨及华裔占总人口的 58%）对中医药非常信任，就医的需求量很大，因而政府也只能采取默许的态度。近年来在一些著名中医师的努力下，菲律宾中医药学术组织开展了一系列活动，使菲律宾的中医药事业逐渐走出低谷。目前，中华药商会会员在马尼拉开有药店 26 家，药品颇为齐全，包括中药饮片和中成药。其常用饮片一般不少于 500 余种，中成药也有近百种，分别从中国、韩国、新加坡和日本进口，每年中药贸易总额可达数千万美元。

近年来针灸疗法以其价廉而有效的优势受到了菲律宾的民众的欢迎，并已深入到菲律宾的广大农村。据菲律宾卫生部的相关数据统计，1986 年有 1000 名完成针灸课程训练的卫生工作者（包括医师、护士、助产士）到农村开展医疗服务，1987 年有 2000 名针灸师在农村执业。

菲律宾中医药学术组织较少，目前仅有两个，一是成立于 1922 年的"旅菲中华医学会"，1944 年改为"菲律宾中医师公会"，二是成立于 1929 年的"中华药商会"。但菲律宾的针灸、推拿团体较多，其中较有影响的有"菲律宾针疗协会""菲律宾科学针疗协会""中国气功协会"和"中国推拿学会"等。长期以来这些组织在维护中医药行业利益及发扬中医药学术方面起到了一定的作用。

目前菲律宾尚无中医院校，只有一些短期培训班，主要教授针灸、推拿、按摩技术。如 20 世纪 70 年代东方体育会主办的针灸班和正骨班，由许今栋医师任教。1983 年由谢诚医师发起创办的"华伦中医药治疗研究中心"着重开展针灸、推拿、按摩培训，也兼诊疗。这些培训后的人员经考核合格者，得到菲律宾卫生部认可，从而取得针灸、推拿工作的行医权。由于菲律宾没有正规的中医教育，因此菲律宾现有中医师多为祖传或师徒相传，有的则来自中国大陆、中国台湾和中国香港。

长期以来中菲两国中医界的学术交流较少。据有关资料报道，20 世纪 70 年代菲律宾女医师协会访华团在华参观考察了针刺麻醉手术。20 世纪 80 年代初，上海肿瘤医院的高令山中医师，应菲侨吕希夏兄弟之邀到菲律宾，为吕氏兄弟治疗癌症和心力衰竭，取得了比西医更好的疗效，使西医权威大为惊叹。1983 年，中国政府曾派技术人员协助菲律宾举办按摩、推拿学习班。1987 年，福建中医学院俞长荣教授应邀访问菲律宾。1989 年 10 月 23 日，中国贸易展览团在菲律宾马尼拉参加第三世界贸易展览会，展出了中国中医研究院（现称中国中医科学院）广安门医院的科研成果。

三、中医药发展前景

目前,菲律宾的中医药事业,无论是在立法、医疗、科研还是在教育、交流等方面,都存在着很大的不足。但菲律宾中医药也有自己独特的方面,这就是菲律宾有众多的华侨、华裔,他们大多保留了中国传统的生活习惯,中医药在他们中间享有很高的信誉,旅菲华人患病时多求助于中医药,故菲律宾的中药市场相当繁荣,潜力很大。

2005 年,毕业于福建中医药大学的郑启明医师在菲律宾东方大学创办了针灸课程。菲律宾东方大学医学院院长迪维纳格拉西亚认为,开设传统中医课程是基于其在菲律宾医学史上与西医的互补作用,尽管双方理念不同,但只要取长补短并各自保留精髓,中西医结合治疗将是医学发展的必然趋势,而开设针灸课程就是为了帮助拥有中医基础理论的菲律宾医师迈出走向临床实际操作的重要一步。

郑启明认为,近年来,随着西方社会认可和推崇中医治疗效果,深受西方文化影响的菲律宾也向这一学科敞开大门。然而目前,中医在菲律宾尚未获得合法地位,尽管政府立法鼓励当地西医从事中医诊疗,但依然禁止纯中医医师开设诊所。

菲律宾的中医药发展经过了无数次的波折,始终屹立不倒,主要原因是那里的华侨具有一定的经济带动力和影响力,可惜的是政府未能把中医系统化、合法化。其最大的挑战莫过于中医课程没有进入主流正规课程,菲律宾政府无法管制,因此中医也就没有合法的社会地位。

四、重要的里程碑

1997 年,南京中医药大学副校长谭仁祥教授、国际教育学院院长姚欣教授、国际合作与交流处郑晓红教授一行莅临菲律宾,与菲律宾马卡蒂大学、菲律宾思恩中医学院签署合作协议,推进中医药正规教育发展,促进菲律宾中医药教学、科研和人才培养。谭仁祥教授表示,将目光投放在与中国毗邻的国家——菲律宾的原因,不止因为菲律宾当前中医药发展缓慢、医疗条件尚落后、中医诊疗市场广阔,更因为肩负着将中国传统医学传播、发扬的责任,尤其在"一带一路"的伟大实践下,致力于推动菲律宾主流社会的认可。

2018 年,菲律宾马卡蒂大学与南京中医药大学合办中医五年制本科教育,是空前的大喜讯!这是让中医教育迈进菲律宾正规教育的一个重要里程碑。

菲律宾人对中医药寄予很大希望,非常欢迎中国的中医药专家以学术交流的形式赴菲律宾行医,他们对中医药的潜在需求相当强烈。未来 10 年乃至 20 年,或许菲律宾政府能制定出有利于中医药在菲律宾得以进一步发展的新法规。

第六章

美洲中医药教育概况

第一节 美国中医药教育概况

一、美国概况

美利坚合众国(United States of America),简称"美国"。国土面积983万平方千米,位居世界第三。人口超过3.25亿(2017年7月4日资料),为世界第三人口大国。

北美早期住民在数千年前由西伯利亚迁徙而来,长期以来发展而成许多原住民文化。自从欧洲人发现美洲后,许多国家在16—17世纪期间建立了他们自己的殖民地,而东海岸主要由英国殖民统治。由于这些殖民地与其统治者英王国之间歧见逐渐增长,有13个殖民地率先启战并宣布独立。1776年7月4日通过《独立宣言》,一个新兴国家——美利坚合众国正式成立。从此美国吸引了大量来自世界各地的移民,它是世界上民族和文化最多元的国家之一。

美国的医疗保健系统是由许多不同机构组成的综合体,可分成私营医疗设施与场所、保险公司与联邦政府。联邦政府提供一些特殊的项目,为老年人、低收入者或患有特殊疾病者降低医疗支出。联邦医疗保险(Medicare)提供给65岁或以上老人(他们原先一直在支付此计划)、有特别残障的年轻人,以及终末期肾病与肌萎缩侧索硬化症患者。其他诸如医疗辅助计划(Medicaid)是针对低收入人群以及退伍军人的健康管理。根据WHO的研究,美国在世界上人均医疗开支最高。美国国立卫生研究院(NIH)将针灸纳入"补充与整合医疗健康"范畴,针灸开始进入主流医疗系统,部分大型商业健康保险公司也已开始支付保险者针灸治疗的花费。

在美国,高等教育管理由州政府负责,而非联邦政府。不过,联邦教育部通过控制教育基金,如发放联邦学生贷款来施加一定程度的影响,任何学校希望学生获得联邦学生贷款资格,其教育标准必须经过联邦教育部的审核与批准。美国的大学是以研究为目的的教育机构,开设多个本科与研究生课程。学院的课程项目则相对少一些,如果不需要可不设研究生课程。专业学院大多开设研究生水平、具备专业领域准入资格的学位课程。大学与学院有公立与私立之分,私立学校有营利性与非营利性之分。所有学校完全独立,教育宗旨、教学大纲等都完全不一样。大学本科通常为专业基础教育（如文科、理科等），而专业学位教育为学生毕业后获得执照或从事某一个专业领域工作而设立的学习课程，有学士、硕士或博士教育（如医师、护士、律师、电气工程师）等不同，中医针灸教育属于这种专业学位教育。

二、中医针灸教育发展历程

美国中医针灸教育始于 20 世纪 70 年代初，加利福尼亚开针灸教育风气之先。位于洛杉矶的中西医科大学（Samra University of Oriental Medicine）早在 1969 年已开设中医针灸课程，其校名来自母体——中美医学康复协会（Sino-American Medical Rehabilitation Association）的英语缩写。1979 年该校正式被加州政府批准成为一所针灸学校。

同是 1969 年，同在洛杉矶，赵金石也开办了针灸学习班（名为 Institute of Taoist Study，道家研修学校）。由于他用针灸有效地治疗了许多患者，其好友的几位太极拳学员多为加州大学洛杉矶分校医学院的学生，闻讯对针灸产生了浓厚兴趣，在这些非亚裔学生的缠磨下他终于同意授教，并在两年间开设了两个班，而这些学生后来多成为美国针灸立法或教育的先驱人物。

由于赵金石诊务繁忙及能力所限，他需要有人帮助一起来发展美国的中医针灸教育。他郑重推荐原同事（也是该学院的创始人）苏天佑医师。苏医师是中国近代针灸教育家承淡安的再传弟子，当时在中国香港开业。赵金石在学生的陪同下亲自飞抵香港邀请，苏天佑终于在 1973 年应允来美，开始在加州大学洛杉矶分校医学院讲授针灸课程，1974 年又来到波士顿，在城中一家图书馆为一些美国学生开课介绍中国针灸，并逐渐产生了开办正规针灸学校的念头。在几位学生的帮助下，1976 年新英格兰针灸学校（New England School of Acupuncture）正式成立，其学历获得马萨诸塞州教育厅认可，该校成为美国历史上第一个政府正式批准的针灸学校，而苏天佑本人也被誉为"美国针灸教育之父"（图 2-6-1）。该校起初仅设置一年半的职业培训课程，之后增为两年制，随后又与其他美国针灸学校一样成为三年制的硕士课程。

随着针灸在各州逐渐获得立法地位，针灸学校犹如雨后春笋般不断增加，又由于各自背景不同，而呈现了多元化特色。美国本土人士开设了许多针灸学校，他们或从中国学习返回，或受法国针灸影响，或以"经典针灸"为特色，这些学校的课程设置均有创办者明显的倾向。受英国华思礼（J.R. Worsley）影响，一些以"五行针灸"为特色的学校也相继成立。随后，来自中国大陆、中国台湾及其他国家的华裔专业人士逐渐增多，他们也开始组建学校。由于他们的中医药背景比较强，这些学校除针灸以外还开设中医中药课程，成为真正意义的中医学院。同时韩裔移民也开了许多学校，在他们的坚持下，中医在美国多以"东方医学"相称。

1982 年，最早成立的几所针灸院校组成了美国针灸与东方医学学院委员会（CCAOM），以协调全国教育标准、核心课程设置及学校管理等事宜。为了鉴定针灸院校的教育质量，CCAOM 成立了全美针灸与东方医学院校认证委员会（ACAOM），ACAOM 是联邦教育部认可的唯一针灸与东方医学教育认证机构。同时，作为考试机构的国家针灸师资格考试委员会（NCCA）也宣告成立。随着 NCCA 的影响逐渐扩大，越来越多的州采用 NCCA 考核的证书作为审批针灸师的执照条件。NCCA 继之又开始了中药、亚洲体疗考试项目。由于其颁发证书范围扩大,NCCA 随后更名为国家针灸与东方医学证书委员会(NCCAOM),并获得卓越资格认证研究院(ICE)的全国授证机构委员会(National Commission for Certifying Agencies)认证。作为全国三大行业管理组织,它们各司其职,CCAOM 为学校理事会协调制定教育标准,ACAOM 认证并评估学校的教育质量,NCCAOM 主管毕业生考试,由此针灸专业在美国有了统一的标准与规范。传统针灸学院(Traditional Acupuncture Institute,现更名为马里兰整合健康大学)针灸硕士课程最早获得认证(1985 年),东方医学硕士课程最早获得认证的是新英格兰针灸学校(1988 年)。

美国针灸学校模式无论是营利性质还是非营利性质,大多属于独立、单一专业的学校,也有属于健康专科大学中的一个学院(或系)。曾有 3 家针灸学院设立在综合性大学内,不过现在只剩下 1 家。越来越多的针灸学校通过区域大学认证,也有一些学校以合并的形式加盟已获区域认证的大学,这是中医针灸教育进入主流大学体系的一种新尝试。

三、中医针灸教育成绩

历经 40 多年的发展,美国中医针灸教育已经培养了三四万毕业生,为临床中医针灸队伍注入了大量新鲜血液,也为针灸人才本土化提供了条件。目前获得 ACAOM 认证,即联邦教育部认可的中医针灸院(系)有 56 所,遍布于 22 个州(图 2-6-2),近 10 年间每年在校学生人数保持在 7000~8000 之间,专业入门水准已从硕士教育逐渐向博士教育过渡。可以说,美国中医针灸教育在中国大陆以外地区最具规模、最具体系、最具影响,无论是立法、学校认证,还是相应的考试制度、执照审核颁发制度均已规范化。

由于美国各州立法多以针灸为主,所以多数学生注册针灸专业,也有学生注册东方医学专业(针灸加中药)。但有些州针灸执照规定其执业范围必须包括中药,所以这些州只有东方医学专业,没有单独的针灸专业。目前,全美中医针灸教育有以下三大层次。

1. **硕士课程**　针灸或东方医学硕士文凭,为目前专业入门教育,也是如今美国中医针灸教育的主体。硕士课程入学条件为大学 60 学分(包括 9 个生物医学学分)。针灸硕士学制为 3 年,课程包括中医基础、针灸理论与治疗、临床生物医学、专业发展(包括临床咨询、患者交流技能、伦理学、开业管理等课程)以及临床实习。根据 ACAOM 的最低标准(即专业入门的最低标准),针灸专业需至少修习 105 学分(1905 小时),包括中医理论、针灸诊断与治疗技术以及相关知识为 47 学分(705 小时),临床生物医学课程 30 学分(450 小时),专业发展课程 6 学分(90 小时),临床实习为 22 学分(660 小时)。东方医学硕士学制为 4 年,总学时数不少于 146 学分(2625 小时)。除上述针灸专业课程外,还需修习中药理论 30 学分(450 小时),临床生物医学课程必须包括药理学与中药毒理学,总共为 34 学分(510 小时),而临床实习必须综合针灸与中药治疗,为 29 学分(870 小时)。实际上各学校课时数远远大于这个最低标准。

2. **临床专科博士(DAOM)课程**　这是硕士毕业后(post-graduate)临床专科博士教育,或以痛症为主,或以妇科为主,或以肿瘤学为主。临床专科博士学制为 2 年,自 2007 年第一家通过认证后,目前已有 12 所学校的临床专科博士课程获得了 ACAOM 认证与认证预备资格。

3. 专业博士（Professional Doctorate）课程 专业博士学制为 4 年，入学要求为大学 90 学分，此为专业入门博士化教育。自 2014 年以来，已有 9 所学院获准启动招生并开设课程。这将是全美中医针灸的教育趋势，但各州全面实施博士化教育估计需要近 10 年的时间，届时针灸师如同整脊治疗师、物理治疗师、药剂师等，整个行业为博士化教育。

无论是硕士还是博士教育，专业培养标准不仅限于上述学时数，毕业生还必须具备所要求的相应能力（competency），尤其是临床能力。教师根据能力培养要求来设计该课程应掌握的知识、技能与才能（knowledge，skills，and abilities，KSAs）。这些能力的设计并建立相应评定（assessment）体系是学校课程认证的一个重要方面。

ACAOM 对针灸硕士学位所需达到能力列为以下七方面：① 采集患者四诊信息进行中医诊断。② 根据中医藏象与病因病机理论，对所获得的信息进行归纳总结而做出辨证诊断。③ 根据中医辨证诊断而确定治疗原则与策略。④ 为患者选用合适的治疗手段如针刺、艾灸、手法，并做好咨询解释与适当准备（如洁针技术等）。⑤ 评估疗效并进行复诊检查以决定是否修正治疗计划。⑥ 遵守专业以及社会要求的职业规范，维持继续教育。⑦ 掌握生物医学基础知识，了解疾病概念、发展过程与西医检查和常规治疗，了解急救处理、转诊，并与西医界进行有效沟通，了解一定的药理知识（包括相关疾患可能使用的药物及其禁忌证和副作用，药物与草药或营养补充剂的交互作用）。

东方医学硕士能力要求又增加以下 3 个部分：① 必须对患者的心身功能状态进行整体评估并了解相应的中药组合。② 中药基本知识包括草药与饮片辨认，用于药膳的食物，中药性味、禁忌、毒理，方剂组成，中药方剂剂型与服用方法，辨证基础上的方药调整，现有中成药，适当选用其他中医疗法如针灸、手法、健身锻炼、呼吸疗法与食疗，与患者沟通中药治疗计划、副作用、预期效果和疾病愈合过程，生物医学对中药的关注如禁忌、与西药的交互作用等。③ 了解与中药相关的专业议题与规章。

专业博士的能力培养再增加三方面，包括患者医疗诊治（基础知识、批判性思维与专业判断、病史采集与检查、诊断、患者管理、中医针灸治疗、紧急救治和现代诊断手段）、医疗系统协作（患者教育与其他医疗工作者的交流、了解医疗体系、医疗协作）以及专业发展（伦理与执业管理、个人专业发展规划与实施、提高个人学养、从事研究、临床上结合循证医学概念或循证执业）。

除加利福尼亚与弗吉尼亚州几所学校有中文与韩文班以外，全美中医针灸教育总体为英语教育。英语教育体系的建立，为中医针灸在西方国家的发展树立了典范，也证明了中医针灸在现代社会尤其是西方国家仍具生命力与重要价值，这也为中医针灸在世界范围的推广与传承起了相当大的推动作用。

四、中医药教育办学示范案例

美洲中医学院（American College of Traditional Chinese Medicine，图 2 - 6 - 3）建立于1980 年，是全美最早建立的几所中医针灸学院之一，现已成为全美第一所同时由大学区域认证机构［该校获得西部学校和学院协会（WASC）认证］与 ACAOM 批准认可、提供中医博士入门教育的研究生院，改变了近 30 年来中医硕士入门教育的历史。

美洲中医学院历经 39 年的办学历程,坚持高标准录取学生,严格进行全英语教学,培养的上千名优秀毕业生活跃于全美各州和世界各地,成为中医药行业的领导者,在教育、科研、管理、临床及中西医结合等方面做出了卓越的贡献。近几年来,学院一批教授和毕业生分别加盟西医医疗机构,如凯瑟医院(Kaiser Hospital)、旧金山东华医院(Chinese Hospital)、萨特医疗系统(Sutter Health Hospital)以及加州大学旧金山分校欧侠整合医学中心(UCSF OSHER Center)等卫生机构,推动了中医针灸进入医疗主流体系,造福于美国民众的健康。

美洲中医学院最新开设的中医博士课程更注重中医基础理论和培养学生与主流医学的沟通交流合作能力,使他们具备适应 21 世纪医疗环境下各种挑战的能力。学校在加州太平洋医学中心(California Pacific Medical Center)、伯克莱萨特医疗系统(Berkeley Sutter Health Hospital)、格莱德(GLIDE)社区门诊、心理咨询中心等建立了教学门诊,帮助学生掌握在多种环境下用中医针灸为患者服务的临床知识。学校正与旧金山市立医院建立协作,争取在市立医院里建立一个新的教学点,推动在公立医院中纳入中医针灸服务。作为一所非营利性学院,该学院在全美中医针灸教育发展中起到了重要的领导作用。许多优秀的教师及管理人员不仅传授中医知识,服务于学生,而且更是长期投入个人的宝贵时间,义务担任了三大全国性组织如 CCAOM、ACAOM 和 NCCAOM 的领导工作。尤其是黄立新院长,不仅领导该学院 24 年,还连任 CCAOM 主席长达 12 年之久,她现在也是加州整合大学(California Institute of Integral Studies)中国事务副校长。

2015 年,美洲中医学院成为加州整合大学一个新的学院。加州整合大学创校于 1968 年,其秉持整合教育理念,沟通心灵和躯体,探讨性灵成长,提供启迪人心的多种博士教育课程,讲授中国传统哲学,将亚洲和其他世界各地伟大的智慧传统与西方见解相结合,并第一次将中医纳入其教育系统。而美洲中医学院的加盟也为拓展创新中医针灸高等教育事业建立了新的里程碑。

如今全美已有 34 所中医针灸院校建立了 125 个校外教学门诊,或在医院,或在社区门诊部,或在综合性诊所,或在整合医学中心,为中医走向主流医疗机构迈开了重要一步。东岸的纽约中医学院(New York College of Traditional Chinese Medicine,成立于 1996 年)在曼哈顿的高云尼医院(Gouverneur Healthcare Services)开设了病房针灸治疗项目,主治急性中风与关节置换术后康复的患者(图 2 - 6 - 4),并在纽约州立大学法明代尔分校(SUNY Farmingdale)医疗健康中心开设了针灸门诊。该学院也是全美第一家中医针灸院校获得食品药品管理局(FDA)批准,启动中药方剂"通络利肺方"(ProLung)改善非特异性肺纤维化患者生命质量的临床试验。该学院院长陈业孟教授于 2019 年 2 月被推选为 ACAOM 新一任主席。

五、存在的问题

美国中医针灸院校都是由社会群体或个人注册成立的独立院校,无论其营利或非营利性质,均由学校自主聘请师资及管理人员,并非政府行为,所以各方面资源有限。

作为专业教育的入门前提,申请入学者需完成大学本科或专科基础教育,所以学生年龄偏大。鉴于美国是个移民大熔炉,学生文化背景、专业背景、阅历和经历都不同,对中医的认知度也不同,所以课程设置过于细化、课时相对冗长,针灸与东方医学硕士课程学时在全美各专业硕士学位课程中为数最长。

虽然注重临床实践,在实践中理解、掌握和巩固基础知识,但学生缺乏现代生物医学方面的全面培训,多数学校没有教学医院的设施和环境,实习以门诊为主,未能到医院病房接触患者,对疾病发展及患者整体病情变化缺乏了解,尤其是缺乏像西医一样严格、完整的毕业后住院医师培养计划。

与整体课程设置的数量相比,理想的教材仍为数不多,虽然目前所用的书籍内容详尽,插图、列表甚多,装帧精良,但与各课程教学大纲紧密匹配的教材不多、更新不够。由于反托拉斯法的限制,美国没有统编教材,使得集中精力、各院校协调编写系列教材不可能实现。

中医针灸教育无论从规模,还是行政管理、师资培养、能力评估体系与教师评估体系建立等诸方面,均与美国主流教育体系有相当的差距。

结语

　　美国中医针灸教育从无到有,经过数代人的艰辛努力,40多年来已经培养了三四万专业人才。可以预计,今后随着全面开展博士化教育,中医针灸在整合医疗体系中将发挥更大的作用。

第二节　加拿大中医药教育概况

一、加拿大概况

加拿大人口为3515.83万人,全国共有13个省份。其中卑诗省人口为458.2万人,温哥华市人口为231.3万人,安大略省人口为1353.8万人,多伦多市人口为261.5万人。

1973年,魁北克省成为加拿大第一个为针灸立法的省份。1973—2014年,已有魁北克、阿尔伯塔、卑诗、安大略、纽芬兰5个省分别通过了针灸、中医法案,但只有卑诗和安大略这两个省同时通过了针灸和中医法案,这两个最大省的人口占全国总人数的51.54%,即现约有1812万人已享有针灸和中医立法的益处;如再加上阿尔伯塔省402.51万人、魁北克省815.53万人和纽芬兰省52.67万人,这3个仅针灸立法的省份,全国享有针灸立法的人数将占总人口数的88%。从针灸、中医立法的涵盖数量上看,中医针灸已经普及,这种普及将推动中医针灸临床和教学的发展。

如今,加拿大约有6500名中医针灸执业者,其中卑诗省约2000名,安大略省约2500名,阿尔伯塔省约1000名,魁北克省约1000名,纽芬兰省33名。卑诗、安大略和阿尔伯塔三省是加拿大针灸师、中医师较多和较活跃的地带。

已立法的省份允许针灸师独立行医,没有针灸立法的省,有些只允许西医开展针灸治疗,或西医诊断后转诊给针灸师,针灸师不可独立操作,需在西医的监督下针灸行医。

二、中医药教育发展历程

加拿大中医针灸教育经历了萌芽、发展、高潮、回落、成熟五个时期。

加拿大第一所中医药针灸学校建立于 1984 年,它是位于东海岸卑诗省维多利亚岛的加拿大针灸和东方医学院(Canadian College Acupuncture and Oriental Medicine),但已于 2011 年关闭。

20 世纪 80 年代是中医针灸教育的萌芽期,全国只有寥寥几所中医针灸学校。除此以外,还有散在的"师带徒"形式的中医针灸教育。20 世纪 80 年代末和 90 年代初,中医针灸教育进入了发展期。卑诗省的温哥华、安大略省的多伦多、阿尔伯塔及满地可等地纷纷建校。到了 20 世纪 90 年代中后期,中医针灸学校的数量迅速增加,继而进入了发展的高潮,全国约有 50 多所中医针灸学校。21 世纪初,因政府对中医针灸立法管制和对学校的审核,中医针灸学校数目的增长回落,学校向成熟方向发展,表现在通过省教育厅——私立专上学院管理局(MTCU－PCC)审查的学校,在加拿大中医高校联盟(FTCMCC)的办学理念、方针指引下,向正规的方向发展。现通过资格评审的中医针灸院校共有 22 所,没能通过审查的学校逐渐萎缩、消失。

以 2013 年加拿大全国中医师与针灸师注册统一考试(Pan-Canadian Examination)为标志,加拿大中医针灸教育进入了成熟期。

与中国教育部的单方管理方式不同,加拿大中医针灸教育领域中自我管理和测试共有三方参与:加拿大中医高校联盟(FTCMCC)进行自我规管制定教育标准,省教育厅私立专上学院管理局(MTCU－PCC)审核院校的办学能力和标准,加拿大全国中医师与针灸师注册统一考试(Pan-Canada Examination)通过执照证书考试以贯彻教育标准。三者各有所司,形成管理和测试的三足鼎立机构。各省注册针灸师中医师管理局只接受通过考试的考生,注册成为该省执业的针灸师和中医师。

与此同时,西医院校在 20 世纪 90 年代也开始了中医针灸教育,中医针灸开始逐渐走入西医医院和大型医疗中心,中医针灸课程也是越来越多地被列入西医继续教育课程,这些都预示着现在中医针灸在西医界进入了发展期。

三、中医药教育成绩

1. 中医药教育机构的办学规模和数量　加拿大中医针灸学校多数为私立,而且学校规模不等,这取决于地理位置、立法情况、人口密度、多元文化、是否被各省教育厅和中医管理局承认,以及该校的财力、物力、师资、学生、学费等诸多因素。

中医针灸学校的名称各不相同,包括学院(College)、学校(School)、研究所(Institute)或研究院(Academy)。其规模大小不一,小规模学校的学生数仅有 20~40 名,中等规模的在 50~80 名之间,较大的院校学生数在 100~150 人。卑诗、安大略和阿尔伯塔是加拿大东西海岸和中部人口众多的三大省份,受政治和经济影响较大,是华裔中医人才聚集之处,学院也主要集中在此,是中医针灸的三大重镇。

现存的通过资格评审的学校,其毕业生可以申请参加加拿大全国中医师与针灸师注册统一考试(Pan-Canada Examination)。统考通过后,可向各省中医管理局申请中医和针灸的行医执照。加拿大现有中医针灸院校22所,其中西部卑诗省7所,中部阿尔伯塔省5所,法语区的魁北克省1所,新斯科舍省1所,东部安大略省有8所,合计有1500名左右的在校生,而每年约有400名毕业生。

该22所中医针灸院校均是英语授课的全日制学校,用中文教学或非全日制英文授课的组织不在计算之内。因历史原因,除卑诗省目前仍保留中文试卷外,其余省份的全国统一考试仅有英文和法文试卷。

以上22所中医针灸院校信息如下。

(1)卑诗省:共7所,包括PCU整体医学学院、温哥华国际中医学院、温哥华北京中医药学院、环太平洋学院、古典东方科学研究院、奥修针灸及中草药学院、昆特兰理工大学针灸系。

(2)阿尔伯塔省:共5所,包括加拿大中医科学院、卡尔加里中医学院、阿尔伯塔中医针灸学院、格兰特·玛卡文大学针灸专业、里夫斯学院针灸专业。

其中前3家均在阿尔伯塔省的卡尔加里市,后2所在埃德蒙顿市。

(3)魁北克省:仅1所,在满地可市,为讲法语的学院内的针灸系,即罗斯蒙特学院针灸专业。

(4)新斯科舍省:仅1所,在哈利法克斯市,为加拿大针灸及中医学院。

(5)安大略省:共8所,包括安大略中医学院、大多伦多中医学院、加拿大指压术针灸学校、健康教育中心国际学院、八枝学院、约翰·珍妮中医学院、乔治亚学院针灸专业、汉博理工学院中医专业。

以上8所学院中,汉博理工学院中医专业于2016年9月才成立,乔治亚学院针灸专业于2015年9月成立,八枝学院成立于2011年,约翰·珍妮中医学院(全日制上课)始于2010年,其余4所均已有20多年的建校历史。

乔治亚学院、汉博理工学院、加拿大指压术针灸学校、健康教育中心国际学院都是在综合学院内设有一个针灸专业或中医专业。只有安大略中医学院和大多伦多中医学院是传统中医针灸的专门学院。

2. 学历层次   目前,加拿大的中医针灸教育为学历(Diploma)教育,本国尚未有学位(Degree)教育。学历教育包括针灸师教育、中医师教育、中药师教育、高级中医师教育及继续再教育。而学位教育则是与中国的中医药大学合作,联合培养学士、硕士和博士学位人才。

3. 师资及学生情况   各校的师资由三部分组成:一是中国中医院校毕业的教师,此为师资队伍的重要组成部分;二是欧、美毕业的教师,体现了师资队伍的多元化;三是本国培养的毕业生,这些毕业生正在逐渐补充和改变教师队伍的结构,并将成为未来的主体。

学生特点为年龄偏大,女性居多,有其他专业背景且有学士以上学位,其中多有博士、西医医师等高学位,但许多学生为非脱产学习,临床技能较薄弱。学生多学科的教育背景为今后中医针灸的多学科、交叉学科的发展提供了基础。

在教材上,各院校以中国中医高等院校统编教材的译著为主,近年来也多采用美国和加拿大主编的教材。加拿大院校教学中对医疗法规及针灸中医法、安全洁针无菌技术特别强调,此类知识在其全国统考(Pan-Canadian Examination)试题中约占20%。另外,急救、转诊、咨询交流技术、医德、行医的经营等都列入了课程设置。

4. 毕业生就业情况　绝大多数毕业生为独立行医者,进入加拿大医院者很少。多数学生毕业后,先在中医针灸诊所或有中医针灸项目的西医医疗中心工作,累积临床经验和人脉,然后再开设自己的中医针灸诊所。加拿大中医针灸教育的目的是培养社会需要的个体行医者,这既是绝大多数毕业生的去向,也是中医教育的主要使命。中医针灸进入加拿大医疗主流尚处于早期阶段。

四、中医药教育办学示范案例

加拿大安大略中医学院成立于1998年,设有三年全日制2100学时的针灸专业、四年全日制3150学时的中医专业及五年全日制4200学时的高级中医师专业。本学院毕业的学生有资格参加每年举行的加拿大全国中医师与针灸师注册统一考试。考试通过者,可在加拿大注册成为执业针灸师或中医师,受聘和独立开业行医。

学院的教师团队由硕士、博士和教授组成,高质量的教学队伍可培养出顶尖的中医针灸专业人才。学院同时拥有一流的管理团队,从学生入学到毕业,全程关注和帮助解决问题。学院在多伦多和马卡姆拥有两个不同的独立校区、独立临床实习诊所,以及遍布北约克、士嘉堡等城区的联合实习诊所,为学生们提供了舒适和良好的教学环境。

安大略中医学院经加拿大政府认证成为指定海外国际留学教育机构。认证号:O120656139497。

国际留学生参加每年3个学期的快捷课程,仅需2年即可完成针灸专业,毕业后可获得3年工作签证。中医专业快捷课程每年3学期,需3年即可完成,也可获得3年工作签证。根据加拿大现行移民准则,获3年工作签证者,如工作1年并交税后,可以申请成为加拿大永久居民。

加拿大本国学生可以享受学生贷款。中医针灸立法后,私立中医针灸院校在学生贷款方面与公立院校享有同等待遇。

安大略中医学院在过去20年的教学过程中,形成享誉国际中医教育界的独特"品牌课程",如针灸专业的"高级针刺手法"课程、推拿专业的"吴博士头部推拿疗法"课程、气功专业的"医疗气功"课程以及临床实习课程。

安大略中医学院与中国多所中医药大学结成"姐妹学校",每年带学生们赴中国的中医药大学及医院临床见习,开阔眼界。该学院自2001年与中国的中医药大学合作,联合培养学士、硕士和博士生,现已有10名博士及28名硕士毕业生。

学院积极鼓励师生参加国际学术大会,在2007年"世界针灸学会联合会成立20周年暨世界针灸学术大会"的论文集中,加拿大安大略中医学院有6篇论文入选,是海外入选论文最多的组织。同时,该学院积极举办国际学术会议,曾成功主办2009、2011、2016及2017年多届"加拿大注册针灸师注册中医师继续教育学术大会"。

2015年9月中国中央电视台CCTV4报道"世界针灸学会联合会首家中医针灸国际传

承基地落户多伦多加拿大安大略中医学院",该新闻被评为2015年"世界中医药十大新闻",名列第八,屠呦呦获诺贝尔奖为第一。

安大略中医学院名誉院长为联合国教科文组织认定的"人类非物质文化遗产代表作名录"中医针灸代表性传承人张缙教授,院长为世界中医药学会联合会副主席、世界针灸学会联合会执行委员吴滨江教授。

五、存在的问题

当前,加拿大中医针灸学生的临床教学基地是各学院的诊所,但多数诊所的门诊量和病种有限,因此,要加强与中国中医药院校与医院间的合作,以弥补这方面的不足。

加拿大中医针灸教育的目标是培养社会需要的个体行医者,其专业课程设置等为其服务。绝大多数毕业生为个体行医,进入医院和医疗中心的人数不多,针灸中医进入加拿大医疗主流尚处于早期阶段。

加拿大中医针灸教育同临床诊所医疗一样,是由市场经济规律主导,以私立中医针灸院校为主体,进入加拿大公立主流教育尚属初期。

因中医针灸立法而迫使海外中医针灸执业者只能走"纯中医"的发展道路,以"纯中医"为重点的中医针灸教育也是加拿大中医针灸教育界未来的发展趋势,其改革向家庭医师和专业医师的方向努力,向国际教育标准看齐。

第三节　墨西哥中医药教育概况

一、墨西哥概况

中国与墨西哥于1972年2月14日正式建交,中医药由此开始在墨西哥渐渐推广应用。墨西哥的中医教育与发展有其自身的特点,到目前为止,在墨西哥从事中医药教育和医疗的华人医师很少,墨西哥的中医药教育与发展主要是靠墨西哥本国医师的奋斗与努力。

二、中医药教育发展历程

早期,大批墨西哥西医师前往中国北京、天津等中医药大学学习中医针灸,4～5年后回国进行宣传推广,相应地,墨西哥的中医针灸教育也是由这些回国医师开办私人学校和学习班,组织成立针灸学会,翻译中医书籍,向政府申请中医针灸的合法地位等。有代表性和影响力的医师如 Tomás Alcocer Gonzalez、Roberto Gonzalez、Francisco Lozano 等,他们均为中医针灸在墨西哥的开展推广和立法做出了贡献。

20世纪80年代初,墨西哥理工大学(IPN)等国立大学开始接受针灸,举办针灸讲座和学习班。20世纪90年代,中医针灸开始步入快车道。1991年,墨西哥卫生部确定每年的10月22日为"世界传统医学日",10月23日为"医师节",10月24日为"针灸日"。20世纪90年代末,中医针灸教育进入了国家公立大学,墨西哥国立自治大学(UNAM)、墨西哥理工大学（IPN）、墨西哥沙卡特克自治大学（UAZ）等 3 所名牌大学相继开设了针灸专科班，学员为西医本科毕业生，每年各校招生 30～50 名不等。墨西哥自治农业大学（CHAPINGO）也于 1999 年开办了中草药班和针灸专科班。1998 年，墨西哥初次通过国家（卫生部）立法，承认了针灸的合法地位。西医本科后，学习针灸专科 2 年的医师，都可进行针灸执业，或针灸中专人员，由西医师担保，也可进行针灸执业。

2000 年后，墨西哥的中医针灸教育蓬勃发展。2002 年墨西哥州率先成立了 1 所以针灸为主的墨西哥州立大学（UNEVE），学制 5 年，本科学历，为拉丁美洲第一所公办的针灸大学。大学占地面积 14 万平方米，除针灸系外还有整脊系、老年医学系、管理系和信息系。目前在校学生 2447 名，针灸系 600 余名，每年可向社会输送针灸医师 130 名。该校有针灸教师 30 名，多为经 2～5 年针灸培训的西医和本校毕业后留校任教的学生，教师水平参差不齐。为提高教学质量，2011 年，该大学聘任宋钦福和李美虹担任中医顾问和教授，首先对 30 名针灸教师严格按照现行中国中医药高等院校统编教材和 2009 年世界中医药学会联合会发布的《世界中医学本科（CMD 前）教育标准》，进行了为期一年的培训，统一了标准，规范了教学内容，对原来的教学大纲也进行了修改，使该大学针灸教育质量有了明显提高。2012 年 9 月 22—24 日，世界中医药学会联合会与 UNEVE 大学、墨西哥针刀学会在墨西哥城联合举办了"首届世界中医药学会联合会美洲中医药国际合作与发展论坛"，来自 8 个国家的近 500 人参加了大会。会议期间，世界中医药学会联合会副主席兼秘书长李振吉带领中国多家中医药大学及医院领导、专家 20 余人参观访问了 UNEVE 大学，李振吉称赞 UNEVE 是他所见到的当时世界各国除中国外，最好的国家公立中医药大学，并要求尽快把该大学办成美洲地区中医药中心。2013 年 9 月 29 日，中国驻墨西哥全权大使邱小琪关心墨西哥中医药发展情况，与墨西哥州立大学和墨西哥中医药大学领导合影（图 2 - 6 - 5）。为加强同中国中医药院校的联系，时任大学校长 Jose Angel Fernandez Garcia 和针灸系主任 Emma Lopez Espinosa 由宋钦福、李美虹陪同，于 2014 年 10 月前往中国参观学习，参观了世界中医药学会联合会秘书处、北京中医药大学、烟台市中医医院等单位，签署了 3 个合作协议，确定世界中医药学会联合会在墨西哥设立"国际中医职称考试中心"，办公室设在 UNEVE（目前已举行了 3 届考试，有 109 名针灸医师和 34 名针刀医师参加了考试）。《世界中医药》杂志社与 UNEVE 签订了出刊西文版《世界中医药》杂志的协议，UNEVE 同烟台市中医医院签订了中医药学术合作协议（图 2 - 6 - 6）。

2009 年墨西哥州又在托卢卡成立了另一所以针灸为主的州立大学（UNET），在校学生 1962 名，针灸系学生 680 余名，每年可向社会输送针灸医师 135 名。该校有 30 名针灸教师，全部通过了世界中医药学会联合会考试部国际中医针灸职称资格考试。该校校长也亲自率团前往中国考察，也同中国湖南江汉大学签订了合作协议。

自 2015 年起，每年 UNET 与 UNEVE 两所大学的针灸系在大四年级中选拔 20 名优秀生，由墨西哥州政府出资，分别派往中国江汉大学和烟台市中医医院培训学习 1 个月。

2012 年 8 月，经墨西哥政府的批准，这两所大学的毕业生可直接领取针灸行医执照，这对中医针灸在墨西哥的开展和立法起到了重要的促进作用。

除了墨西哥州的 2 所大学设有针灸本科外，另有 5 个州的大学自 2010 年起设立健康文化系,学制 5 年,该系设有中医针灸课程,每个大学每年可培养 120 余名懂针灸的自然疗法医师,这些医师也具有执业针灸资质。

墨西哥的私立中医针灸学校有几十所,学制 1~5 年不等,学员多为西学中,西学中的医师可具有针灸行医资格,但非西医学员多需具有针灸行医资格的医师担保才可行医。

墨西哥中医药大学于 2008 年由华人私人股份制申请注册成立,该大学设有中医针灸系、推拿整脊系、中药制造工程系、烹饮药膳系、语言文化系 5 个系,《今日中国》杂志社对此曾进行了专题采访,以"为在墨西哥圆一个中国梦"为题在 2011 年第 11 期和 2012 年第 9 期分别在中文版和西文版进行了报道。但因资金等原因,目前该大学仍在筹建中。

针刀医学教育是墨西哥中医药教育中的一大亮点,针刀医学第一代传承人、世界中医药学会联合会针刀专业委员会副会长宋钦福自 1997 年公派来墨西哥进行中医医疗与讲学开始,即进行针刀医学的临床应用与带教,2009 年 5 月同李美虹博士开始举办针刀学习班,2009 年 9 月成立了墨西哥针刀医学会。2012 年上半年墨西哥针刀医学会加入了世界中医药学会联合会,是目前世界中医药学会联合会除中国外唯一的一个国外针刀学会。2010 年针刀医学教育进入了墨西哥州立大学,目前已举办了针刀学习班和专科班 9 期,培养了近 400 名针刀医师,墨西哥国家高教部已批准墨西哥州立大学开设针刀硕士专业。世界中医药学会联合会于 2017 年 11 月在墨西哥州立大学职称考试中心举行了世界首届国际针刀医师试点考试,有 34 名针刀医师参加了考试(图 2-6-7)。除墨西哥针刀医学会和墨西哥州立大学外,墨西哥理工大学也开展了针刀医学教育,针刀医学已深受广大患者欢迎。

墨西哥拥有丰富的草药资源。近年来,墨西哥的研究人员对本国的草药进行了大量的研究,在研究中非常重视借鉴中医学的经验。受玛雅文化的影响,墨西哥人民自古也喜爱使用草药,但多限于单方单药,中药至今也未能在国家医疗法规中取得合法地位,中药只能以保健食品类少量进口,中药教育虽有少量的专科班,但也不成规模。

三、存在的问题

墨西哥是一个开展中医针灸较早而且发展较好的国家,但中医药仍存在一些不足和亟待解决的问题。

1. 缺少外文书籍 中医药要走向世界,首先要解决书籍问题,外国人无书可读,教师无教材可用,学生无资料可参考,中医药教育只能是一句空话。目前中医药的英文书籍较多,质量也略好一些,西文及其他语种书籍问题亟待解决。

2. 中医药教育需规范统一 中医药要真正走入各国医疗体系中,不能仅靠华人医师,更应靠本国医师。中医药教育不能只靠私人办学,重要的是要让中医药教育走进本地国家教育体系。由于国外中医针灸医师接受的是不同的语种、不同的学校、不同的版本教材的中医教育,所学的内容、质量差异很大,而这些医师又被选拔为教师,培养出来的学生差异越来越大。世界中医药学会联合会虽制订了一些标准,但无相应的外文统编教材也难以全面实施,教师队伍的素质更不统一,若不能尽快规范中医药教育,则全球的中医药教育质量很难保证。

3. 建立规范、高质量、具有一定规模的中医药文化基地很有必要 目前各国的中医针灸多为单打独斗,形不成规模,影响力有限。若能联合力量在某些国家建立一些具有一定规模的高质量中医院,取信于当地,以点带面,重点突破,可能效果会更好。

4. 中药是限制中医推广的一个瓶颈　中药至今也未能在墨西哥国家医疗法规中取得合法地位,也没有一家正规的中药进口商,中药只能以保健食品类进口,并受到诸多限制。故如何制订中国中药自己的国际标准,与世界接轨,对中医药的海外推广十分重要。

第四节　阿根廷中医药教育概况

一、阿根廷概况

阿根廷目前有多个中医或针灸团体,数千位中医师、针灸师。中医第一次传入阿根廷是通过针灸。第一位在阿根廷正式使用针灸的医师是雷布艾鲁特医师(Dr. J. Rebuelto),他与其他医师一同于 1955 年 11 月创立了阿根廷针灸协会并担任第一任会长。但是在阿根廷将针灸正式纳入配合西医使用的则是眼科医师卡瓦洛教授(Dr. F. Carballo),他于 1960 年成立阿根廷医师针灸学会(IMADA)。

真正的传统中医针灸是从 1981 年祖传中医王钰教授抵达阿根廷后才开始渐渐发展起来的。自 1981 年起,王钰教授针对南美各国举办了 20 余期各级针灸师培训班及研究班,并经过 2 年辛苦的筹备,于 1987 年获得阿根廷政府批准成立阿根廷中华针灸学会(AACHA),王钰教授被选为第一任会长,同年该学会加入了世界针灸学会联合会。

经过各协会一番努力后,阿根廷健康局于 2008 年 8 月 27 日通过法令,允许任何一位有医学相关大学学历并经过正当培训的医护人员使用针灸作为治疗方法之一。2016 年阿根廷议会曾经有个法案要承认所有传统疗法,虽然尚未通过,但是已是一大突破。

二、中医药教育发展历程

雷布艾鲁特医师于 1955 年,曾向布宜诺斯艾利斯大学医学院建议开设针灸课程,但是遭到层层阻挠,无法实现。因此阿根廷针灸学会副会长苏斯曼教授(Dr. D. Sussmann)于 1959 年决定于学会内自行开班授课,并于 1964 年创办了给会员订阅的《阿根廷针灸杂志》(*Revista Argentina de Acupuntura*)。

另外,1960 年,卡瓦洛教授创立了阿根廷医师针灸学会(IMADA),并开设了各种针灸课程。目前该学会由卡瓦洛教授的女儿迪安娜·卡瓦洛医师带领,每年开班授课教授针灸。

阿根廷中华针灸学会成立后,王钰会长先后邀请了国际著名的针灸学者邱茂良、王本显教授来阿根廷参加针灸学术会议,并且曾在阿根廷国会礼堂举办过 3 次国际传统中医学术大会,后来又在 1997 年 9 月邀请中国国际针灸考试中心来阿根廷举办首次国际针灸专业人员水平考试。

1987 年阿根廷北部土库曼省的省立尼古拉斯·阿贝侠内达总统医院开始对该医院的毕业生开办专业针灸教育,每届为期 3 年,其中第 1 年为针灸基本理论的学习,第 2 年为随师看诊,第3年为随师诊治。目前该医院设有针灸门诊部。

1989年另一个以华侨为领导成员的阿根廷中医公会成立,并且开设传统中医学校,开设了中医针灸专业班,也是每届3年。

除此之外,阿根廷还有很多其他专业医师或团体设置的学院,例如钟清教授于1993年开设的阿根廷中国医药学院。这些学院会开设各种针灸、耳针、推拿、气功等课程。

由上可知,阿根廷的中医药教育着重于针灸,并没有一个完整的中医药教育系统或学院。

三、中医药教育成绩

阿根廷各中医及针灸学会都会开设各种课程,每年都吸引不少人前来参加课程,也因此培育出不少的针灸师。只不过这些学会都是各自开课,没有系统管理,并且大部分都没有教授中医基础,所以中医药的教育水平普遍偏低。其师资大多是各学会内资深人员担当。目前只有阿根廷中华针灸学会会长孙榕榕医师,每月1次与学会会员一起研讨中医基础概念、最新研究结果等。学会学员大多都是西医医师,并对中医有很大的兴趣,均期望以后能够中西医结合,在当地发光发热。更期盼传统疗法能在阿根廷尽快立法通过,让中医及针灸能真正进驻当地医疗体系。

四、中医药教育办学示范案例

于2018年5月19—20日在阿根廷布宜诺斯艾利斯举办的首届世界中医针灸论坛暨传统医药产业交流大会,由海外华人中医论坛、世界针灸学会联合会、中国医药物资协会及世界中医药服务贸易联合会主办,阿根廷中华针灸学会协办,聚集了世界各地的中医及针灸专家、学者近300位与南美200余位中医师及针灸师,进行了48场讲座及工作坊,讲述各种中医及针灸临床经验。该会议受到了贵宾及参会人员的一致好评。

五、存在的问题

目前存在的问题如上所述:一方面,当地尚未立法通过传统疗法,因此中医药的发展受限。另一方面,中医药教育没有系统性,并且欠缺有水平的师资,影响了中医药的发展。

第七章

欧洲中医药教育概况

第一节 法国中医药教育概况

一、法国概况及其与中国的关系

法兰西共和国由法国本土与海外领土两部分组成,领土总面积为 67.5417 万平方千米,人口大约 6700 万。

从 17 世纪以来,法国政治体制经历了复杂的演变过程,在封建专制、帝国与共和国之间更换,因此提起法国,人们会把"革命"这一词语同它联系在一起。目前法国是一个议会制共和国,但与总统制度非常接近,因此又被称为"半总统制的共和国"。法国的官方语言是法语,货币是欧元,首都巴黎是举世闻名的文化艺术之都。

作为联合国常任理事会成员,法国是仅次于美国、中国、日本、德国的第五大世界经济强国,在农业、奢侈品、旅游、核能、汽车与航空等众多领域都走在领先行列。法国在建立和维系欧盟中发挥了关键性的作用,是欧盟举足轻重的成员。法国拥有数目在世界排名第四的文化遗产,其影响力扩展到全世界,在联合国教科文组织等大型国际组织中,法国都发挥着不可忽视的作用。

中法两国的文化交往源远流长。早在 17 世纪法国传教士就开始了在两国之间的文化信息传递。一些兼有学者身份长期生活在中国的传教士不仅在京城为康熙、雍正、乾隆皇帝在数学、天文学、力学和地理学领域提供了当时最先进的科学知识,而且深入到了像云南少数民族布依族所在的边远深山,至今在深山教堂的弥撒还保留着用法语进行的四声合唱。在华传教士将中国古代的哲学、文学、美学等引进到欧洲,对 18 世纪的法国产生了积极的影响。也就是从那个时代开始,以传教士为主的文化群体开始了对中医的学习和研究,并逐渐形成了以巴黎"利氏(利玛窦)学社"为代表的研究传习中医经典的流派。

19 世纪下半叶,进入工业时代的法国需要为其蓬勃发展的贸易寻求出路。中国富饶的物产和廉价的人力资源吸引力了欧洲工业国家,成为它们强取豪夺的商业目标。当时中国在政治体制方面的劣势已经造成深刻的内部危机,中西政治经济的反差导致了中国在抗衡中被迫签订了一系列不平等条约。这些不平等条约最终使得中国当时的政府和国民对企图占领中国的外国列强产生了极大的不信任感,这一漫长的中法困难时期最终以法国殖民政策在中国的失败而告终。20 世纪初法国政府意识到需要将强势压迫改变为合作,中法两国的文化交流迎来了新契机。法国的大学接收中国留学生,其中如周恩来、邓小平、朱德等成为中国著名的政治人物。1921 年在里昂成立的中法大学,由中法双方共同筹集资金共同管理,为中国培养了大批艺术界、医学界、科学界的优秀人才。

1964 年在戴高乐总统的积极推动下,经过与毛泽东主席和周恩来总理的富有智慧的交流,法国成为第一个承认中华人民共和国的西方国家,在巴黎和北京互设使馆。今天法国已成为中国在全球外交领域的重要战略伙伴,并且是文化、教育、科学与技术领域的强有力合作伙伴。

二、17—20 世纪中医药学在法国的传播

欧洲人 16 世纪末发现中医,归功于旅行者笔录的故事。17 世纪末,中欧中医交流开启源头,出版了用西方语言撰写的第一批有关中医的论文。当时拉丁语是整个欧洲用于学术著作的“科学”语言,所以这些论文大多是用拉丁文撰写的。第一本关于中国脉象诊断方法的书是 1670 年由一位住在广州的法国传教士用法语匿名撰写的。从 17 世纪末开始,通过这些论文和通俗的书籍,欧洲人先前通过旅行者游记所了解的中医,开始被认为是一个真正的系统,而不仅仅是一些技术和具有异国情调的“食谱”,中医因此受到越来越多的青睐并逐渐传播开来。诊脉是中医诊断疾病和预测病情转变的最重要的方法,一批聚集在法国第一所医学院所在的蒙彼利埃大学操持“生命哲学”的法国医师对中医的诊脉产生了强烈的兴趣(泰奥菲尔·博尔德、让雅克·莫尼埃·查邦德、亨利·富盖等),他们从诊脉中汲取灵感来发展自己的理论。1759 年菲力克斯布里多在蒙彼利埃大学通过了第一篇关于中医的医学博士论文。

耶稣会传教士在中医传播的过程中扮演着重要的角色,最初是神父杜赫德百科全书著作的出版,半个世纪之后,法国医师查尔斯雅克·萨杨(1747—1814)与法国驻北京使团传教士让约瑟夫·阿米奥特神父(1718—1793)之间频繁的书信来往也促进了中医的传播。这些书信被一名负责一个科学合作者小组的高级官员亨利·贝尔坦(1720—1792)所保存。在这个科学合作者小组中有一位不得不提到的成员——路易·乌达尔(1761—1795)。他是法兰西学院的成员,负责收集来自中国的信息。法国医师萨杨在长年通信的过程里,向北京的医师提出问题,神父阿米奥特作为中间人,将中国医师的回答最终传递给萨杨。这些信件的大部分内容都涉及中医诊脉。

19 世纪初,法国的汉学家对中医学发生了兴趣。让皮埃尔·阿贝尔·雷慕沙(1788—1832)在他还是一名医学生的时候发现了中医,他撰写了一篇通过问诊进行诊断的论文。这位汉学家的同学弗朗索瓦·阿尔宾(1788—1875)也对一篇关于中医的论文持赞同观点,这篇论文中特别提到了中药学。由于这些知识的传播,欧洲人对中医的兴趣由最初的诊脉很快转向了中药学,随后又几乎全部集中到了针灸方面。然而,如果仅仅具备粗浅的理论知识,没有老师的指导和长期的临床实践,是难以掌握中医医术的。另外还有一个重要的原

因,是缺乏准确的信息来源。这一局面延续到由旅行者、外交官带回来真实有用的第一手资料后才得到改善。例如菲利伯特·达布里上尉(1826—1898),于 1857 年至 1871 年期间生活在中国。他作为法国领事,除了积极参与任职内涉及范围广泛的活动之外,还翻译了 10 部重要的中国医学书籍,出版了一本长达 579 页的书籍对他在华期间所进行的有关中医的工作进行总结。此书后来由蒙彼利埃药学院苏贝兰教授修改并作序。达布里没有对中医进行任何批判性的分析或比较,只是描述了一个对他来说似乎有效且有用的医学系统。达布里之后 40 年,一名 20 岁的年轻汉学家苏理耶·德·莫昂特(1878—1955,图 2-7-1)被派往中国。他最初担任银行会计,随后成为副领事。他对中国文化和中医的兴趣由来已久,从 1929 年开始致力于针灸的学习与实践。在医学界人士的帮助下,他在巴黎的一些医院进行针灸诊治。苏理耶·德·莫昂特的一名学生于 1943 年创建了后来最具规模的法国针灸学会。1989 年法国针灸学会时任会长盖·斯比博士当选为世界针灸学会联合会的副会长。

在中国改革开放之前,西方人只能在其他亚洲国家(日本、韩国)和中国台湾学习中医。从 20 世纪 70 年代末开始,中国接收西方国家的医生在医院培训,并接受留学生在中医药大学里学习中医,这无疑促进了真实知识的传播以及高品质对外教学的发展。由于这些举措,以针灸为先导被欧洲了解的中医开始在欧洲被比较完整地运用和研究。

三、中医药教育在法国的发展

1. 医师与非医师　虽然中医进入法国已有 3 个多世纪的历史,但只是在近几十年中医的医疗活动才开始发展起来。30 年前,有关中医的教学严格限制于针灸单项。一些西医协会组织不同的培训,一部分专门针对西医,另外一部分则向民众开放。法国同其他西方国家一样,有两类不同的医学专业人士在学习中医。一类是医师,他们在获得博士学位后学习针灸,其中绝大多数除了针灸以外,不学习中医的其他课程;另一类是没有经过大学学习的护理人员、护士、物理治疗师等,他们直接跨专业学习针灸。这两类医学专业人士都各自拥有自己专业的协会、联合会和公会,很少交叉。以医师团体来说,有法国针灸协会(AFA)、法国针灸医师科学协会(ASMAF)、法国针灸学校(EFA)、针灸研究小组(GERA)和法国针灸医师协会(SNMAF)。以非医生群体而言,有传统针灸研究文化中心(CCREAT)、传统针灸国家高等教育委员会(CSNAT)等。目前在法国比较大型的中医联盟,有中国传统医药国家联合会(FNMTC)、中国传统医学专业人员法语联盟(UFPMTC)及针灸师独立联盟与中国传统高能治疗师(SIATTEC)。这三个组织后来共同创建了法国中医药联合会(CFMTC)。此外还有两个公会组织,即中医公会组织(OSMC)和法国中医药公会(SFMC)。

2. 中医学大学教育　就西医院校而言,从 1988 年起在波尔多、里尔、里昂、马赛、尼姆、巴黎北部和斯特拉斯堡等地的医学院开始教授针灸,并授予大学校际针灸文凭。与此同时,私立学校继续独立存在,可以视为大学文凭的一种补充,提供中医其他知识的教育,同时获得了更大的受众范围。在 2007 年,大学校际针灸文凭转变为国家针灸文凭。但是这种国家针灸文凭教学目前仅存于 4 所大学(巴黎第十三大学、南特大学、斯特拉斯堡大学和尼姆大学),而且人数急剧减少。例如 2015 年,斯特拉斯堡大学只有 4 名学生注册,很明显越来越少的医师对针灸感兴趣。学习者数量减少存在着许多原因。首先是那些原先只知道针灸的患者现在有了不同的需求,他们正在寻找能够运用所有方法(中药、针灸、推拿等)治疗自身疾病的中医师。单纯的针灸已经不能够满足患者的需求了。其次,法国的医疗保险分为全额报销与部分报销,针灸在之前是属于部分报销,也就是说患者要缴纳一定的费用,剩余部分由私人医疗互助保险报销,这对习惯于"全报销"的大多数患者而言是很难接受的,从而造成了患者来源不足,医生收入减少。再次,在大学里没有专门为针灸教学设立职位,文凭主任是其他专业(神经病学、公共卫生或其他)的教授,一般没有进行过针灸训练也几乎没有参与过教学。他们被指定负责针灸课程,实际上由针灸师在私人诊所执行,教学水平参差不齐。大部分执教的针灸师既不会说中文也不了解中国文化,无法获得完整的中国医学文献,而且每个人只负责一小部分的教学,工资薪酬又非常低,影响了他们的积极性。最后课时数非常少,培训期限 2~3 年,总学时在 278~457 小时之间,再加上临床实习,总共加起来还达不到中国全日制大学教育 1 年的学习时间。

值得注意的是,其他类型的中医教育早已经进入高等医学教育。巴黎第十三大学达芬奇医学院在 1997 年创立了以中医原创精髓为主体教学内容的授予西医博士的大学中医文凭,课程设置包括中国古代天文学与道、易经思维与中医、《针灸甲乙经》与针灸、《黄帝内经》与道家养生、神农本草与方剂学、中医汉语等。这个文凭教育在 2013 年转移到了巴黎公立医院集团最重要的居里医学院,并且 2015 年居里医学院又开创了"大学心身导引文凭"。自 2007 年起,蒙彼利埃大学医学院(图 2-7-2)历经变更,设立了三个大学文凭。2009 年蒙彼利埃大学校长专门为这一中医教学创建了一个为期 6 年的全日制大学教学岗位,并且向非西医医师人员颁发文凭,这都是具有里程碑意义的事件。三个大学文凭包括:① 中医基本理论和诊断学基础知识文凭:这是获得其他两项文凭所必需的第一步。② 中医指导医学与中药学文凭:主要教授中药学和方剂学。③ 中医文凭:定向在按摩与气功。所有这些课程包含 462 个小时的授课以及大约 800 个小时的自学,并在法律层面进行监督和帮助学生为考试做准备。其他培训课程(针灸、内科等)被提议为继续培训的内容。数百名法国和外国学生从这些课程中受益,并获得文凭。但不幸的是,由于主管教授的职位不能连任,蒙彼利埃大学的中医教学于 2015 年转变为私立教学。

3. 私立学校的中医教学　法国的中医教学在私立学校长期顽强地坚持着,这些学校完全没有政府的资金支持或帮助。2017 年一些地区议员为了回应正式承认中医的要求,请法国中医药学术咨询委员会(CAFMC)进行了一项调查,以评估私立学校的数量和资历。法国中医药学术咨询委员会制订了一份培训机构的清单,并且通过法国中医学生联合会(FNEMC)向学生们发送了调查问卷。2017 年 6 月,CAFMC 在分析问卷后提交了一份长达 31 页的关于法国中医私立教学情况的报告,其内容大致如下。

(1)教学机构:最早的中医学校创建于 1975 年,最近的是在 2015 年。过去 6 年间出现了 9 所学校(29%),但是其中有一些在名称或是法律形式上是新建的学校,事实上只不过是旧的机构重新命名、取代或重组。其中专业学校占主导地位(35.5%),其次是单一的股份公司(19.4%)和非营利协会(12.9%)。这三类学校在学校总数占比超过 2/3。许多学校不提供完整的中医教学,仅限于部分课程,或者局限于某些治疗方法(以针灸为主)。有大约一半的学校为已经工作的群体提供继续教育等方面的培训。教师的数额差别从 1 名到 20 名不等,许多学校的教师进行教学活动的时间也有很大的差别。

（2）教学:最短的教学持续 1 年(由 2 所学校提供),最长的是 8 年。大部分教学时间都在 5 年以上(占调查回复的 53.3%)。部分学校因为专业所需而课程安排有所不同。这些学校课程总学时差别很大,通常在 800 学时到 1200 学时之间,而且其中通常包括 300~500 个学时的生物学和西医课程,只有 1 所学校设置了超过 2700 学时的课程。教学主要采取周末或是短训班(4~7 天)的形式。课程安排一般一年 20~30 天,最多可以达到一年 40~60 天,平均每天 7~8 小时。这些学校在中国的实习(平均 15 天)有时会整合到课程当中。30%的学校会提供某种形式的远程教育,但课程的内容与比例不详。

（3）招生与毕业:学校招生不经过筛选,但严格控制毕业生的质量。这可以解释为私立学校受竞争机制的制约,必须遵守市场经济规则,因此尽力杜绝不符合学校利益的毕业生。然而招生不进行筛选还不仅仅是经济原因,更是一种哲学选择。该哲学认为任何的高等教育选择标准(考试、比赛、文凭、分数等)都不能预先判断成功的机会,包括中医在内。因此这个哲学是为了让每个人都有机会,"动机"成为一个重要的筛选标准。几乎所有学校(93.3%)在课程结束时都采用了知识考试系统,但是考试的形式是可变的。

（4）学生及学生生活:半数学校的学生入学水平是没有高中毕业文凭,但事实上,候选人的平均水平(88%)相当于高中教育,其中至少有 20%的学生是没有高中文凭的。被调查人中最年轻的学生不满 18 岁,经常参加中医课程,并同时在其他分校学习。许多老年人在退休之后或是年龄更高时开始学习中医,这个现象说明对中医的学习不仅仅是医学专业领域的学习,对于大多数学习者而言更是同构建个人文化和生活品质相关。在性别调查中显示,女性学生比例居高,尽管因学校不同而比例有所不同,但没有任何一个学校男生占多数,只有少数几个学校表示男女比例在大多数情况下是相同的。另一项对数百名中医从业者的调查显示,这一职业以女性居多,女性占 56%,男性占 44%。占 80%~100%的回复问卷显示,绝大部分学生都有另一种职业。这是因为中医作为一门学科,在学生成熟的过程中,中医与哲学辨识思维水平是互相对应的,没有较多生活经验的年轻人,他们需要自己去进行补充。此外由于中医在法国法律地位的缺失,参与这个看起来不够"安全"的学科领域需要一定的信心和后备。最后一点,相对偏高的教育成本也是学生寻找其他职业的原因。

（5）教学人员:占 80.8%的教师获得过高水平的教育,其中 46.2%拥有硕士学位或同等学力,7.7%拥有博士学位或同等水平,只有 15.4%拥有学士学位。有 66.7%的教师是在面试之后被招募的,有 40.7%的教师是通过文件申请。大多数学校用文件和面试结合的方式招聘教师。有一些教师是在试用期之后正式招募的,或者是最先被招募为助理,经过试用才被正式录用。有 17.2%的学校在招聘教师时会考虑其汉语知识水平,82.8%的学校表示他们并没有考虑到这一点。专业和临床资历经常被认为是最重要的标准。绝大多数教师(占 84.6%)来自一所或多所法国私立中医学校,有 26.9%的教师在一所或多所州立大学特别是在中国接受过培训。此外还有 11.5%的教师是自学成才者。有一定比例的教师在他的母校任教。所有学校的教学团队中都有法语教师,占比 35.7%的学校有一名或多名中国公民。大多数教师(占比 55.6%)享受津贴补助。

四、法国对中医的认同

多年来,在法国从事中医工作的各类人员都意识到需要对这一职业进行规范,并且形成维护自身利益的组织,才能使中医在社会和法律层面被认同。许多个人和机构为此投入了大量的时间和精力。

2015年3月是一个重要的里程碑。里昂私立中医学院院长摩根娜·阿耐士会见了罗讷省参议员米歇尔·傅立斯叶。后者对于没有法律职业地位的中医从业者的状况非常敏感,建议考虑一项旨在认同该职业的法案。作为参议院社会事务委员会的成员,米歇尔·傅立斯叶与该委员会主席阿兰·米隆博士会谈。为了更好地准备这一历史性会晤,摩根娜·阿耐士为该项目的所有代表(联合会、工会和代表性人士)提供合作,于2015年11月6日举行了第一次咨询和筹备会议。2015年11月25日,6位代表来到参议院第一次与米隆主席进行了非常有建设性的交流。米隆主席意识到需要设立规矩使从业者的状况正常化。他认为中医无疑会受到现行卫生专业法律制度的种种影响,但是同时中医又具有与现有法律制度不相关的特殊部分,于是他决定将此档案的监督委托给傅立斯叶参议员。另一位政治人物免疫学家让·路易斯·都兰教授和国民议会议员加入了该项目。因此,罗讷省拥有立法权的两院议员(国民议会和参议院)都被告知并可以参与这个提案。2016年中医的认可进程继续发展,应议员的要求设立了负责筹备不同方面工作的机构,并任命主席领导这些工作。该机构最初设立了5个小组,后来经过调整进行了重组,目前由议员指定的主要组织如下。

(1)法国中医药整合与认知专业联合会:由摩根娜·阿耐士担任主席(第一任主席为乔治·雅各布)。

法国中医药整合与认知专业联合会的主要任务是协调法国中医认识过程的参与者。该联合会长期在政治界和专业代表之间进行沟通,致力于向公众、专业人士和患者提供信息,促进中医药与西医之间的交流。2017年10月,法国中医药整合与认知专业联合会在里昂组织了第一届"国家西医与中医学大会",汇聚了法国政界代表、中国部长级官员以及中医药专业人士、学生和中医用户(图2-7-3)。法国中医药整合与认知专业联合会还协调中国中医科学院同联合会或公会起草文件和出版物。

(2)法国中医药学术委员会:由马业宜教授担任主席。

法国中医药学术委员会由具有公认的大学文凭和资格的专家组成,其任务主要涉及中医的科学和教学问题。它可以接受国家不同机构和职业机构例如公会、联合会等的咨询,或被要求任命专家处理与中医有关的问题。它的主要功能是:① 精确定义中医药,确定其应用及其不同的方向或专业。② 为未来的从业者和教师建立课程模式。参考中医已经获得官方地位的国家的现有模式,必要时根据高等教育的一般标准进行调整。③ 制订验证职业者学习资质的程序,整合在法国或国外学习过中医的人员。④ 审查基础和继续培训课程的质量,以便使学习者获得认证,并且以任何方式核实教学质量。⑤ 定义参考书目以及专业术语。

(3)法国中医药联合会:现任主席为弗洛伦萨·波桑(第一任主席为克里斯蒂·安德莫尔)。

其使命是专门针对中医专业人士,了解在法国执业的从业人员的日常情况,评估他们的人数并保障他们的权利和义务。法国中医药联合会已经成为一个与其他职业的老公会一样的专业组织。

(4)全国中医学生联合会:现任主席为埃洛伊斯·安蒂娅娜(第一任主席为拉斐尔·雷斯韦伯)。

该联合会的使命是将学生和(或)现有的学生社团聚集在一起。它确定了学生的具体需求和要求,并侧重于在已具有专业知识的学生和专业人员之间建立特殊关系。该联合会与中国中医科学院在培训方面密切合作,就选择学校和课程发表意见。全国中医学生联合会还协助学生完成所有的学习步骤,并在他们可能遇到困难的时候提供支持。如今,全国中医学生联合不再被视为一个"点",而是一个联邦,就像现有的专业人士或学校联合会一样。

除了上述组织,还有以下组织为中医在法国的认同做着努力:① 中国医药用户组织:该组织由中医的患者组成,其目的是捍卫患者自身的利益。② 中医智者委员会:其职能主要集中在道德和道义方面。③ 欧洲安全中国传统救济协会:就与中药的商业化有关的部分开展工作。

除此之外,还有一些组织与上述组织一起,都在为中医在法国的整体发展和合法化进行着探索与努力。

五、存在的问题

1. 文化方面 早在 4 个世纪以前,法国就已有了中医的信息。虽然它是在 20 世纪之前发展起来的,只是在有限的方式和某些圈子中,但它确实构成了一种传播,至少可访问图书馆里的文献。还应该提到的是法国是对中国语言和文化进行研究的先行者,如让皮埃尔·阿贝尔·雷慕沙,为法兰西学院的第一位汉语教授,被认为是当代汉学的创始人,这门学科自 17 世纪以来就已经发展起来,主要是在基督教传教士之中。不过雷慕沙是一名医师,他在研究中国语言的同时将他的论文主题确定为对诊断的研究。此外,第一篇关于中医的论文于 1759 年在法国南部的蒙彼利埃大学通过答辩。因此,回顾法国历史传统中的这些优势和中法之间的旷日持久的知识联系,有助于推进中医的发展。法语是继英语之后,对中医经典翻译最多的语言。至今中国医学文献的翻译仍然有许多工作要做,例如《黄帝内经》《神农本草经》《伤寒论》等都可以通过不同的法语版本加深对它们的理解。

目前,法国的中医药教育还存在很多问题,现举例如下:① 忽视中医学科本身的特殊性,仅通过其他社会科学学科,如历史或人类学对中医进行研究,不允许在特定领域培训从业者、教师或研究人员。中医只是被作为文化研究的对象,中医在医疗实践中的重要作用被否定或忽视。② 医学院在意识形态上对另一个医学系统仍然采取封闭态度,中医的整个模式,包括病理、诊断和治疗方法等与西医的思维习惯不符合,从而不被理解和接受。③ 中国、韩国和其他正式存在中医学的国家的中医药大学几乎没有与法国的大学建立真正的合作伙伴关系。中国正式的中医药大学基本上只是与私立学校建立了协议,导致了交流的不对称。

2. 经济方面 在法国,国家承担了公共教育费用的大学,其学费非常低廉(每年约 300

欧元）。而中医药缺乏制度的支持，昂贵的学费由学生全额支付，经济因素成为参与者选择的基本要素。私立学校培训的平均成本为每年至少 2000 欧元，有时甚至更多，再加上必需的旅行和住宿费用，每年的预算超过 3000 欧元。因此，年龄越小越有可能学好中医的人由于资金欠缺，没有办法定期投入全部精力认真学习中医。至于老年人，如果他们有工作，也就有更多的财政资源，但他们没有时间。因此，只需要有限时间和金钱投入的课程，比更长时间和更苛刻的课程更受欢迎。甚至有的大学文凭由于没有国家补贴必须自负盈亏，所有的成本必须由学习者支付。因此，缺乏国家资助、市场经济自我救助等极大地影响了中医药教育。

3. 政治和法律方面　缺少公共资金。对中医感兴趣的大学，由于教学水平的差距，也成为中医融入医院的困难，这同中医在法国缺乏法律地位有关。此外，这种非正常的从业状况意味着数千名执业人员在其活动期间面临因非法执业而被判处罚款（处罚范围从罚款到缓刑）的危险。然而必须承认，鉴于法国每年要处理数百万起法律纠纷，起诉中医的数量相对较少。事实上，越来越多的患者认为中医是西医失败的替代品，或者是他们日常医疗的补充。患者也赞成扩大他们可以接受的护理服务，增加他们治愈或缓解疾病的机会，特别是他们不满意西医仅提供某些慢性疾病的解决方案，因为这对于他们来说这是一种不完整、不负责的方案。

此外，起诉非法行医往往不是来自患者，而总是来自医疗界或公共行政机构的公司或者机构。这些事件对医学界、司法机构以及整个国家形象都是有害的。当"犯罪"形式在人民的支持中获益，立法者有责任冷静地考虑法律的正当性。正是在这种背景下，议员们启动了上一段提到的立法程序。

中医药的教学和实践目前在法国处于过渡阶段，如果法律草案获得成功，将会为上述困难提供一些解决的方案。

第二节　德国中医药教育概况

一、德国概况

德国是欧洲大陆的一个独立国家，是欧盟重要成员国之一。德国有 16 个联邦州，每个州都有自己的地方政府，首都柏林。

从国内生产总值（GDP）上，德国是欧盟最大的经济体，也是世界第四大经济体。2015年，德国成为世界第三大进出口国，跻身全球高度发达国家行列。德语是其最主要的母语。

二、德国中医药概况

在过去的 20 年中，中医药在德国得到了长足的发展，并且已经成为一种被广泛接受和认可的补充治疗方法，受到具有良好教育背景和信息素养的患者的青睐。

目前，德国拥有大约 60000 名针灸师。这一数字当然并不能说明有多少医师在治疗过程中只是用针灸或者中草药,有多少医师同时还会使用其他补充治疗手段。理论上讲,在德国每 120 名居民就有 1 名能够接受到针灸或中医药服务。

第二次世界大战之后,针灸从法国传入德国并发展成为一种补充医学,当时是由一些犯人将针灸带到了德国,其中奥古斯特·布罗德［德国中医药协会(AGTCM)创始人］和格哈德·巴赫曼［德国医学针灸学会(DÄGfA)创始人］在法国时接触到了针灸。

德国目前可能拥有更多规模非常小、仅在其开办地具有一定影响力的中医药组织,但全国而言,目前有 3 家主要中医药组织在德国中医和针灸行业具有举足轻重的角色,它们分别是德国医学针灸学会(DÄGfA)、中医学会(SMS)、德国中医药协会(AGTCM)。

1. 德国医学针灸学会介绍　德国医学针灸学会由格哈德·巴赫曼于 1951 年创立,他第一次在巴黎学习了针灸技术。如今,该组织成员已达 8400 人左右。德国医学针灸学会只接纳医师成为其会员。该组织声称可在针灸实践、理论,以及科研方面提供高水平的培训。

德国医学针灸学会在德国 10 个城市设有基础针灸培训点。基础培训共计 200 学时,经过培训且顺利通过考试的医师将会获得针灸专业硕士研究生规范培训的机会。如果医师希望自己患者的诊疗费能够由社会医疗保险支付,他们另外还必须参加一次为期 80 小时的心身基本治疗和 80 小时的特殊疼痛治疗培训。另外,医师每年还必须参加 4 个研讨会,讨论患者病例。

另外,德国医学针灸学会还开设有共计 230 学时的“德国医学针灸学会针灸大师”的资质培训和 300 课时的“德国医学针灸学会东亚医学大师”的培训班。

这些课程共分为八个模块,模块 I 至 V 为中医理论讲授与实践培训,模块 VI 至 VIII 主要包括中药、气功、推拿、营养学以及日本汉方医学。

此外,德国医学针灸学会还开设有中医和针灸特别高级培训课程。

2. 中医学会介绍　所有与中医相关的医师,或其他所有与推拿、气功、太极及与营养学相关的非医治疗师,以及所有对中医理论感兴趣的人都可以成为该组织成员。目前该组织有成员共计 1200 余人。该组织致力于德国中医药事业约 40 年。只有针灸师和中草药医师才有资格获得该组织的会员资格。他们开设的推拿、气功以及营养学等相关课程培训同时也对非医治疗师开放。

该学会的针灸培训课程共计 200 学时,为期 24 个月。该学会的草药医学培训课程共计 240 学时,为期 24 个月。另外,中医学会还提供 120 ~ 144 学时的中医诊断学及其基础知识培训。

中医学会举办的研讨会一般为 2 ~ 6 天。另外,该学会还会举办中医药某些领域的工作坊,主要包括实际科学研究、临床经验分析,以及中医文献翻译等。

中医学会还开设了认证中医师项目(CPC)。因此,在上述培训学时之外,学员需要再参加 100 学时的培训。

3. 德国中医药协会介绍　德国中医药协会成立于 1954 年,目前拥有 1700 余名会员。该协会面向医师、健康服务人员以及其他对中医药感兴趣的人群。该组织是世界针灸学会联合会、世界中医药学会联合会以及欧洲中医药学会联合会成员单位,并与成都中医药大学建立了长期合作关系。

　　该协会的学员只能在德国中医药协会附属学校参加中医药培训,而且必须是已经完成了西医医师或健康服务专业的学习,这也就意味着这些学员已经花费了 3~6 年的时间学习健康科学。

　　中医基础课程包括中医历史与哲学基础,经络系统,五行、生理学与病理学,中医诊断学与八纲辨证,脏腑综合征、生理学与病理学,穴位与针灸技术、艾灸及火罐,治疗策略,营养学,综合征中西医结合诊断。

　　无论是针灸、草药医学,还是推拿,其课程设置上都结合了学术基础与实践技能。

　　在基本技能的学习过程中,根据道德原则,学员们还可以提高自己与患者之间的交流沟通能力。这种培训是以小组形式开展,每个小组由 4 名学员组成。每位学员必须照顾一名患者,并由其亲自诊疗,把脉、观察舌苔,每个步骤都要在导师的监督下进行。在开始施针之前,学员需要与自己的导师讨论患者的病案,并结合穴位组合,选择正确的施针穴位。针灸过程同样要在导师的监督下进行。另外,学员还必须记录下自己与患者的所有交流以及其他相关方面的情况,这项工作同样也是在导师的监督下开展的。

　　每个学期结束之后都会有一次笔试,考试内容包含上学期的课程内容。

　　为期 3 年的正确针灸选穴定位基本课程学习结束之后,学生需要:① 参加一次笔试。② 提交一篇不少于 25 页纸的论文。③ 撰写一篇患者病例分析报告。④ 或者参加一次大约半小时的口头考试,考试内容必须是病例分析。

　　因此,德国中医药协会是全德提供最广泛、最全面的中医药教育服务的组织之一,根本原因在于该协会拥有超过 40 年的丰富的中医药教育经验。

　　德国中医药协会所有会员都必须不断接受继续培训和继续教育,其开设的高级培训项目全部由国内外经验丰富的专家授课。每完成一次培训科目,会员将会获得相应的学分,获得培训学分的会员将会被永久列入德国中医药协会官网上发布的注册治疗师名单。此外,如果他们向德国中医药协会秘书处咨询、寻求指导时也可以得到特殊考虑。

　　另外,德国中医药协会还专门设立了一个委员会,负责监督附属学校的教学质量标准。这些措施确保了所有培训科目考试具有较高的水平,各学校之间的培训具有可比性,且学校的学分系统得到了及时更新,委员会的监督范围涵盖德国中医药协会附属学校高级培训课程的每一位教师。

　　在几十年的发展中,德国中医药协会及其主要成员因其丰富的个人关系,已经建立了广泛而丰富的国际合作关系网络,因此学校也获得了不断提高基础和高级培训标准的动力源泉。这种国际合作关系网也成为学校科学研究的重要载体,为验证和改进中医理论以及实际治疗途径提供了许多机会。

三、问题与困难

　　虽然中医药已经在德国立足并占有一席之地,而且上述 3 个协会的培训标准也具有相当高的水平,但是在西方医学占绝对主导地位的德国,人们对中医药的认知和接受还面临很多问题与困难。目前,中医药仍然不能被广泛纳入健康保险支付范围。政府健康保险只承认和支付医院的中医药诊疗费用,而对私人诊所提供的中医药诊疗服务依然不愿意认可和支付。

而大多情况下,健康从业者都是在自己的小型私人诊所工作,这当然也包括许多医师。德国只有少数医院提供中医药诊疗服务,在那里医师和其他医疗从业人员可以一起共事。到目前为止,全德只有一家医院的中医药诊疗费用获得了政府医疗保险的认可。

西医医院很难接触到针灸或中草药,而且西医医师大多不愿意与中医师进行跨学科接触。

第三节　英国中医药教育概况

一、英国中医药教育发展历程

在英国,中医药的主要部分针灸和中药,常常被分开而论。因为,针灸较中药更早进入英国,而且按照西方人的观念,针灸可以看到有形的针具,比起内服中药更为安全;相对中药而言,针灸较为容易学习和掌握,他们把针灸穴名改成按每条经络的顺序而编号,以便于记忆;加之西方人喜欢尝试有刺激性的活动,所以针灸更易被英国人接受。

在20世纪60年代时,第一批英国本土人到中国学习针灸,回到英国后开起了自己的针灸诊所。当时的诊所,与西医家庭医师开的诊所相类似,一般在较安静的街道,很有自然疗法的特色。后来其中有的针灸师办起了私立的针灸学校,最早的是里明同斯巴五行针灸学校。由于有部分英国针灸师主要掌握了中医理论五行学说这部分,所以后来培养了很多五行针灸师。到了20世纪90年代,由于多家英国大学开设了针灸系,后来这个五行针灸学校关闭了。

中药是在20世纪70年代,第一批中国的中医来到伦敦和曼彻斯特的唐人街开了中药店。因为英国有西草药师,西草药从亨利八世国王开始立法,所以英国人有用草药的习惯,为了使英国人容易接受中药,很多中药店称 Chinese Herbal Centre 或 Chinese Herbal Medicine,这使中药包含动物药和矿物药的含义消失了,也给在这以后和现在的中药管理和立法带来了隐患。

20世纪60年代针灸由英国人引入,20世纪70年代中药由中国人带到英国,这就是中医药在英国的萌芽阶段。

由于英国的气候多阴雨寒湿,夏天不热,人们的腠理常年闭合,加之饮食习惯多奶制品等高热量食物,英国湿疹等皮肤病很多,西医对之无根治方法,只是外用激素药膏治其标,严重者内服抗生素和激素。瘙痒严重的孩子,全身及双手都用白纱布衣绑着。然而,中药对湿疹有非常明显的疗效,而且能治其本,一时间,中药被英国公众认为是神奇的茶。在20世纪80年代末、90年代初,英国媒体大量报道中药治疗湿疹的特殊疗效,英国公众也纷纷开始运用中药而追求回归自然健康,这是中医药在英国的发展阶段。

到了20世纪90年代中期,中医诊所在英国各城市的主要街道犹如雨后春笋般地出现,有的公司把中医诊所开到了每个城市繁忙和豪华的商业中心,有的公司在3~5年中开设了100~200家中医连锁诊所。当时,英国政府对中药没有管制,减肥茶、人参蜂王浆等需求量很大。在这中医诊所发展的鼎盛时期,英国有十几家中医大学都开设了针灸系和中药系。

由于发展速度快,有的在豪华购物中心的诊所装修豪华,费用昂贵,也许过于注重了硬件条件,导致经营困难;另一方面,有些个体的小诊所由于经济实力跟不上,条件设备又过于简陋。从中医师的教育背景方面看,大多是中国中医药大学毕业的正规军,也有临时上短期班学成的,有西学中的,也有在当地英国私立中医学校和公立大学中医系毕业的,在这种良莠不齐、无序竞争的状况下,英国公众感到困惑,英国政府也开始关注中医药行业。首先英国政府准备将对中草药的管制加入欧盟草药法,自 2004 年开始,经历了 10 年的咨询阶段,2014 年正式实施。因此目前英国不再允许中草药进口,这样很多诊所就出现了"巧妇难为无米之炊"的状态,加之 2008 年的全球金融危机导致了英国经济的滑坡,英国看西医是全民公费医疗,而看中医是要自费的,因此很多中医诊所也逐渐关闭,公立大学的针灸、中药系也都结束了。

经过大浪淘沙之后,现在英国生存下来并持续经营良好的中医诊所一般是以中医疗效为主要生命力,同时要求中医师具备英语流利、善于与患者沟通交流、有经营意识等综合能力的中医人才,目前英国的中医诊所趋于一个平稳发展的状态。

二、中医药教育成绩

随着中医诊所的减少,英国公立大学的针灸、中医系几乎全部关闭,目前只有威尔士格林顿大学和林肯专科学校还教针灸。私立中医学校主要有英国淑兰中医学院、爱生德中医学院、里丁中医学院、北方针灸学院,其中前两者主要由中国旅英中医开创,与国内的中医药大学联合开展中医药高等学历教育工作,授予本科、硕士、博士学历;后两者为英国人创办,他们主要与英国的大学合作,授予中医本科、硕士学历。这些学校均可独立培养针灸、中药专科学生。因英国对中医尚没有立法,故学生掌握中医理论和临床知识后,通过加入专业学术组织便可参与保险从而可以行中医治疗。

英国中医的办学规模相比中国的中医药院校来说是很小的,一般每年针灸班可招收 15~20 人,中药班可招收 5~10 人,专科针灸一般 2~3 年,中药班也是 2~3 年。英国中医办学的师资力量相对来说还是很有实力的,因为英国曾经是中医的天堂,有 2000 多名中国中医药院校毕业的具有本科、硕士、博士学历并有临床经验的中医来到英国,其中不少具有中医教学能力和经验的中医,欧洲其他国家的中医学校的师资,有一部分是从英国聘请,但是英国的中医老师仍然居住在英国,每个月 1~2 次飞到欧洲其他国家教学,例如爱尔兰、荷兰、波兰等。

在英国,私立中医学院或在公立大学设立的中医系,一般有 2~3 位全职的讲师、2~3 位管理人员,其他各科老师多为兼职,有课时才来上,不上课时都各自忙自己的诊所,这样的好处是,老师一般都有自己的临床经验,结合理论上课,学生感兴趣,也学有所用。

学生毕业后一般都是自谋职业,主要是自己开诊所,有的全职,有的兼职,也有在学校讲课的,还有一些学生毕业后转行做其他工作。

三、中医药教育办学示范案例

在英国,私立中医学校的开创者一般是个中医师,而且只有在诊所成功,患者较多的情况下,有一定的经济实力和充沛的精力才有可能开拓中医药教育事业,因为这里的办学是自费的,需要对中医的热爱和对事业执着的追求,才能利用自己门诊之余在周末给学生上课。

中医药教育对英语水平要求较高,所以中国人开创的中医学院主要有以上提及的两个学院。

英国淑兰中医学院由汤淑兰教授于1993年创建于英国曼彻斯特。25年来,该校一直秉承中医学精华,在英国和欧洲致力于中医学的教学和传播工作,成功培养了大批西方中医师,特别是在中药方剂的教学和临床运用方面具有独特的风格。从课程设计到教学方式和临床实践方面成绩卓著。汤淑兰教授崇恩师王绵之教授"思求经旨,演其所知,药必地道,制必精工"之旨。在古代经典方剂的基础上,根据现代西方中医门诊多发病、常见病,创立了一系列有效的方剂,例如治疗花粉病的防风辛夷丸、治疗骨关节炎的寄生归莫丸等。该校集经典、创新、现代、灵活、有效等为一体,经历了英国中医发展过程中的萌芽、发展、兴盛、无序竞争、大浪淘沙、萧条、复苏、平稳发展、展望未来等不同阶段,始终保持顽强的生命力和极高的声誉,成为英国乃至欧洲中医界的品牌(图2-7-4,图2-7-5)。

该校于2015年与南京中医药大学合作(图2-7-6),乘"一带一路"之东风,联合培养海外中医药高等学历教育,现在,该校除以本土学员为主的中医针灸、中药、推拿等专科课程外,还有面对美国、新加坡、法国、德国、瑞士、意大利、荷兰、波兰、爱尔兰等各国留学生的中医本科、硕士、博士学历教育。2016年春天,中国中央电视台对该校的高等学历教育和各科的洋学生做了专题报道,受到高度评价。

英国淑兰中医学院环境优美,独成一座,学生在轻松愉快的氛围中学习和感受中医学和中华文化的魅力,吸引着各国的求学者。

英国淑兰中医学院同时致力于社会奉献,成功主办了3届曼城国际中医大会,得到了英国政府和中国驻曼城总领事馆和伦敦中国大使馆的大力支持。2018年5月,英国淑兰中医学院获得了曼彻斯特总领事授予的特别贡献奖。

2018年6月,英国淑兰中医学院获得了江苏省中医院授予的国际远程医疗与教学合作中心,以及江苏省侨务办公室授予的海外江苏之友中医联络中心的两大荣誉挂牌,肩负起了在英国、欧洲和海外传播中医药文化的更大使命。

2018年6月英国爱生德中医学院与广州中医药大学签订了合作培养中医硕士、博士高等学历教育项目。

英国的私立中医学院自身的力量是有限的,与中国的中医药大学合作是未来发展的希望,也是将原汁原味的中医药教育渗入到英国中医药教育中的一个重要途径。

第四节　意大利中医药教育概况

一、意大利概况

意大利位于地中海的中心地带,与法国、瑞士、奥地利、斯洛文尼亚、圣马力诺和梵蒂冈接壤。意大利的面积为 301338 平方千米,主要是温带和地中海气候。意大利拥有 6100 万居民,是欧盟人口第四大的成员。

意大利被认为是西方文明的发祥地和文化超级大国。意大利一直是国际影响的起点,如大希腊、罗马帝国、罗马天主教会、文艺复兴、复兴运动和欧洲一体化。在历史上,这个国家诞生了大量的名人。意大利文化的著名元素是它的艺术、音乐、格调和标志性的食物。意大利是歌剧的发源地,对几代人来说,歌剧的语言是意大利语。在意大利,流行的口味偏好喜剧。

这个国家有几个世界闻名的城市。罗马是古罗马帝国的首都,也是罗马教廷的所在地。佛罗伦斯是意大利文艺复兴的发源地,也是欧洲文化的发源地,还是歌剧的诞生地。其他重要的城市如都灵,曾经是意大利的首都,现在是世界上最大的汽车工程中心之一;米兰是意大利的工业、金融和时尚之都;威尼斯以其错综复杂的运河系统吸引着来自世界各地的游客,尤其是在威尼斯狂欢节和双年展期间。

意大利是迄今为止联合国教科文组织世界遗产最多的国家,据估计,该国拥有世界上一半的伟大艺术珍品。总的来说,这个国家大约有 10 万个纪念碑。

二、中医药教育发展历程和教育成绩

意大利的中医药教育因其国家的历史、社会和文化特点而具有特殊的特点。在意大利,仍然缺乏接受 WHO 和欧洲议会多次表示的指令来安全实施所谓的"补充医学"的国家法律,因此缺乏全面的中医药教育与实践。因此,中医药教育与实践的框架显得分散,中医药教育整体上难以实现,包括基础理论知识、哲学经典文献、针灸研究、艾灸、推拿、气功、养生技术、食疗和中药疗法。在意大利接受过不同治疗方法培训的专科医师很少,而那些已经在中国大学完成培训的专科医师,只有留在中国学习,才能加深他们的知识。由于针灸、推拿、气功养生、中药方剂的传播与发展在意大利有着不同的历史和特点,因此现将其分为三个部分介绍。

1. 针灸教育发展历程和教育成绩　与其他学科如推拿、中草药等相比,针灸是发展最好的。1972 年意大利电影导演安东尼奥尼被中国政府邀请拍摄由国家电视台(RAI)于 1973 年在意大利播出的"中国 China"纪录片。当时在中国,这部纪录片受到了"文化大革命"的影响没有播出。这部纪录片向世界展示了中国医院针灸麻醉的外科手术。从那一刻起,意大利对公众和医疗健康世界的针灸疗法越来越重视。针灸教育问题得到了广泛的重视,有了众多的学校和学院的存在;更多的公共卫生接触和认可针灸,针灸成为更多的交流培训、国际研究,以及卫生系统的整合项目。

意大利国家卫生研究院意大利中意联合实验室(JoSIL-TCM)科学协员 Alice J Fauci 介绍了针灸领域的培训现状。

2. 推拿、气功、养生方法　推拿和气功的传播时间比针灸更晚一些,于 20 世纪 90 年代后期才成立了推拿气功学校联合会,以推动推拿和气功学科知识的传播,为培养从业人员制订标准。在推拿气功学校接受培训的从业人员这一工作从 2000—2010 年间开始运作,其在广泛的推广中更注重的是:整体观念、从整体角度看人的健康,以中医为榜样。在这 10 年中,化学药物副作用的危害意识在民意中日益增长。为了满足人们以自觉的方式和自然的方式来维护健康的需求,业界开创了一个新的专业——"生物自然学科"(DBN),并对自然疗法加以定义(自然疗法、反射疗法、芳香疗法、色光疗法、指压、瑜伽等),且可以通过三个共同的基本原则来认识:① 充分表达活力,任何人在任何年龄、社会状况、福祉状态下的独特和不可重复的特性。② 作为不可分割的重要实体(整体)方法。③ 专有技术,工具和天然产品的使用。

在这 10 年的过程中,许多法案在区域一级提交和批准。"生物自然学科"从业者的能力、技能、专业知识和培训要求由区域法律委任的专家委员会确定,特别是在托斯卡纳、伦巴第和特伦蒂诺地区。推拿、气功、中医养生方法(如艾灸、拔罐)属于生物自然学科范畴;但是尽管各地区对生物自然学科的治疗方法进行了大量的尝试,"生物自然学科"的法律仍然只在地区一级,没有任何国家立法被批准。

2013 年,意大利颁布了 2013 年 1 月 14 日第 4 号法律,即"关于未按规定和学院组织的职业规定"。如今,那些从事自然科学工作的人可以自由操作。就传统中医而言,这当然意味着以推拿、拔罐、气功等全面中医方法运用的中医药学科,在中医学的各个学科中具有了新的视野。事实上,这部法律的实质是在一定程度上增加了在意大利学习中医药的可能性,并为许多潜在的学生扩大了可能性。它是养生技术发展的法律保证。因此我们可以说,推拿、气功养生这样一个非常古老的科学已经成为一个崭新的职业。实际上,新法律建立了一个专业协会的官方认可制度,这些专业协会是最近发展起来的,需要在特定的登记册上登记。根据新法,于 2003 年在罗马成立的推拿气功医师专业人员协会,在经济发展部网站上发布的新职业协会名单上得到认可和登记,从中可以看到其对推拿、气功医师人员的专业介绍。

"气功专业从业人员(中国的再平衡练习),是为了维护人的健康状态,提高生命力。从业人员以团体或个人的方式教授技能的质量和数量,意念式呼吸和正确的心理状态的技巧和练习。练习可以在运动中,或者以直立姿势坐下或躺下。这些练习的基础是中医气理论的成效。施术者还可根据传统中医理论建议正确的生活方式。"

"推拿的专业从业人员是中国传统的一种非侵入式手法技能,其目的是为了保持人的健康状态,激活重要功能的再平衡能力,通过指压技术和方法刺激特定点和能量通道,以有节奏的方式调节或因人而异施以不同治疗。从业者还教授自我治疗技术和能量平衡练习,并参考传统理论传授正确的生活方式。"

养生技术领域的倡议是多元的、广泛的,旨在在一个受到严重污染的环境里,为人们提供了一种以自然健康的方式照顾自己,并与自然结合的方式。

但是,在公共卫生领域,推拿气功养生仍然是零星的,好在近年来在公立医院和地方卫生单位的治疗方案中,特别是在肿瘤领域,出现了一部分气功实践。托斯卡纳地区提供了一个高效整合国家卫生系统的例子。托斯卡纳地区综合医学中心的实践为这一领域提供了经验,虽然结果不容乐观,存在较大的上升空间。

3. 中草药和配方　与针灸、推拿、气功养生相比,中草药的配方更少。中草药缺乏的不是越来越多的公众利益,而是专家的培训。在意大利,中药的药品供应不是很好。人们可以在大城市找到中国医师开设的中医药店,但极少可从意大利药房,或通过互联网找到中草药和养生食品。与西方化学药品相比,中草药产品价格昂贵,而且,由于中草药产品不在药店里投放,人们不禁会怀疑产品是否符合所有的卫生规定,是否受到控制,是否符合生产的标准。

尽管存在这些问题,但在 20 世纪 80 年代,一些意大利籍针灸医师对中药学非常热衷,并开始通过在伦敦,然后在美国,甚至在中国参加相关课程来学习和深化这门学科。我们收集了卢西奥·索特(Lucio Sotte)博士的阐述:"这些医师开始在意大利博洛尼亚、米兰和罗马的针灸学校组织第一门中药学的课程。20 世纪 80 年代,他们开始在意大利和圣马力诺经营对意大利进口和销售的中药学产品(包括药材和专利药品)。产品的可用性是改善和优化该学科实践和传播的一个机会。"1991 年,意大利博洛尼亚中医药学院与广州中医学院签署了第一份中国药理学谅解备忘录,并在随后的几年中签署了其他协议,邀请了许多中国医师到意大利访问,请中国医师教授中药学和相关的临床实践。

1992 年,意大利中医药理学会成立,旨在促进中药学的研究、传播,以及与其他传统药理学和生物医学的融合。意大利中医药理学会编制了一份中药学补救办法和食谱的列表,这成为参与学校组织药理学课程的基础和在各种大会上传播这门学科的知识,为促进中药学在意大利的研究、教学和实践发挥了根本性的作用。《意大利中医杂志》翻译的中文文章中有一半以上是有关中药学的研究、临床试验的内容。20 世纪 90 年代和 21 世纪初,意大利的中药学在教学、出版和临床实践领域取得了更广泛的传播和巩固。

三、佳达学院——意大利与中国之间的桥梁

意大利高级中医学院佳达学院是与北京中医药大学合作的中医学院,于 1990 年在罗马成立,这是中国第一家在意大利开设的中医药综合教学和临床中心。学院于成立之时,即受到普通民众和医疗卫生人员的热烈欢迎,引起了众多媒体的关注。从 1991 年开始,佳达学院开始在中医的所有领域组织教育和培训,其项目包括针灸、推拿及相关技术,中药和方剂等。从那时起,学院每年都设立中医药培训班,至今已培养了近 3000 名传统与辅助医学领域的专业人才。

从其教学经验开始,佳达学院就与中国紧密相联。由于有了合格的口译和笔译翻译人员,学院发表了直译的中国中医药大学使用的教材,并把汉语教师课程翻译成意大利语。时至今日,学院的学习材料共有超过 3000 页的内容,并有网络平台供学生使用。

从 1994 年开始,何树槐教授开始在佳达学院任教,并于 1997 年与王淑兰教授一起开始了新的科学方向,为针灸推拿及相关技术、中药方剂等方面的医学专家和从业人员的培养做出了巨大贡献。何树槐教授还积极参加世界中医药学会联合会及其教育指导委员会的相关会议,2014 年佳达学院正式加入世界中医药学会联合会。2008 年在天津举办的由世界中医药学会联合会主办的首届世界中医药教育大会上,何树槐教授介绍了佳达学院的教学法,并强调在教学上始终贯彻早实践、多实践、反复实践的方针。

佳达学院组织了多次赴中国的考察(2000 年西安,2005 年、2010 年天津,2014 年北京),并于 2015 年与天津中医药大学签署了合作协议。2016 年和 2017 年,佳达学院的意大利学

生和教师代表团参与了在天津中医药大学国际教育学院和第一附属医院的研究。

2000 年，与中国科学院合作的汉学家齐梅莉由于地区性的财政贡献，开设了 CHINALINK 文化中心，为佳达学院提供了一个位于市中心的新地点，使得学院的教学内容中丰富了气功领域和整体技术领域的新内容，深化了中西医结合研究和医学院校综合研究的视野。

2003 年，佳达学院与罗马医师和牙医学会合作组织了"中医和西医整合可能与比较经验"研究，并在国会内举办了一个研讨会，由公共医疗领域的卫生单位组织开展耳针在药物依赖性治疗中的应用。

2006 年佳达学院扩大了它的兴趣领域。为了探索古代智慧与现代人类之间、西方与东方思想之间的关系，该学院开设了一个名为"道灵"的实验室。

历经约 30 年，今天的佳达学院是一个综合研究和培训中心，通过针对不同专业人士的具体学习计划，为医师和从业者提供培训课程。其中医培训分为针灸，推拿及相关技术，气功，饮食和中药，养生整体技术五个独立的课程。每门课程都包括对中医基础理论的研究。此外，在佳达学院，学生还可以参加中国传统文化和语言的学习。

四、存在的问题

在意大利，中医药的发展正在迈进。在欧洲约有 1 亿人使用补充药物，而根据 2017 年的相关数据，意大利从 2000 年到今天，补充医学的使用者已经翻了一番，从 600 万增加到 1200 万。从总体上看，人们意识到预防的重要性以及中医和气功养生技术在维护健康方面所起的作用，从更广泛的意义上说，是人们意识到真正的健康是"身心健康，不仅仅是没有疾病或者虚弱"[①]。但是，意大利关于中医药的立法和官方水平还不够。实施针灸的可能性应该通过合格的专家来承认，还要通过适当的国际认可资格认证计划。针灸、推拿、气功、养生技术的实践应该达到国家卫生体系更高水平的整合，使更多的人有机会使用中医疗法，保证全民可自由选择治疗方法。

欧洲议会（第 75/97 号决议）和欧洲理事会（第 1206/99 号决议）呼吁"保证公民有最广泛的治疗选择自由和使用高水平、无害、高质量和有效的药物，请会员国规范补充药物的地位，以充分保证将其纳入国家保健服务"，这些指示在意大利尚未完全实施。

第五节　瑞士中医药教育概况

一、瑞士概况

瑞士何时开始引进针灸治疗的历史不详，但在 20 世纪 60 年代就有医师开展针灸治疗。在瑞士，针刺作为一种外物进入人体的治疗手段，非医师或非专业人士是无权操作的，但瑞

---

① 此为 WHO 关于卫生的定义。1946 年 6 月 19 日至 22 日在纽约举行的国际卫生大会通过 WHO 章程序言；1946 年 7 月 22 日由 61 个国家的代表签署，并于 1948 年 4 月 7 日生效。

士各个州对针灸许可执照的颁发有极大的自主权,如外阿彭策尔州(Appenzell Ausserrhoden)对各种自然疗法放开,如果有 3 位瑞士西医师担保,非医师者可被允许在本州做中医针灸治疗。

2017 年 11 月 8 日相关人士采访 83 岁的散有莲女士,她于 1977 年在外阿彭策尔州首府黑里绍市(Herisau)开了该州第五家中医诊所,她翻出当年许多病案,多数疗效甚佳。如一位 23 岁多发性侧索硬化女患者,坐轮椅 2 年,针刺 16 次可站立步行,追踪 3 年,该患者生活正常且已成家生育;一位 50 岁的银行律师太太,因病因不明的持续性腹痛难忍,3 次手术后症状未见改善,针刺 1 次后即能入睡,针刺 6 次后疼痛消失。她的医技赢得百姓、医师的极大尊重,1978 年作为特殊人才被苏黎世州卫生局特批,获得苏黎世州针灸行医资格,是第一位非西医师从事中医针刺的医师。

1980 年,田从豁教授受中国人民对外友好协会邀请前往瑞士日内瓦总医院,参与抢救成功 1 例当地西医已经束手无策的心肺衰竭性重症咳血的病危患者(旅瑞智利著名画家何塞·万徒勒里),当地报纸对此以"中国的神奇疗法"进行了报道,时值西方世界"针灸热"兴起,遂引起瑞士与 WHO 对针灸的重视,这一事件可视为针灸在瑞士传播的分水岭(图 2 - 7 - 7)。

经过半个多世纪的发展,中医诊所遍布瑞士的大城小镇,中医在瑞士实际已作为一种正式的医疗服务形式纳入瑞士联邦宪法,然而中医师职业却未作为瑞士大学文凭医务人员(Universitären Medizinalpersonen,现有医师、牙医师、药剂师、兽医师和正整脊医师 5 种职业)进行注册管理,而属于最重要的补充替代疗法之一,只有治疗师的地位,由瑞士红十字会作为国家卫生工作人员的一部分进行注册管理。

瑞士中医药教育发展水平不高,目前没有大学层次的系统教育,专门的教育机构多为职业学校,主要目标是培养治疗师,层次最高仅相当于中国的大专水平。这也是中医药在瑞士未被列入大学文凭医务人员系列的重要原因。

在瑞士,医疗保险分为基本保险和附加保险两种。依据瑞士医疗保险法,只要是在瑞士居住的人都必须购买基本保险,而附加保险可自愿购买,主要用于报销一些附加的舒适医疗或一些补充替代疗法(如中医、顺势疗法等)。目前在瑞士,只有西医师针灸才能从基本医疗保险报销,中国中医医师或者中医治疗师针灸治疗只能从附加医疗保险报销。

二、中医药教育发展历程

1976—1992 年德国医学博士施诺仁伯格(Schnorrenberger)教授在瑞士巴塞尔大学医院给医学生开设针刺讲座,1997—2001 年任瑞士巴塞尔克什加藤(Kirschgarten)疼痛医院中医和补充医学科主任,1998 年与中国台湾地区的中国医药大学合作成立欧洲立夫国际中医学院(LICCM),开展中医学士和硕士课程教育,2000 年第一批学士生毕业,2001 年离开医院自设门诊及中医教育,近年因健康原因门诊关闭,中医教育也趋停止。

1980 年,乔斯特·布哥(Jost Boog)在瑞士苏黎世成立了个人公司——曼萨格发什楚生物医药公司(Massagefachschule BIO - MEDICA)。至 20 世纪 90 年代,李一明及齐凯教授按照中国中医院校大专要求为学校编写出《中医基础理论》及《中医推拿》教材,亲自培养了第一批一年制中医按摩师,这是瑞士最早个人开展中医药教育的机构。

1986 年,Hamid Montakab 博士创立了瑞士最早的针灸和亚洲药物教育机构基威(Chiway)学院。

针灸在瑞士真正开始大规模发展始于 20 世纪 90 年代,瑞士公司开始与中国机构合作,开设中医诊所,引入中国中医医师,如国家中医药管理局传统医药国际交流中心于 1996 年成立瑞士传统中医药国际股份公司。

同时,瑞士中医药教育由专业教育逐渐发展出普及教育,中医养生内容开始传播开来。1996 年在中国昆明市赠送瑞士苏黎世市中国园亭的庆祝活动上,李一明教授以中医文化和健康生活习惯为主题做了"健康饮食"讲座,瑞士影响最大的德文报纸《新苏黎世报》以"沙拉放在微波炉"为题目进行了报道。同年齐凯教授在苏黎世教育学校向百姓以"健康居住"为题目做了演讲,人数超百人。

1999 年 7 月 1 日,瑞士联邦内政部规定中医药等 5 种补充替代疗法作为试点被纳入瑞士基本医疗保险偿付范围。6 年后因无证据显示上述疗法的经济、有效和适宜性,瑞士联邦委员会于 2005 年将它们(针灸除外)从基本保险偿付中剔除,其治疗费用只有购买了附加保险才能从保险公司报销。瑞士支持自然疗法的团体和民众联合起来,提出了将中医等补充替代疗法列入基本保险的议案并取得成效,在 2009 年 5 月 17 日全民公投中以 67.0% 的瑞士选民支持率优势通过。然而要真正实现这一议案,仍必须在 2012 年至 2017 年的试行期间证明这些补充替代疗法的经济性、有效性和适用性。

经过 15 年的监管程序,瑞士联邦教育研究创新部(SBFI)于 2015 年 4 月 28 日批准了自然疗法师的高级专业考试规则(包括印度传统医学、顺势疗法、传统中医学和欧洲传统自然医学),考试语言为当地语言(德语、法语、意大利语),中医学是其中 4 个专业方向之一,但称自然疗法师(Naturheilpraktiker),已经在职的这 4 个专业的治疗师可以在 7 年过渡期内去参加高等专业考试获得国家文凭。瑞士对自然疗法师职业的监管在欧洲具有示范效应,被认为是很大的创举。这份国家证书为一个统一的水平和高度的治疗质量提供了保证。因此,瑞士联邦宪法相关条款关于替代医学的核心要求之一,即针对非医学的替代医学的国家文凭的建立,已经部分完成。

瑞士自然疗法师的资格考试包括四部分:① 病案分析论文。② 论文答辩。③ 书面病案分析和讨论。④ 患者诊断治疗实践操作。第一部分是在家里进行的,考试之前按照规定时间交上去。考试第二到第四部分是在一个特定的职业培训中心进行的,大约连续 5 天,培训中心提供考场和宾馆服务,环境良好。

"病案分析论文"需要针对自己长期治疗的慢性疾病患者的病情、西医和中医诊断、治疗、疗效、病程等详细地分析而写成一篇 30~40 页的论文。

"论文答辩"就是把之前写的病案分析介绍并回答 2 位专家的专业问题。

"书面病案分析和讨论"是对考生提供的 2 个书面病案进行病情分析,然后给出诊断和治疗方案,并要向 2 位专家介绍思路并与其讨论。

"患者诊断治疗实践操作"要分析一个在场的患者,患者由各位考生自己带一名过去,再以抽签的方式决定考生和患者的组合,当场进行病情分析、诊断和治疗的整个过程。该实践操作考核有 2 个多小时,2 位专家一直在旁边观看,最后还有专家提问环节。

考试的时候允许带一盒资料,包括医学专业书籍和诊断及治疗所需要的工具,就像现实诊所里面具备的。

2016 年 3 月 29 日,瑞士联邦政府内务部发布公告,在无法验证所有补充替代疗法效果的情况下,联邦政府仍决定在 2017 年 5 月 1 日起将 4 种补充替代疗法与学院派医学(即中国国内说的西医)同等对待,继续执行基本医疗保险偿付的政策,前提是治疗医师具备专业认证。

瑞士联邦卫生部(BAG)发布公告,明确了自 2017 年 8 月 1 日起,只有专业医疗证书和辅助医疗培训的医师开展的上述 4 种补充替代疗法治疗才能从基本医疗保险报销,非医师治疗师提供的诊疗服务将继续分配到附加保险领域偿付。

三、中医药教育成绩

瑞士已开展多层次的中医药职业教育多年,虽处于继续教育和学徒教育水平,但已培养了一大批两个层次的中医从业人员,一是瑞士西医师通过继续教育获得中医从业资格("西学中"),二是非医务人员通过职业学校一定学时的学习获得中医治疗师资格。瑞士现已具备开展中医药高等教育的良好基础。

瑞士西医师取得中医针灸资格,条件是具有瑞士联邦或者被承认的国外专业医师头衔,且一次性或分阶段在被认可的教学机构通过继续教育进修达到 360 小时的学时证明,然后每年参加继续教育修满年度学时要求。

瑞士所有的大学尚无中医专业的学位教育,但有 2 所大学开设了相关课程和培训。伯尔尼大学补充医学学院目前每学期开展针灸选修课程和患者咨询,拥有讲师 1 名,定期在德国举办针灸暑期学校供感兴趣的医学生选择并可申请奖学金支持。苏黎世大学医院补充和结合医学研究所提供针灸学术讲座、继续教育和培训。在瑞士法语区,洛桑大学附属医院结合医学部开设了针灸科,日内瓦大学附属医院药理毒理部疼痛中心开设了针灸专家门诊。瑞士意大利语区的各大地区医院都设有中医科。

瑞士提供中医专业教育的私立职业学校很多,规模大小不等,有的是专门的中医学校,有的是把中医作为主要专业之一,还有一些只提供中医继续教育,以满足中医治疗师每年认证的学分要求。瑞士中医治疗师取得中医针灸资格的条件是要求西医基础课时/辅导学时为 700/800;中医基础课时/辅导学时为 315/315;针灸专业课时/辅导学时为 308/450;推拿专业课时/辅导学时为 210/320;中药专业课时/辅导学时为 485/425;实习 600 学时。这些职业学校的师资力量主要是瑞士当地最早学习中医的那一批西医师和治疗师,整体中医教育层次和水平无法满足中医治疗师在多年临床经验积累后进入高等专业学校深造的需求(图 2-7-8,图 2-7-9,图 2-7-10,图 2-7-11)。

目前瑞士经过替代医学总会(OdA AM)认证的提供中医针灸系统学习以培养治疗师的职业学校只有 6 所,名单如下(表 2-7-1),均由瑞士当地人创办,其中只有 Biomedica 和 Chiway 是只提供中医教育培训,其他 4 家学校同时提供顺势疗法、印度阿育吠陀医学或欧洲传统自然疗法。

表 2 - 7 - 1　瑞士 OdA AM 认证的中医培训学校名单

序　号	学　校	专　业
1	Biomedica GmbH www.biomedica.ch	TCM （Akupunktur，Tuina，Arzneitherapie）
2	Chiway AG Akademie www.chiway.ch	TCM （Akupunktur，Tuina，Arzneitherapie）
3	Heilpraktikerschule Luzern HPS www.heilpraktikerschule.ch	TCM（Akupunktur，Tuina，Arzneitherapie） TEN Ayurveda
4	HWS Huber Widemann Schule AG Akademie für Naturheilkunde www.hws.ch	TCM（Akupunktur，Tuina） TEN Homäopathie
5	Paramed Akademie AG www.paramed.ch	TCM（Akupunktur，Tuina） TEN
6	SAKE Bildungszentrum AG www.sake.ch	TCM（Akupunktur，Tuina） TEN

之前瑞士非医疗人员在上述职业学校学习，达到学时要求后，可申请所在州的工作许可，在瑞士经验医学注册机构（Erfahrungs Medizinischen Register，EMR）或瑞士补充医学基金会（Schweizerische Stiftung für Komplementärmedizin，ASCA）等机构缴费注册成功即可自行开业或受雇工作（其治疗的患者费用由附加保险支出分担），并且每年还要续费并提供 35 学时的继续教育证明方能持续在册。EMR 和 ASCA 各与不同的保险公司联系，因此为了覆盖更多的患者，非医疗人员一般两个机构都会注册。

2015 年 4 月 28 日，瑞士开始自然疗法师的联邦高级专业考试以来，上述学员毕业时通过此考试，即可获得瑞士联邦的自然疗法师高级文凭，在瑞士联邦卫生专业注册处（Nationale Register der Gesundheitsberufe，NAREG）注册，此注册由瑞士红十字会（SRK）代表瑞士各州卫生部门联席会议管理，目前通过考试且注册的自然疗法师有 280 人，其中中医药方向的人数待查。

瑞士格劳宾登州明确规定，自 2018 年 1 月 1 日起，必须具有瑞士联邦中医自然疗法师文凭者才能开设中医诊所。同时，已有保险公司规定，获此文凭的治疗师每小时诊疗费用可以多收约 8%。

四、中医药教育办学示范案例

瑞士高等中医药学院——瑞士中医药高等教育的先行者。

2016 年 10 月，瑞士明道中医集团与中国南京中医药大学就中瑞联合开展中医学历教育项目签署合作协议，成立瑞士高等中医药学院（大学）。作为 WHO 所在地的第一所中瑞合作的中医药高等教育独立法人机构,瑞士高等中医药学校自主管理,独立运营。在董事会的监督下,该校设置瑞方校长和中方校长制,在"中国-瑞士中医中心"框架下,以教育、科研和创新为宗旨,秉持中医文化传承特色,以立体展现原汁原味的中医,积极参与和支持瑞士中医药教育事业的发展,在瑞士和全球开展中医学历教育、培训和再教育,与国际组织和各国院校开展中医科研和标准规范工作,培养有德操、有抱负、有专业水准、有全球视野、面向未来、面向现代化的高级中医药国际化人才。

1. 学院已开展的工作 瑞士高等中医药学院自 2016 年与南京中医药大学联合招收第一批国际经方博士生班学员后(已在中国教育部门备案注册博士学籍),积极遵循配合中国《中医药"一带一路"发展规划(2016—2020 年)》中关于国际人才培养的战略方针,重点谋划开设"一带一路"国际人才班(五年制中医学士学位课程,课程及学时设计已获得中国教育部门认可并在江苏省教育厅备案,图 2-7-12),致力于培养一批中医药基本功扎实、熟练使用外国语言、熟悉欧洲规则及民情的复合型人才,毕业时取得瑞士和欧盟中医执业许可并在欧洲行医,以更好更快地融入当地,从新的角度连接"一带一路"的起点与终点,努力突破制约中医药"一带一路"可持续发展的人才瓶颈。

2017 年 6 月 23 日,WHO 传统医学部张奇主任与中国国家中医药管理局马建中副局长、国际合作司王笑频司长、办公室侯卫伟副主任和国际合作司肇红副处长一行视察了中心和学院工作,听取汇报后,张奇主任和马建中副局长对中心和学院的建设工作给予了肯定,并提出了下一步要求和具体建议。

2017 年 8 月,瑞士高等中医药学院通过瑞士继续教育认证(EduQua 认证,图 2-7-13),该校的中医药教育工作迈上新台阶。EduQua 是瑞士最早进行教育质量评估和教育认证的机构,成员院校已经接近 1000 家,由瑞士联邦政府支持其运作,定期监管旗下院校的制度方针,每 3 年就重新审核课程内容、教师素质等。

2017 年 8 月 20 日,学院作为第一期"瑞士中西医论坛"的承办方,为参会的 60 余名学员颁发了 EduQua 认证的继续教育学分证明。

2017 年 8 月 26 日和 27 日,学院邀请英国中医师学会(FTCMP)会长、英国皇家医学会终身院士马伯英教授为国际经方博士班讲授中医药文化课程,其间开展对外讲座《中医跨文化传通——西传简史》,同时讲稿通过网络自媒体发布,在海外中医群体中产生了广泛影响。

2. 学院成立的背景和基础 瑞士明道中医集团(TCM Ming Dao AG)拥有瑞士第一家也是唯一一家中医院。2016 年底,集团旗下的所有诊所均通过 ISO 国际质量标准认证(ISO 9001:2015)认证审核(图 2-7-14),成为全球首家通过此认证的中医医疗机构,引领中医诊所质量管理水平迈向新台阶。集团拥有 10 个中医门诊部和 2 个住院部,并依托瑞士最大的康复医院,能够为瑞士及欧洲民众提供优质的中医医疗服务。

瑞士明道中医集团与中国南京中医药大学长期开展教育合作,瑞士临床实习项目自 2013 年首次开展以来,已分 4 批派出 5 名硕士研究生赴瑞士明道中医集团开展为期 1 年的临床实习工作,并有 4 名硕士研究生来瑞士进行了短期 1 个月的体验学习。

2016 年 9 月 26 日,中国南京中医药大学与瑞士明道中医集团联合建立的瑞士中医药中心被中国国家中医药管理局正式确立为"中国-瑞士中医药中心",并举行了授牌仪式。

同日,在"中国-瑞士中医药中心"的组织下,中瑞双方就中医药教育学历认可进行了政府间首次交流会议(图2-7-15)。中国国家中医药管理局国际合作司副司长朱海东先生、南京中医药大学时任党委书记陈涤平教授向瑞士红十字会传统医学职业资格认证部主任Neylle Owens 女士等官员介绍了中国中医药学历教育的基本概况,双方就瑞士对于中国中医药教育学历认可存在的问题进行了初步沟通。

五、存在的问题

经过30余年的发展,瑞士中医药已经进入了蜕变阶段,瑞士中医药教育虽处于欧洲领先水平,但仍停留在职业学校学徒教育和继续教育层次,已经与瑞士民众对健康和疗效的更高要求不相适应,与瑞士中医从业人员深入学习和提高疗效的需求不相适应,迫切需要开展中医药高等教育和提高继续教育质量,同时推行师承教育。

1. 基础教育薄弱

(1)教学标准未能统一:瑞士中医药教育缺乏统一的教学标准,虽然已有联邦的中医治疗师证考核大纲,但是课程完全根据各私立的中医职业培训学校自选。

(2)课程教学难以深入:因多为业余时间学习培训,大部分学校提供了3~5年时间来完成的课程,且授课老师基本为当地西医师或治疗师,加之教师水平的影响,教学难以深入,容易培养出只是完成学时要求的不合格学生。

(3)临床实习多走过场:瑞士中医治疗师学员实习时多为就近找中医诊所跟诊,完成实习的学时要求即可。中医诊所不是医疗教学机构,学生无法在患者身上训练技能。而这些学生毕业时通过学校考试或者瑞士自然疗法师考试即可自行开办诊所。如此培养出的学生直接开业,临床疗效必将大打折扣,影响中医的声誉,长远来看不利于中医药在瑞士的可持续健康发展。

(4)深造需求难以满足:瑞士一向以其双轨教育系统闻名世界。学徒在企业中学习实际操作的同时在职业学校学习理论知识,此时期结束后,经过几年的工作积累,可以继续在高等专业学校中深造。目前瑞士中医药培训职业学校的教育层次和水平,无法满足中医治疗师在多年临床经验积累后进入高等专业学校深造的需求。

瑞士西医师取得中医针灸资格及每年参加继续教育修满年度学时的要求,从临床实际应用来说,其对中医的学习掌握程度是不够的,因此建议在瑞士现有医科高校中开设中医药课程,通过学分互认免考部分课程开展"第二学位"培养,重点强化中医药基础教育和临床实习培养,以提高临床疗效。

2. 继续教育缺乏规划 目前瑞士中医药继续教育停留于专题讲座水平,多是参加会议或培训班形式,缺乏系统连续和深入的学习。从业人员参加继续教育的动力,一是提高临床技术,二是为达到每年行业有关组织继续认可的学分要求,其中第二点的比重较大。

建议行业有关继续教育机构做好顶层设计规划,结合瑞士常见病和多发病的情况,围绕瑞士中医药适宜病种,开展深入、长期的专病和专科继续教育,快速提高临床水平。

因此,通过设立中医药大学教育机构或专业,开设中医临床教学医院,提高瑞士中医药教育层次水平,也是推动中医师纳入瑞士医学职业注册管理的重要一步,同时也是保证瑞士中医医疗质量和保障瑞士人民健康的重要一环。

第六节 西班牙中医药教育概况

作为欧盟成员国的西班牙,近年来的中医药教育发展与整个欧洲的情况是不对等的:与整个欧洲大陆和欧盟核心国家的中医药教育发展速度都不一致。此外,这种发展是基于现实的需要,而并非出于当局真正的意愿。尽管中医药教育在欧洲教育体系中取得了令人瞩目的进步,但却存在一个共同的问题,即人们要在一个对抗疗法的课程体系中学习中医及其诊疗技术,并成为具有中医药整体知识体系的对抗医学从业人员。对后者而言,掌握中医理念和技巧,并将其灵活地运用到医疗服务中去,难度很大。

在欧洲,除个别大学外,基本上没有可以提供官方认可的中医药大学学历教育的高等学校。但是,绝大多数国家的高等学校都有专门面向西医医师的研究生教育培训课程。与此同时,许多私立学校开设了中医教育培训课程,其学生都不是西医医师,经过专业培养后,他们都会成为中医从业人员,并且是这些国家的主要中医从业人员(图2-7-16)。

在欧洲,中医既不占主导地位,也没有融入各个国家的医疗卫生体系,这就可能会存在一种危险,即欧洲的中医学习可能不得不从属于西医,如西医医师提供的硕士学位课程或研究生课程,或非学历教育,其毕业生只能在西医医师的医学指导下从事较低水平的中医医疗活动,但是这些西医医师在中医学科方面的知识水平远低于中国标准。

西班牙物理治疗师学院总理事会报告说:"接受中医治疗的患者中,33%的患者身体情况有所改善,11%的患者心理更加健康……患者极度满意自己所接受的治疗……"

自然疗法工作小组起草的"自然疗法(含中医)现状分析"表明:95.4%的西班牙民众对自然疗法有所了解,最常见的就是瑜伽、针灸/中医药、太极、按摩和顺势疗法,50%的人都提到了这几种疗法。西班牙有23.6%的民众接受过自然疗法,主要是瑜伽、针灸和按摩。加泰罗尼亚自治区政府卫生部做的详细报告里的数据显示,估计有67%的慢性病患者接受过某种自然疗法(含针灸/中医药)的治疗。

自然疗法观察站做了题为"西班牙自然疗法使用及消费习惯介绍"的研究,经分析得出一个主要结论是:"95.4%的西班牙人都对某种自然疗法有所了解。"该研究显示:西班牙有23.6%的人,即10590161人用过自然疗法(这个数字和第五届全国替代和补充疗法大会给出的23%基本一致);2007年,12.9%的西班牙人,也就是5788690人曾使用过自然疗法。

据西班牙风湿病学会资料显示,统计以满分5分计算,自然疗法的满意度水平是4.18。

西班牙人自然疗法使用特点:① 女性比男性多。② 由中上层阶级主导。③ 年龄集中在36~45岁之间。④ 绝大多数用户生活在大都市。

根据相关数据,20%的人会定期使用草药。治疗信息通讯补充了草药相关的资料。这些资料是加泰罗尼亚自治区政府卫生部2003年拟的。研究数据表明,约半数的加泰罗尼亚人经常对草药有需求,虽然25岁以下人口的需求也日益增长,但草药消费的主力还是40~64岁的人。42.9%的慢性病患者在常规用药外还会使用草药。在药店买的草药通常主要是助消化、减肥和治疗焦虑症的。

工人联盟总工会(UGT)专业人员和自雇人员联盟提供的自然疗法专职从业人员数显示:在西班牙有至少50000名专业人员致力于自然疗法的教学(根据 ElPaís 报纸2009年提供的数据,为60000人)。

近年来自然疗法领域呈现出动态趋势。一些与西方医学相辅相成的自然疗法(包括针灸和中医)的逐步推行证明,人们对保养身体方法的认知有了改变。

西班牙没有任何针对自然疗法的法规,自然也就没有针灸、中医法规了。尽管专业协会一再坚持,希望立法,但政府拿经济危机当借口,并无任何监管自然疗法(含针灸、中医)的想法。西班牙主要有以下针灸/中医协会:马德里针灸师协会、中医执业人员及针灸师协会、西班牙医疗针灸协会、加泰罗尼亚针灸师学会(图2-7-17)。

过去这些年里,自然疗法被指责没有科学根据,所有自然疗法均被混为一谈。自然疗法的危险性被放大,包括含毒性、操作不当或不可逆地取代传统医学,这种对自然疗法的迫害得到支持,负面影响也出现了,有个政党甚至提交了非立法提案(NLP)。显然,西班牙缺少自然疗法方面法规这一现象使得自然疗法领域鱼龙混杂,给真正的好医师和民众都带来了伤害。

西班牙接受和引入替代和补充医学的速度非常快,但其监管、法规或者当局明确给予法律地位却远远滞后。西班牙是典型的西医主导国家,呈现不容其他医学体系染指倾向。相对主导医疗体系,从事替代辅助医学的人都划归在护理活动一类。

西班牙自然医学开展医疗活动的法律依据是1926年3月26日在官方公报上公布的内政部皇家法令。该法令规定,自然疗法行业是医师的特殊分支。在有医师解决的情况下,没有自然疗法医师参与协商的余地。除了这个皇家法令,国家层面没有专门的法规来规范自然疗法。在自治区层面上,加泰罗尼亚是唯一一个制定具体细则来规范这些治疗的自治区,但后来加泰罗尼亚高等法院和最高法院取消了这些规定。

适用于针灸/中医机构的唯一国家法规,即2003年10月10日通过的第1277号皇家法令,确立了服务和卫生机构法律地位的广泛基础,其中包括非常规疗法的 U.101 卫生单位,并被定义为"护理单位,医师可以通过自然疗法,或药物,或用针的外周刺激技术,或其他证明确有疗效和安全的顺势疗法来治疗疾病"。

虽然一些保险公司将其纳入其覆盖范围,但针灸和中医药并没有受到公共卫生系统资助。就针灸而言,医院和初级医疗中心通常有几个针灸科室。例如,2005年安达卢西亚有12个科室经常使用针灸,其中一半在医院里,一半在卫生保健中心。

安达卢西亚响应2003年通过的第1277号皇家法令,是拥有最多非传统疗法授权 U.101 卫生单位的自治区,共计59个,其次是巴斯克地区,有37个。在其他自治区还有一些自然疗法中心被授权为 U.101 卫生单位。

然而,没有卫生许可的针灸和中医中心很多(远远高于卫生保健中心),尽管尚未量化,但大量非卫生专业人员正在进行相关的医疗活动。由于缺乏法规,这些中心至今没有一个明确的管理。在这些非卫生中心开展的行动被认为是商业服务和福利促进,没有恢复健康和治疗疾病的目的。这些提供针灸或者中医服务的专业人员目前尚不能被认证为医师,也不能称为专业保健人员(除了那些应用针灸或者中医的专业保健人员)。应该注意的是,虽然在中医机构里提供服务的专业人士持有中医学学位,由于是在非规范教学领域中获取的非官方资格,也不能改变多少现状。

对于中医和针灸学习,西班牙科教部认为是非监管下的教学活动,故不予以官方认可。

相关课程由诸如大学、私立学校、职业技术学院、学会等机构提供,层次涉及本科、硕士,针对卫生领域与非卫生领域的从业人员。

西班牙的国家医疗体系和医学教育体系里只能容纳与传统西医相应的专业、技能和操作,封闭了其他没有正式认可或与对抗医学不相符的医疗人员进入国家医疗体系和医学教育体系的可能。对于诸如中医及针灸等医疗手段的执业者而言,至今仍没有正式、具体、完整、认可的培训出现。

西班牙近些年来在具体医疗培训中也引进了中医及其技能(图2-7-18)。但这种对中医的接触并非通过独立的途径,而是对抗医学硕士研究生学习内容的补充。西班牙在医学、理疗学等方面已经建立了一整套硕士学位课程。然而其医学教育体系并非旨在容纳中医专业人士,以便他们可以在监管之下公开地发挥专长,而是使其医疗卫生从业人士更加专业化,以便取代中医专业人士的位置。

这些硕士及其学位的存在,本身也是一种进步,意味着认识到了诸如中医及其技能等替代医学的有效性及其性能。这里简单介绍一些西班牙可授予有关替代医学的研究生学位,以及提供这些学位的大学和机构:① 巴塞罗那大学:针疗硕士。② 巴塞罗那大学:针疗博士。③ 赫罗纳大学:针灸博士。④ 赫罗纳大学:针灸硕士。⑤ 圣地亚哥·德·孔波斯特拉大学:针灸硕士。⑥ 莱里达大学:针疗硕士。⑦ 巴伦西亚大学:自然医学、针疗与顺势疗法硕士。⑧ 萨拉戈萨大学:针疗硕士。⑨ 马德里康普顿斯大学:针灸诊断与治疗硕士。⑩ 巴勃罗·德·奥拉维德大学:针灸医师本科学位。⑪ Escola Universitària de Fisioteràpia Gimbernat:理疗和针疗培训。⑫ 加泰罗尼亚国际大学:适用于关节与肌筋膜疼痛的针疗博士。⑬ Funiber:专攻针疗或者传统中药学的自然疗法学硕士。

为了接受补充和替代医学(例如中医、针灸等技术)领域的教育,人们必须去特殊的专门学校。西班牙医学教育体系不仅不能促进医疗系统之间的互动、关联和协同,甚至令提供西方非主流医学、治疗手段与技能培训(比如需要单独监管的中医)的机构难以运作。

迄今为止,西班牙在卫生健康领域尚未衍生出中医和其他自然疗法的大学学历、职业或专业培训。

必须指出,西班牙教育系统中健康科学的两个现有路径已经是最优的,并且便于学习,因此,不需要改变现有制度或现有机制,只需在大学和非大学学习中纳入这一健康科学的分支,并且是作为完全成熟的学科,而不是附属或补充现有的对抗医学。

这种方式可以令学习计划和课程适应学位或正当培训的要求。当前现行的非正规培训制度是完全有用的,非常有用,以至于只需从对抗医学中分离,他们就可以按照自己的特殊路径发展。

对于针灸或者中医的从业人员,最主要的就是治疗的安全性、质量及效果。随着与西医的融合,以及将来逐渐被纳入国家卫生体系,这一学科也会不断进步。

对于针灸/中医,笔者认为,西班牙应跟澳大利亚和葡萄牙一样,设立高层次学习或大学学位,随后还应设立包括硕士和博士在内的研究生学位,并且可以依照任一卫生科学学位的要求进行评估。此外,对于西方医师和其他卫生专业人士,西班牙应提出本科生或硕士研究生的要求(达到知识要求的最低限度),以满足专业需要,并为临床和未来的博士学位铺路。

第七节　葡萄牙中医药教育概况

一、葡萄牙概况

葡萄牙是一个总面积超过 9 万平方千米的欧洲国家,现有人口 1300 万,位于欧洲最西端。除欧洲大陆领土外,葡萄牙还有两个自治区,即位于大西洋的亚速尔群岛和马德拉群岛。

葡萄牙是欧盟成员国之一,也是联合国、北约和经合组织的成员,是一个人类发展指数非常高的发达国家,也是世界上生活质量较好的 20 个国家之一。

葡中两国的历史友谊是非常悠久和深厚的。它始于 1550 年的海上贸易,葡萄牙的海船在中国广州地区通过日本银币交易中国丝绸。2006 年,中国与葡萄牙建立了战略合作伙伴关系,这对中葡两国来说,是数十年来最重要的里程碑,这反映在葡萄牙对中国与欧盟关系的政治上的支持,对两国以及中国和葡语国家共同体成员国之间商贸关系的提升,同时也增加了拥有入籍葡萄牙或获得葡萄牙居留权的中国公民的数量,使他们能够在欧洲地区自由旅行或投资葡萄牙经济的关键部门,如能源、保险、运输和卫生事业。

葡萄牙也被中国邀请参与"一带一路"倡议,作为中国经济和文化合作伙伴,这一倡议对于提升葡萄牙在欧洲和葡语国家共同体的地缘政治作用至关重要。

特别是在中医药方面,葡萄牙也走在世界和欧洲的前面,因为葡萄牙已经通过了具体的立法,赋予中医和针灸与其他卫生专业在健康领域平等的地位。

二、中医药教育发展历程

20 世纪八九十年代,传统中医药在葡萄牙迈出了第一步,最初是通过中国人或其后代在葡萄牙定居,并将中医药服务提供给一个小范围的人群。1999 年在葡萄牙,有一个事件间接地促进了中医药的发展。1999 年,葡萄牙共和国总统豪尔赫·桑帕约否决了议会批准的所谓医疗法。为了理解这个事件的重要性,有必要澄清的是,中医在葡萄牙和西方国家一般被认为是生物医学或常规医学的替代或补充。而医疗法被否决,将意味着非常规医疗专业人员进行诊断、预后和治疗等行为的权利被剥夺。因此,在该医疗法被否决的情况下,中医以及其他"替代医学"在全国范围内萌发了更加突出地宣称其生存空间的动机。由于这一事件,国会开始了对这些医疗行为进行规范的努力,并且为通过第 45/2003 号非传统疗法而准备了条件。该法将 6 种非常规疗法合为一体,包括自然疗法、整骨疗法、植物疗法、脊椎按摩疗法、顺势疗法和针灸(传统中医在 2013 年也被列入)。这部法律非常重要,因为它厘清了三个非常重要的方面:一是这些新的医疗专业享有技术和专业自主权;二是基于传统医学的哲学基础,可运用自己特有的诊断过程和治疗手段;三是必须纳入高等教育。然而,葡萄牙政府又用了 10 年才出台这个法律的相应实施细则,即制定相应疗法实施必需的法律文书。这就产生了基于第 45/2003 号法律而制定的第 71/2013 号法律,这次是包括了第 7 种非常规疗法——传统中医。

在接下来的几年中,特别是到 2015 年年底,其余的实施条例陆续公布,规定了每个疗法的功能内容,制定了为 2013 年年底前正在执业的人员申请执业证书的标准以及开设诊所的要求和相应的专业学习周期。到目前为止,根据卫生服务管理中心发布的数据,已经颁发了近 1000 份针灸执业证书和 350 份植物疗法执业证书,并预计 2019 年这一数字将大幅增加。之后国会批准的第 71/2013 号法律的修正案延长了提交申请执业证书的截止日期,这样就能包括 2013 年后开始从业的人,也就是最初作为申请期限限制的最后日期。2018 年 2 月 9 日,传统中医药实施条例(第 45/2018 号法律)颁布,同时开放对传统中医执业资格的申请。这标志着葡萄牙传统中医药的立法基本完成,成为欧洲唯一对传统中医药进行了系统立法的国家。

至于专业教学,特别是在传统中医药领域,因为缺乏相应高等教育法律条例的出台,使得只有那些已经存在高等教育的学校可以提交审批申请针灸课程的认证(因为传统中医药课程仍在等待专业学习周期条例的出台)。迄今为止,葡萄牙只有一家学校获准开设针灸本科学位课程。这种拖延对葡萄牙传统中医药的发展特别不利,因为它限制了那些在过去 20~30 年已经培训了大批学员的教学机构的活动,因为这些机构无法通过提交本科课程的申请来过渡到高等教育机构,包括传统医学学院在内的这些教学机构,多年来一直是中医学的专业性教学机构,有着丰富的教学经验,明确地符合了第 45/2013 号法律规定的传统中医基本特征之一。

三、中医药教育成绩

为了能够介绍葡萄牙传统中医药教育的情况,首先要简要地解释葡萄牙的教育和职业培训制度。在葡萄牙,主要有两种教学类型,即学校学术教育以及职业培训教育。其中,学校学术教育是由教育部和高等教育部监督的,教育部管理高等教育入学之前的公立和私立正规学校教育,高等教育部管理高等教育。第二种类型的教育,即职业培训教育,已经由劳动部进行监管。

在这种情况下,职业培训可能会也可能不会赋予学校等级,在后一种情况下,这两个部门是明确的。但是,"职业培训"是指所有职业培训,即私人的职业培训,这种职业培训赋予某项专业工作的能力,而不一定授予专业执照或合法身份从事特定的经济活动。这个特点正好也适用于中医,因为在 2003 年以来,针灸师、植物治疗师和中医专家已经在葡萄牙合法化,这在前面已经解释。

在过去的几十年中,除了高等教育机构以外的其他学校,在没有建立标准、技术、科学和教育参数等监管框架的指导下培训了专业人员。事实上,葡萄牙传统医学院(IMT)是这些学校中第一个通过劳动部认证的"培训机构",这也意味着它的培训课程被葡萄牙国家认定为职业培训。

至于在葡萄牙提供中医培训的机构数量不超过 10 个,那些食品添加剂品牌、中药产品、专业协会等没有被作为教育和培训实体计算在内。因此,我们可以按照教育机构的类型或所提供的培训类型,将教育和培训实体分为不同类型。至于研究所,除了高等教育机构以外,现在被劳动关系总司(劳动部的一部分)认定为"培训机构"的学校中,葡萄牙传统医学院(IMT)是最先接受这种认证的。这些学校提供初步的培训,教授中医的基本技能,以及持续的再教育培训。这些学校大多与中国的中医药大学签有合作协议,允许他们提供认证认可项目、继续教育培训、专业化项目、研究等。在这种情况下,大多数学校提供不具备学位的研究生课程,有时与理工学院和大专院校合作。他们还提供简短的免费或专业课程,并且有一个独立的中医硕士学位的案例。同时,也有些学校或专业协会进行专门针对中医理论的某些培训,其中大部分提供专业课程或高级课程。所有这些学校所聘用的教师主要是中医专业人员,他们在葡萄牙以外的其他学校接受培训,然后继续学习,其中大部分有中国大学与他们合作。还有一些老师在保健方面进行基础培训,如护理或物理治疗,然后在中医方面做一些研究生培训,但数量较少。另外,很明显,在中国接受过全部正规教育的教师和研究人员都是中医。

最后,关于学生的就业前景,没有已知的或已经公布的官方的数据,但市场的看法告诉我们,他们的就业率很高。卫生监督管理局曾公布了唯一的官方数据,该数据显示,葡萄牙有 200 万非常规疗法使用者,其中又以针灸疗法最具代表性。总而言之,有需求,才有供应。

四、中医药教育办学示范案例

葡萄牙传统医学院(IMT)成立于 1997 年,其主要任务是在 WHO 确定的传统和补充医学领域开展培训、教育、发展和合作。它现在是葡萄牙在其所在领域的市场领导者,并已获得多个奖项,如葡萄牙政府竞争力和创新机构奖(IAPMEI),2016 中小企业卓越奖(该奖项主要授予那些"健全的、有竞争力的和值得学习的公司"。这些获奖的公司是由葡萄牙政府和葡萄牙旅游业从所有中小企业领导人中挑选出来的"强者中的强者",其目的是为了提高中小企业知名度并认可他们的优势和对经济的贡献)。

IMT 也是第一个在传统和补充医学领域提供培训的机构,被就业和劳资关系总局(DGERT)认证为"培训实体"。这种认证虽然不是强制提供专业培训,但是具有重要的意义,因为它是提供服务质量的保证,更重要的是保证其学生的培训被葡萄牙和所有的其他欧盟国家确认为"职业培训"。

IMT 拥有多个对其运营领域具有重要意义的合作伙伴,其中包括葡萄牙里斯本大学药学院、中国江西中医药大学、中国浙江中医药大学、葡萄牙波尔塔莱格理工学院、葡萄牙奥利维拉德红十字会高等护理学院、葡萄牙皮亚杰学院、英国正骨疗法医学院、粤澳合作中医药产业科技产业园(中国)、巴西圣保罗州立大学、巴西里贝朗普雷托大学、巴西麦肯齐长老会大学、巴西生物科学与健康中心和莫桑比克传统医学学院。

IMT 也是世界中医药学会联合会的成员,既是热敏灸专业委员会委员,也是世界中医药学会联合会促进中医立法工作委员会委员。它也是国际补充医学研究学会、欧洲中西医结合学会、正骨疗法国际联盟的唯一的葡萄牙代表。同时,IMT 也与欧洲中医基金会有着密切的合作关系。

　　在葡萄牙，认识到有必要把传统医学和辅助医学的学校纳入一个可以作为政府和社会合作伙伴的组织的框架下，以处理与教育和培训有关的问题，IMT 牵头邀请所有的学校于2014 年共同组建了全国传统补充与替代医学（非常规疗法）联合会。这个全国联合会在与葡萄牙政府和立法机构的合作关系中发挥了非常重要的作用，从立法方面取得了重要的胜利，保护了传统和补充医学的特殊性并保留了其特色，这体现在第 71/2013 号法律的第19(6) 条。

　　同时，IMT 在葡萄牙、中国、巴西和莫桑比克开展了培训、教育和合作项目。这些培训课程的安排是多元化的，从长期的课程，如四年制针灸和中草药课程，到传统中医、针灸或其他领域的一年制研究生课程，如推拿、艾灸、拔罐和耳穴疗法等。到目前为止，IMT 已经培训了近万名传统医学和辅助医学领域的专业人才。

　　从合作的角度来看，IMT 为莫桑比克卫生部与中国粤澳合作中医药科技园合作举办了培训班，与中国江西中医药大学合作开展了在葡萄牙和巴西的热敏灸培训项目。自 2014 年以来，IMT 每年都举办中医药文化研讨会，有来自各国的参会者和嘉宾，每次研讨会都得到了中华人民共和国驻葡萄牙大使馆和其他合作伙伴的支持。2015 年 6 月，IMT 在澳门与澳粤合作中医药科技产业园、中国-葡语国家经贸合作论坛常设秘书处共同组织了第一届国际传统医药论坛。2017 年 6 月，IMT 在里斯本再次联合粤澳合作中医药科技产业园和里斯本大学药学院组织举办了第四届传统医学国际合作论坛。

　　在葡萄牙政府层面，IMT 与若干机构密切合作，特别是通过参加国际会议的葡萄牙委员会，致力于发展卫生总局和中央卫生系统管理局的合作，参与了葡语国家的中医药项目以及为葡语国家建立第一个传统医学观察站的项目。IMT 还与葡萄牙食品兽医总局和经济活动总局合作，始终致力于传统医药和补充医学的发展，特别是在中医药方面。

　　因此，IMT 作为一个成功的例子，不仅仅是因为它在葡萄牙市场上的成就和领导地位，更是因为它与传统和补充医学领域的各个国家和国际利益相关者的合作态度。IMT 坚信，中医行业发展的最佳策略是把所有的运营者和利益相关者都集中在卫生领域，而不仅仅是传统医学领域。在运营商相互竞争的具体案例中，IMT 鼓励合作，同时建立合作与竞争的关系，因为所有这些运营者都有一个共同的目标，就是发展传统医学和提高人民健康水平。随着整个行业的发展，这个行业的运营者也将受益和成长。

五、存在的问题

　　为了解决葡萄牙中医药界面临的困难和问题，了解中医药的机遇和优势也很重要。为此，将提出一个 SWOT（优势、劣势、机遇和威胁）分析。这被认为是分析葡萄牙中医药背景的最好方法，并且根据所显示的分析确定一个战略和行动计划，将其付诸实施。

　　1. 优势

　　（1）法律框架：葡萄牙在第 45/2003 号法律即非常规治疗法和第 71/2013 号法律中规定了中医、针灸和草药领域的特别立法，后法是为了实施第一部法律的。总的来说，这个法律框架被认为是葡萄牙中医药的一个"实力"，因为它为中医药的正确发展和实施提供了一些非常基本的条件,特别是从事这些医学实践的专业人员的技术和独立原则,以及保护使用专业职称,澄清了传统医学的哲学、诊断和治疗上的差异,以及将其纳入葡萄牙高等教育的必要性。这个框架在西方国家是独一无二的,与其他国家相比,这个框架是最明显的竞争优势。

(2)学校的建立:葡萄牙大约有10所学校和教育项目与中医培训相关,如针灸、中草药等。必须特别注意这样一个事实,自20世纪90年代以来就是这种情况,像以葡萄牙传统医学院(IMT)为代表的一些在葡萄牙运营的学校,按照高等教育机构一样运作,基本上遵照第71/2013号法律第19(6)条规定的标准而设立,这将能使其进入高等教育机构的法律框架。这些学校的课程在教学、专业性和科学组织方面的水平是被广为接受的,并且一直在不断改进中,尽管它们是在一个多年没有规范的领域发展,而且还常被其他反对因素干扰,也就是过去一直都没有任何机构或政府的支持。相反,它们是完全私立、依靠自身投入和学生及其家庭在经济上的支持。

因此,目前的人力和技术资本以及这些学校和其他教育项目积累的专业知识显然是葡萄牙的一个优势,因为相比之下,要找到一个如此系统化的实施模式并不容易。另一方面,在欧洲没有哪个国家像葡萄牙那样将中医教学作为高等教育进行,这肯定会吸引来自欧洲各地的学生参加未来的针灸、中草药和中医学士学位课程。

传统补充替代医学及非常规疗法联合会(FNE-MTCA)在葡萄牙社会中已经占有相当的分量,在与当局的交流中发挥了非常积极的作用,成功地在谈判中提出了他们的观点并捍卫所有中医学生的利益,只要升级高等院校的法律框架出台,就能以现有的基础和预期的未来来适应其改变以升级为高等教育。

(3)澳门作为葡语国家中医药发展的平台:澳门现在已经重新回归中华人民共和国。正如《中医药“一带一路”发展规划(2016—2020年)》所确定的那样,中国-葡语国家经贸合作论坛常设秘书处的目标是把澳门作为先决平台在葡语国家推广中医药。这也是中国的使命感,因此也是澳门特别行政区政府在“一带一路”政策框架范围内的使命。

中医药及其在葡语国家的发展是其使命的一部分,澳门论坛常设秘书处已经在制定中国-葡语国家经贸合作论坛第五届部长级会议时采取了一些必要的步骤,并由所有参与国的部长于2016年10月签署《经贸合作行动纲领(2017—2019年)》等文件。本行动纲领第14章涉及健康领域的文段列举了促进中医药推广的活动,签署方均承诺实施。葡萄牙传统医学院(IMT)在编写第14章方面发挥了关键作用,因为IMT是葡萄牙卫生总局领导的技术小组的核心成员。

(4)有利于葡中关系:葡萄牙和中国在2006年签署了战略合作协议,从那时起,两国之间的投资一直在逐步增加中。根据2017年11月公布的相关数据显示,2017年1月至11月,中国与葡萄牙之间的贸易额达42.39亿美元,比上年增加8000万美元,使葡萄牙成为葡语国家中第三大与中国进行商业贸易最多的国家,仅次于巴西和安哥拉。就所有葡语国家而言,2017年1月至9月期间贸易额共计894.26亿美元,同比增长29.36%。

葡中关系目前处于历史最好水平,未来几十年这种关系将对各方都非常有利。特别是对于中医药来说,就像之前提到的,作为合作伙伴的发展机遇是可以预见的。考虑到葡萄牙在欧洲的地缘战略地位,尤其是与中医药产业相关的产品进入欧洲的海路,以及法律框架有助于这些执业处方人员和使用者及经营者的增长,葡萄牙显然是注册这些产品并在欧洲流通的主要战略合作伙伴。另一方面,由于其在葡语国家特别是发展中国家的地位,在文化、学术、科学等方面具有强大的联系,所以葡萄牙也将成为葡语中医药全球化强有力的合作伙伴,特别是在收集和分配无形资源例如知识产权方面可能是关键。另一个需要考虑的方面可能是葡语国家中医药产品和服务的标准化和法律政策,目前葡萄牙的这些法律框架已经适用于规范药品、食品和医疗的技术、科学、法律和内部规范计划中。

2. 弱势

(1)缺乏专业研究:这是葡萄牙现实的情况。葡萄牙的研究项目几乎不涉及中医的原因有很多,显然,主要的是其"非常规性""替代性"或"非科学性",缺乏对常规医学和学术界的助益或可能的贡献的认识。此外,葡萄牙在健康研究方面缺乏较大的投入。虽然这一情况已经有所改变,但仍然任重而道远。对于中医药而言,只有通过了已经批准的条例,才会开始学士学位课程,之后才会有硕士学位和博士学位,这样才会更加注重研究区域。

(2)与常规医学的冲突:这是替代医学行业的另一个弱点。这不仅是常规医学卫生部门对中医药的对抗,也是相对立的。比如说,多年以来,常规医学部门本身就有一个与替代医学保持距离的"另类"定位,而不是寻求亲近或是积极培养。对于现在这个政府来说,已经花了很长的时间来承认和正视替代医学行业的存在并给予他们必要的框架。尽管新一代卫生专业人员让人看到了明显的差异,许多先期执业的中医药人员的态度也在变化,但这仍然是一个不足之处,因为这种态度和行为还远远没有从葡萄牙社会根除。目前,双方机构之间会组织会议、科学接触和教育培训等合作项目。例如,最近由葡萄牙传统医学院(IMT)与里斯本大学药学院合作举办的会议和项目就是这种情况。它受到了双方的很多批评,但也得到了很多的支持,像这样的事情在四五年前是不可想象的。

(3)行业缺乏凝聚力和战略眼光:行业内不同利益相关者之间缺乏凝聚力,过去这是一个更糟糕的问题。现在这个问题虽然有改变,还远远没有得到解决。2014年全国传统补充与替代疗法(非常规疗法)联合会的设立,为达成共同目标创造了必需的凝聚力;现在正在尝试提交中医课程的理工学院在一定程度上选择了孤立主义战略,就像一些其他学校对它的态度一样;现有的专业协会并不具有代表性,它们之间相互争夺会员;常规的医疗从业者协会排斥,有时甚至试图减少非常规疗法的有效性和合法性。要围绕我们大家都能同意的基本标准寻求凝聚力,确实还有很长的路要走,比如保证第45/2003号法律在质量和安全方面的高水平要求,保证所使用的产品和工具的质量和安全,保证公民有权做出知情权决定以及其他重要环节。

缺乏战略眼光不仅是行业内部的弱点,也是外部的威胁,因为如果这个行业本身并没有统一制定自身发展战略,那么外部机构就会强加给它一个战略,甚至可能与这个行业本身的目标截然相反。

(4)缺乏有中医经验的翻译:现在,中国的使命是在全世界推广中医药。为了在有2.8亿人口讲葡萄牙语的市场上推广中医药,必须使用葡萄牙语进行。不幸的是,尽管孔子学院做了很多有价值的工作,但是翻译人员还不够多,尤其是从事健康方面的专业人员。在葡萄牙,这种需求更加迫切,因为很多会议或培训项目是由来自中国的专家组织的,翻译这个问题就显得非常重要。

3.机遇

(1)立法背景和模式转变:目前中医立法方面是葡萄牙的内部优势,也是一个机遇。自然,中国传统医药今天能参与葡萄牙健康领域,服务于更多的个体化的医疗保健需求,除了与葡萄牙在中医药立法方面的优势有关,并与人们生活方式的改变密切相关。慢性疾病的增加、医疗金融的不稳定给了人们足够多的因素重新审视传统医学在发达国家的地位,而不仅仅是在发展中国家。

(2)合作和高等教育:现在中医药领域有了一些体制上的合作迹象,特别是在过去从没有沟通的机构之间,无论是在当前部门的机构之间,还是在他们与葡萄牙原有的学术界之间。自20世纪90年代开始,葡萄牙中医药的水平一直在不断提高,吸引了来自其他国家的专家,以及更多常规医学领域的专业人士和学者,他们一直有兴趣对中医药进行更多的了解。上面已经介绍了葡萄牙传统医学院(IMT)的几个例子。

(3)中医观察平台等合作项目:葡语国家传统医学观测平台是葡萄牙传统医学院(IMT)与卫生总局和其他几个国家和国际机构共同开发的一个项目,旨在收集每个葡语国家以及中国的有关传统医学的信息,从而力求更多地了解各国在五个主要领域的现实情况,这五个领域包括监管政策、教育和培训、研究与开发、商贸、就业。这个观察平台将使葡萄牙能够更多地了解每个国家和地区的现实情况,从而以最持久和最综合的方式在这些领域找出发展机遇。

(4)葡萄牙处于葡语国家和欧洲地区:葡萄牙具有一系列地缘政治特征,对于促进世界各地的中医药发展能起到非常重要的作用。从葡萄牙语地区开始,通过葡萄牙和葡语各国之间的双边渠道,拉丁美洲可以通过巴西,非洲通过安哥拉、莫桑比克、佛得角、几内亚和圣多美普林西比,东南亚通过东帝汶等,促进中医药的传播与发展。同时作为欧盟成员,从葡萄牙可以进入一个非常重要的全球市场。结合这些独特的地缘政治条件,葡萄牙是一个能大量吸引外国投资的国家。

4.威胁

(1)常规医学团体的立法话语权:一方面保健市场竞争非常激烈,另一方面一些常规医学团体以保护公共卫生为由,不负责任地诋毁传统医学对公共利益的贡献。在卫生领域,尤其是在防止其他7种疗法(针灸、中药、中医、正骨疗法、自然疗法、脊椎按摩疗法和顺势疗法)进入市场的时候,常规医学团体显示了强大的凝聚力。

(2)相反的立法:葡萄牙这部法律涵盖了几种传统医学以及与之相关的产品,包括传统植物药、膳食补充剂、顺势疗法药物等。但是,这并不妨碍其他立法提案的出现,从而导致葡萄牙实施中医药方面的重大挫折。在2017年一项题为"卫生法"的法案进行了一次尝试,其中并没有规定中医的行为为医疗行为,这就意味着如果有中医专家做了诊断或者应用了一些治疗,他们就会被视作执行了其他医疗专业人员的职能,可能会受到法律的惩罚。由于非常规疗法代表的及时介入,这一法案也被成功阻止在议会通过。

(3)缺乏政治意愿:这是葡萄牙的一个长期问题,因为2003年通过的法律没有理由一直在等待公布。事实上,唯一的理由就是缺乏执行这一进程的政治意愿。作为葡萄牙特别贸易伙伴的中国,应做出相应的努力扫除阻碍,从而使葡萄牙政府对中国传统医药的机遇性有更清晰的认识。

第八节 俄罗斯中医药教育概况

一、俄罗斯概况

俄罗斯幅员辽阔、广袤无垠,西起东欧边境,南至北亚,东临太平洋,国土面积 1700 余万平方千米,人口约 1.5 亿。首都莫斯科。

俄罗斯是一个多民族国家,拥有丰富的文化遗产。俄罗斯陆地毗邻 14 个国家,其中中国是与其关系最密切的国家之一。由于密切良好的国际关系,两个大国在社会共同接触点、相互贸易以及工业利益方面的共同点不断出现。为了实现广阔的国际合作前景,如今,许多俄罗斯人在学习汉语,计划在中俄联合企业工作,并且非常期待在中国各地旅行。当然,他们对源于"天下"观念的古代文化现象也颇感兴趣。

其中一个现象就是中医药,它的巨大潜力可以使其在俄罗斯医疗体系中获得一席之地。随着中医药在俄罗斯的传播地区和发展机会的逐年增加,越来越多的新医师——渴望从古典医学中学习替代治疗手段的医学爱好者,以及满怀感激的患者(他们在中医药的帮助下改善了健康状况),开始汇聚到中医药的大旗之下。

二、中医药教育发展历程

俄罗斯对中医药的兴趣源起可以追溯到 1700 年彼得大帝下令建立的"俄罗斯北京传道团"。传道团的使命不仅仅是为了推动双边贸易的发展,还包括对中国文化、语言以及医学基础知识的学习。在这一段时期内,最早致力于中国语言和文化研究的俄罗斯汉学家将许多关于中国哲学和医学的专著翻译成了俄语。

随后,俄罗斯许多统治者也对中国文化和哲学产生了浓厚的兴趣。例如,凯瑟琳大帝还专门在沙皇村修建了一座"中国村",该建筑直到今天还被保留着。俄罗斯伟大的作家尼古拉·卡拉姆津、托尔斯泰和其他许多作家经常前往"中国村"采风创作。

18—19 世纪期间,在俄罗斯北京传道团的框架下,来华访问的不仅有旅行者和牧师,而且还有医师。毕业于皇家外科医学院的奥西普·沃伊茨霍夫斯基(Osip Voitsekhovsky)就是众多来华访问的医师之一。他曾在华学习汉语和中医长达 10 年之久。沃伊茨霍夫斯基是最早编写俄汉医学词典的学者之一。另一位名叫普罗霍尔·察茹科夫斯基(Prokhor Charukovsky)的医师,也是外科医学院教授,在行医实践中积极使用针灸技术。1828 年,他撰写了一篇关于针灸积极疗效的论文,并发表在《俄罗斯军事医学》杂志上。

俄罗斯学习中医的第二次热情出现在 20 世纪五六十年代。由 Vadim Vogralik、Esther Tykochinska 和 Alexander Kachan 等几位教授率领的一支苏联医师交流团前往北京中医学院学习中医。学成回国之后，他们在莫斯科、列宁格勒、喀山、高尔基（今天的下诺夫哥罗德）等大城市创办了针灸师专门培训学校，这些学校都得到了政府的支持。这些专家还编写并出版了针灸基础知识教材，在这些教材的帮助下，俄罗斯医师开始学习针灸技术并成功应用于医疗实践之中。在此期间，政府还专门在位于列宁格勒的军事医学院、莫斯科、喀山以及高尔基等大城市的医师高级培训学校开设了针灸专业文凭预科课程。这些课程的开设一直持续到 20 世纪 80 年代末，在俄罗斯广大医师中间享有非常高的知名度并受到积极追捧。

20 世纪 80 年代末，俄罗斯医务工作者对更高层次的中医学习的需求显得日益紧迫。一支包括列宁格勒医学研究所的伊戈尔·果戈里（Igor Gogol）和丹尼斯·杜布罗文（Denis Dubrovin）等人在内的医师团队先在俄罗斯学习一段时间中医，然后又前往中国天津中医学院继续学习。20 世纪 90 年代至 21 世纪初，学成回国后的医师专家在中国专家的支持下，通过圣彼得堡国立大学出版社创办了一本学术期刊，该期刊以著名学者巴甫洛夫（I.P. Pavlov）的名字命名，通过疾病诊断和治疗手段等详细介绍了中医理论。

20 世纪 90 年代末，俄罗斯官方引进了针灸师医学专业，许多城市的医院和诊所纷纷开设了针灸科室，专门从事中医药进口业务的俄罗斯企业亦如雨后春笋般成立。

三、李维斯特公司

在俄罗斯转型变革之际成立的众多中医药贸易企业中，有一家公司不仅保持平稳运行至今，而且已经发展成为俄罗斯中医药行业内的执牛耳者。它就是李维斯特（Li West）公司。

李维斯特公司是当今活跃在俄罗斯多个领域内的中医药贸易企业，它将生产、市场、健康与教育全面连接起来。中医的哲学思想、诊疗方法和中药产品的协同效应为无数俄罗斯人找到了一种方法。

该公司拥有超过 20 年的经验：研究与发展，刻苦学习理论并不断付诸实践，而且所有研究和实践都在其自有研究机构开展。该公司的自有研究机构包括李维斯特医学中心、燕胜预防医学中心、李维斯特西伯利亚整合医学研究所，以及一些合作的科研机构。

自成立之始，李维斯特公司就特别重视对传统中医学疗效的科学证明和临床研究。该公司与许多科学和临床中心合作，如俄罗斯科学院西伯利亚分院基础和临床免疫学研究所（新西伯利亚）、俄罗斯国家队运动训练中心（莫斯科）、俄罗斯联邦政府所属促进奥林匹克运动委员会反兴奋剂中心（莫斯科）、研究生教育医学院（圣彼得堡）、西北多发性硬化症协会（圣彼得堡）、西北地区科学研究中心（新西伯利亚）、国家高级医师培训学院（新库兹涅茨克）、西伯利亚国立医科大学（托木斯克）。

如果用全球的视角观察中医药在俄罗斯的普及和发展，你会发现，中医药在俄罗斯通常情况下都是作为单独的项目板块化呈现，并试图从某一个侧面了解中医。例如，俄罗斯人民友谊大学东方医学研究所就只开设有为期 3~5 个月的中医反射疗法专业培训课程。

李维斯特西伯利亚整合医学研究所是全俄唯一能够为医务工作者提供包括天津中医药

大学详细的医师专业学位课程在内的综合中医补充教育培训课程的机构。2008 年,该公司成为世界中医药学会联合会教育指导委员会第一家也是唯一一家俄罗斯代表。这意味着该公司的中医药专业培训严格遵守了联合会的标准。

严肃而艰难的中医药专业教育是如何在俄罗斯生根发芽的呢? 中医药教育在俄罗斯的落地生根始于李维斯特公司总裁 Konstantin Luzyanin 与时任天津中医药大学名誉教授弗拉基米尔·那恰托依的相识并决定在新西伯利亚开展第一期中医药培训课程。由于俄罗斯广大医务工作者对弗拉基米尔·那恰托依的中医药培训课程的高度认可和高昂热情,在李维斯特公司的基础上,2013 年,西伯利亚整合医学研究所正式成立。

自研究所成立以来的 5 年中,先后共有 1200 名医学专家参加了弗拉基米尔·那恰托依开发的中医药培训科目。根据李维斯特公司、俄罗斯科学院西伯利亚分院基础和临床免疫学研究所以及天津中医药大学签署的三方协议,医师在俄罗斯完成中医课程培训学习之后,将有机会前往天津中医药大学教学实习基地实习。

李维斯特西伯利亚整合医学研究所培训项目包括如下课程:① 中医药。② 东方美容学。③ 东方体育。④ 传统养生系统。

除弗拉基米尔·那恰托依教授外,李维斯特西伯利亚整合医学研究所还有 8 名专业中医药培训教师。

基础培训课程的培训对象主要为接受过高等或中等医学教育的医学专家。对于没有医学知识背景的学员,公司开设有中医治疗方法和健康生活方式等入门课程。

今天,李维斯特西伯利亚整合医学研究所已经发展成为:① 为执业医师提供一个接受另一种基于整合医学(学术与中医相融合)方法论与基础的职业教育和进修培训机会,掌握独特的诊断、预防、治疗以及康复知识与技巧。② 通过在中国的临床实习或基于国际标准的学位/文凭教育,为医学专家讲授中医基本原理、药物与非药物养生、治疗及康复等知识与技巧。该培训以天津中医药大学基于国际标准的教育项目为蓝本。③ 倡导开展健康生活方式的有效途径,为传播健康文化知识创造条件。该研究所结合丰富的中医药经验与现代整合医学的丰硕成果,积极宣传推广使用有效的按摩、呼吸体操、预防和康复知识和技能。李维斯特西伯利亚整合医学研究所的中医药教育不仅布局于新西伯利亚,而且在全俄许多大城市都有布点,例如莫斯科、下诺夫哥罗德、车里雅宾斯克、伊尔库茨克、赤塔、切博克萨雷、苏尔古特、坎斯克、格罗兹尼等。④ 为每一位学员提供学习和掌握东方保健体育的机会。2010 年,国际气功办公室在公司总部成立。如今,李维斯特燕胜医学预防中心健美操课为学员提供健身气功课程,并在阿尔泰共和国阿扎尔村的卢扎里纳阿尔泰庄园开设有旨在提高东方体操技能的在职培训科目。培训科目的授课教师团队有西伯利亚医学教育专家和来自天津中医药大学的中医专家。来自天津中医药大学的气功大师李立祥教授在国际气功办公室的运行和中医健身操的推广中发挥了巨大的作用。目前,已有超过 3500 人在该中心完成了东方健身操的培训学习。

四、存在的问题

尽管中医药在俄罗斯的发展前景广阔,但目前依然存在两大障碍。首先,中医师职业未进入俄罗斯官方医疗保健系统。其次,中医药产品也没有进入俄罗斯官方名录。目前,俄罗斯联邦境内的中医药产品均被注册为膳食补充剂——一种生物活性食品添加剂。这就意味着,根据其法律地位,中医药产品在公立医院不能合法流通。

这两大障碍严重制约了中医药在俄罗斯的发展。目前,诸如"传统医药医师"职业的出现等问题还只是在争论谈判之中。

俄罗斯人对中国的植物制剂(phytopreparation)/中草药、针灸、按摩手法以及健康的生活方式非常感兴趣。然而,由于中医药仅为膳食补充品的法律地位严重限制了中医药在俄罗斯的广泛应用。

一种新的医师职业和一个新的医药产品目录的出现/批准在俄罗斯并不是一件容易的事情,要实现这一点,需要相当漫长的一段时间。

第九节　比利时中医药教育概况

一、早期中医药教育

据有关资料表明,早期的比利时中医药教育是散在的、不规范的。比利时靠近荷兰语区域是与荷兰合作,靠近法语区域则多与周边的法国和瑞士合作办学。1972 年于荷兰成立的一家针灸学校由于在荷兰和比利时境内同时开课,将课堂设在了比利时家门口,因而吸引了一批比利时的学生。而比利时针灸师 Jos Struelens 于 1977 年结伴开办的针灸学校开启了比利时本土面向任何中医爱好者的针灸教育的新纪元。可惜,随后的短时间内,由于办学观念等分歧,这所学校很快退出针灸教育舞台,而被由 Walter Vandewalle 等推拿师和医师组合的精明中医学院所取代。在 1978 年创办精明中医学院伊始,此时针灸师 Walter Vandewalle 就在教学内容上做了大胆改革,与 Bruno Braeckman 等针灸师第一次将脏腑辨证、舌诊、脉诊等内容纳入了该校的教学计划,更加全面地向学生传授中医知识。也正是这次教学改革和尝试给比利时的针灸教育注入了新的生机,更加符合中医本身的教育要求。

法语区域比如布鲁塞尔,其中医药教育主要是以短期培训为主,培训对象是各周边国家医师,并且需要通过考试。

二、发展中的比利时中医药教育

20 世纪 70 年代末,随着中医国际地位的日益提高,中国的中医高等院校在国家教育部和卫生部的指导下,开始向国际友人举办中医针灸普通班和提高班。这些班首先规定在国内 3 所著名的中医院校进行,包括中医研究院针灸研究所、南京中医学院和上海中医学院。这些院校后来扩充至广州中医学院和成都中医学院。接受过中医培训的人员,当他们返回到自己的国家,在临床上大胆地使用中医,直接促进了中医在当地的发展,扩大了民众对中医的理解和认同。来自比利时的医师、理疗师也先后前往中国临床学习或者实习。

比利时针灸协会于 1988 年在比利时成立。该学会拥有 150 名会员,其中包括 40 名针灸、中医医师,15 名获得针灸证书的西医医师,95 名针灸师,此外还有 45 名其他与针灸有关的研究人员或学生。

比利时补充医学培训学校正式成立于 2010 年 4 月 16 日,在比利时专业组织(EUFOM)以及比利时政府注册。目前该学校有会员 93 名,其中获得针灸证书的西医医师 86 名,针灸师 93 名。现任会长 Van Laethem Danny 是理疗师出身,1987 年在比利时完成了 4 年的中医针灸课程,之后在北京进行针灸培训学习,1991 年开始在比利时、法国及英国教授针灸、推拿以及电针。之后他与比利时医学院及成人医疗培训中心合作,联合中医师,建立了比利时最大的中医培训学校。

比利时补充医学培训院是比利时最大的中医学校,于 2010 年成立,受到比利时和荷兰许多专业团体的认可。比利时补充医学培训院同时也和比利时中医基金会建立了合作关系。比利时补充医学培训院获得了 Q 标签,这是针对培训机构和咨询公司的质量保证。Q 标签的取得得益于欧盟的资金支持。比利时补充医学培训院所有培训课程得到了弗兰德社,联邦公共服务就业,劳动和社会对话,医疗服务组织联合委员会的认证。

2009 年 12 月 15 日,世界针灸学会联合会国际针灸师水平考试在比利时举办,22 位考生参加了中医学基础、针灸学、解剖学、辨证论治、取穴操作的考试。

本次考试由世界针灸学会联合会与比利时针灸学会联合主办,比利时针灸学会负责考生的组织和安排,世界针灸学会联合会派出由副秘书长陈振荣教授、卫元斌教授、谭源生教授组成的监考组赴布鲁塞尔现场监考。

2016 年世界针联国际针灸师水平考试在比利时首都布鲁塞尔举行,来自比利时、荷兰、摩洛哥等国家的 30 名针灸医师参加了本次考试,世界针灸学会联合会副秘书长王宏才博士、考试部主任金光,以及上海中医药大学的楼建华、石明章教授等共同主考了笔试和实践技能的操作。

三、中医药教育的发展前景和方向

中医药教育首先应该是回归经典,然而现行的海外中医药教育都是经过翻译,翻译人员普遍存在不能真正、完整地理解中医基础知识的情况。

其次,海外教学应与中国的中医药院校合作培养人才,互惠互利,合作共赢。

再次,《黄帝内经》《神农本草经》《伤寒论》《金匮要略》等中医古代传世医书,表明中医学在两千多年前就已经形成了完整的理论体系,是最丰富、最有条理、最有效的一种医学科学。所以海外的中医教学需要完善。海外的中医传播需要在欧洲以及全球为中医药"正名",而不是支离破碎的提取。

最后,中医教育还应包括对中国文化的认同以及中医教育中的师承关系,这些都是有利于促进海外中医高级人才培养的因素。

中医药的发展受中国传统文化深厚的底蕴影响,中医是一门科学,是一门成熟的科学,需要严格掌握培养标准,不能培养假中医。我们需要在欧洲以及全球传播真正的中医正能量,中医不仅是中国的骄傲,更是世界的财富。

第十节　匈牙利中医药教育概况

一、匈牙利概况

匈牙利位于欧洲中部的喀尔巴阡盆地,属中欧内陆国,与奥地利、斯洛伐克、乌克兰、罗马尼亚、塞尔维亚、克罗地亚和斯洛文尼亚接壤。人口 978.6 万(2017 年 9 月),主要民族为匈牙利族(马扎尔族),约占 89.9%。面积 9.3 万平方千米,首都为布达佩斯,官方语言为匈牙利语。居民主要信奉天主教和基督教新教。

匈牙利依山傍水,西部是阿尔卑斯山脉,东北部是喀尔巴阡山,大部分地区为平原和丘陵,全国 80% 的土地在海拔 200 米以下,山地约占 1/5。凯凯什峰海拔 1015 米,为全国最高点。多瑙河及其支流蒂萨河纵贯全境。巴拉顿湖是中欧最大的淡水湖。受地中海气候与大西洋暖流的影响,匈牙利冬暖夏凉,气候宜人,属大陆性温带阔叶林气候。

二、中医药教育发展历程

匈牙利的中医药教育历经了早期的出版物传播、行业学会及民间的中医培训、正规的中医高等教育、中医孔子学院的中医课程学分教育,以及中医顶尖人才的传承教育等不同层次和几个阶段。随着中国改革开放,匈牙利中医药教育有了突飞猛进的发展,但总体上是以近 30 年来培养的"洋中医"及全体国民的健康教育普及为主力军。据国家官方统计,在当地人口的 25% 接受过中医的健康教育,这是有别于其他国家的显著特点,也是中医立法的民众基础和动力。

匈牙利最早有关针灸的博士论文可以追溯到 1850 年,是作者安东·兰勒(Anton Laner)用拉丁文撰写的一篇有关针灸术用于外科疾病的博士论文。这篇论文是由匈牙利生物物理协会针刺术工作小组于 1986 年 4 月在布达佩斯的匈牙利医学历史博物馆藏书中所发现。匈牙利最早出版中医书籍者是伊什特万·帕洛斯教授(Prof. Pálos István, 1922—2014),于 1963 年出版了匈牙利文版《中国中医药》。最早使用激光针灸者是彼得博士(Dr. Simoncsics Péter),始于 20 世纪 80 年代,并出版了 4 本针灸书。最早开展针灸培训者是托马斯医师(Dr. Nyitrai Tamás, 1935—2014),于 1988 年在海纳伊姆雷大学健康医学院(HIETE)启动了针灸培训。最早与中国中医药界开展合作的是艾瑞博士(Dr. Ery Ajándok),1987 年,他作为匈中友协传统医学会的代表与黑龙江省中医研究院代表张缙教授合作,次年双方共同在布达佩斯创办了第一家以华人医师为主体的中医诊所,并开始举办中医培训班,开启了华人中医师在匈牙利进行中医药传播教育的早期模式。2002 年 11 月,陈震博士出版了匈牙利文版的《药膳与验方》一书。该书对 36 种常见病进行了东、西方疗法对比分析,根据"药食同源"的理论,潜移默化地介绍了中医药疗法,引起了当地人极大的兴趣,至今重印 8 次,发行 10 余万册,成为当地国民健康教育的主要匈牙利文版教材。2012 年,陈震博士出版了匈牙利文版的《中药在中医临床上的应用》一书。该书对许多中药的药性、药理及性味归经进行了总结,根据"药食同源"的理论,潜移默化地介绍了中医药疗法,并简要介绍了藏医药的养生理论及图文并茂地解释了自然疗法,诸多匈牙利中医药爱好者及中医师将此书作为学习中医药的标准教材,该书现已再版 5 次,印刷发行数万册。

　　行业学会的中医药教育主要通过中医药学术会议、中医药讲座和培训班等方式进行。1987 年成立的匈牙利医师针灸学会(MAOT)是由当地学过针灸的西医医师组成,在当地的影响力较大。该学会一直坚持开展针灸医师教育培训,培训对象是获得当地执业资格的西医医师。2002 年,以华人中医师为主体的匈牙利中医药学会(HKOME)成立。该学会成立后,通过多次举办中医国际学术会议、在全国各地举办公益讲座、百余场义诊活动等,宣传和推广中医药文化,显著提高了传统中医学在匈牙利的知名度。该学会也从最初的二十几人发展壮大至百余人,逐渐成为匈牙利具有重要影响力和代表性的中医团体。特别是 2004 年该学会与黑龙江中医药大学合作成立了"黑龙江中医药大学匈牙利分校",学会时任会长于福年担任分校校长,开启了匈牙利中医药教育的新模式,为后来中医药教育正式走入匈牙利高等院校奠定了基础。

　　匈牙利佩奇大学 20 多年来每年招收百余位中医针灸再教育学员,这些学员必须具有当地西医医师资格才能录取,经过 2 年的中医针灸培训,他们取得针灸行医资格。这些"洋中医"在传播中医药方面具有很大的影响力和覆盖面,他们在从事本职医院工作的同时使用针灸配合治疗,有的人单独开设了私人的针灸诊所,有将近5000 人得到了中医针灸的培训,这是当地的显著特点。根据修改前的法律,只有这些人才有资格从事针灸工作。陈震博士一直担任佩奇大学的中医教学工作至今,每年向学员们免费赠送教材已成为惯例。匈牙利岐黄中医药中心近 3 年来也积极参与"洋中医"的再教育培训活动,由中国甘肃省卫生健康委员会派出的医师专家担任主讲,每年有近百位"洋中医"通过培训提高了临床技能(图 2-7-19,图 2-7-20)。

　　此外,匈牙利还有一些面向物理治疗师、自然疗法治疗师的民间中医教育机构和专业团体,比如匈牙利生物物理协会、自然疗法学会、加拿大安大略中医学院匈牙利分校(OCTCMECH)、健康培训学院健康记录和培训中心(ETI - GYEMSZI)、神农研究所(Shennong Institute)、匈中友协传统医学会健康基金会等。

　　2010 年匈牙利教育部批准黑龙江中医药大学匈牙利分校正式纳入塞梅尔维斯大学健康学院,成为匈牙利第一所具有正式文凭的中医五年制本科教育院校。2014 年 8 月国家汉办批准华北理工大学与匈牙利佩奇大学合作建立中医孔子学院。2015 年 3 月,欧洲大陆第一所中医特色孔子学院在匈牙利佩奇大学揭牌。

　　2012 年 10 月开始,联合国教科文组织认定的"人类非物质文化遗产代表作名录"中医针灸代表性传承人、著名针灸专家张缙教授在匈牙利开展中医针灸高级人才传承授徒活动,首批 14 名骨干医师有幸成为张缙教授门下亲传弟子。2016 年 8 月,世界针灸学会联合会全球第二家、欧洲第一家中医针灸传承基地落户布达佩斯匈牙利岐黄中医药中心,标志着中医针灸传承教育正式走入欧洲,匈牙利中医高级人才的传承教育由此翻开新的一页。

三、中医药教育成绩

　　匈牙利中医药最大的特点是以"洋中医"为主,全国上下总共有将近 5000 人,而在匈牙利的中国中医不过几十人。本地"洋中医"数量远远超过中国中医数量,得益于匈牙利的"全民大健康"教育。

中医药在这里有着良好的民众基础,政府大力扶持,中医药界同仁也受邀参与匈牙利国民健康计划,将通过 10 年时间,完成对 1500 个区域的 800 万人次的健康体检和健康知识普及。民众越来越喜爱中医药,因为他们能从中医药的保健、康复和治疗中获得健康的生活。根据 2014 年匈牙利东方国药集团主持完成且官方认可的匈牙利民意调查报告:匈牙利 95% 的退休女性都患有各种不同疾病,最常见的是高血压、高血脂、高胆固醇等心血管疾病,风湿病以及肥胖导致的各种疾病。近 25% 的患者尝试过中医药治疗,这为中医立法提供了依据。现今匈牙利医疗专家大量外流,医疗系统缺少资金和有效的治疗方法等资源,手术要排几个月的队,预防医学体系不健全,而当地人民渴望得到中医传统疗法的救治。

20 世纪 80 年代,匈牙利针灸教育曾在四大城市的著名大学中出现过,但因各种原因,目前仅有 2 所大学继续开展中医高等教育,即位于首都布达佩斯、颁发五年制中医本科文凭的塞梅尔维斯大学健康学院,以及位于佩奇市、开设中医学分课程的佩奇大学中医孔子学院。

黑龙江中医药大学匈牙利分校建校之初,即设有学士、硕士、博士学位,起点之高在欧洲尚不多见。2010 年该分校纳入塞梅尔维斯大学健康学院后,双方合作办学协议中,除中医本科学位教育外,仍然保留了中医硕士学位教育。该校全部中医课程由匈牙利中医药学会 5 位中医博士承担(匈牙利法律规定非博士学位不能上大学讲台),西医课程由数位匈牙利教授承担。办学规模虽然不大,但教学质量和标准并不低。其教学内容和教学时数均参照中国教育部中医药高等教育标准,同时按照有关要求组织教师编写匈牙利文版中医教材。本科学生前 4 年在匈牙利就读,最后 1 年需要到中国黑龙江中医药大学就读,完成毕业实习和学位答辩。该分校目前已培养了 2 名博士生、6 名硕士生和 40 余名本科生(包括匈牙利中医药学会承接的办学和塞梅尔维斯大学健康学院办学的学员)。2015 年匈牙利政府正式颁布中医执业立法细则,承认中匈双方合作办学所颁发的中医本科文凭,学生毕业后可从事中医临床工作,临床实践 2 年后即可单独开诊。从早期的毕业生情况来看,其就业情况很好,部分本土的年轻中医师已经开始单独执业开诊。

佩奇大学中医孔子学院自 2015 年开始招生,至今运行了 4 年,相继开设了中国语言与文化、中医理论、中医临床理论、中医养生以及气功等 10 门大学学分课程,面向佩奇大学所有专业学生招生,以满足学生不同层次的学习需求。该孔子学院前院长毛红介绍说,目前学院有来自中国汉办的教师 1 名,匈方中医教师 2 名,武术教师 1 名。截至 2017 年 9 月,共有学生 300 多人选修过包括气功、咏春拳在内的课程。佩奇大学中医孔子学院仅开设中医相关学分课程,本身不做学位教育。各专业学生修完所需学分后,由大学各个学院授予包括补充医学学位等在内的相关专业学位,毕业后从事与学位相关的专业工作。

匈牙利共有西医医师 3.5 万人,其中有近 5000 名医师接受过各类中医针灸教育培训,目前临床上使用针灸疗法的匈牙利医师至少在 1000 人以上,当地西医医师开办的针灸诊所有 200 余家。华人医师合法注册的中医诊所有 20 余家,按照新法律,具有单独行医资格的华人中医师只有 20 余位,其中绝大部分中医师参加过各类中医教育培训。除此之外,匈牙利还有数量众多的自然疗法和物理疗法从业人员,其中参加过各类中医教育培训者,数量难以统计。

四、中医药教育办学回顾

黑龙江中医药大学与塞梅尔维斯大学合作开展中医药教育,可谓是一个合作成功的办学示范案例,在此简要回顾下双方合作办学过程。

2004 年,匈牙利中医药学会与黑龙江中医药大学合作,在布达佩斯成立黑龙江中医药大学匈牙利分校(分校校长由学会时任会长于福年担任),探索在匈牙利开展中医药高等教育的新模式。办学之初,困难重重:缺校舍,就在诊所里上课;缺教材,就想办法托人从中国捎来;缺少有资质的教师,大家就一人承担几门课程。特别是几位任课教师,宁可放下自己诊所忙碌的挣钱工作,也要确保有时间为分校学员们上课。有位家在外地的教师,每周要驱车几百公里赶到布达佩斯为学员们上课,常年坚持,风雨不误。

2006 年 9 月,在前会长于福年穿针引线和陪同下,以匈牙利医学会联合会主席、科学院院士维采·拉斯洛博士(Dr. Vécsei Lászlo)为团长的匈牙利高级医学代表团首次访问中国。代表团中包括塞梅尔维斯大学前校长、科学院院士绍窦尼·彼得博士(Dr. Sotony Peter),匈牙利医学会联合会副主席、科学院院士马扎尔.卡尔曼博士(Dr. Magyar Kalman)等匈牙利医学界几位著名的重量级医学专家。代表团先后访问了世界中医药学会联合会北京总部、中华中医药学会、中国中医科学院、黑龙江中医药大学等单位。在这次访问中,于福年获得黑龙江中医药大学匡海学校长颁发的授权书,被任命为中匈两国教育合作项目中方全权代表。此次访问增强了双方的了解和互信,为深化双方医学交流与教育合作奠定了良好的基础。

黑龙江中医药大学的校领导对分校建设非常重视,时任校长匡海学在 2006 年至 2007 年间两次率团访问匈牙利,开展学术交流的同时,考察分校的办学情况,为分校任课教师们颁发客座教授聘书,聘任分校校长于福年教授为博士生导师。2009 年,塞梅尔维斯大学健康学院院长梅萨柔丝·尤迪特女士(Dr. Mészáros Judit)访问黑龙江中医药大学,与中方签署合作办学意向协议。2010 年 2 月,黑龙江中医药大学党委书记田媛与塞梅尔维斯大学校长杜劳绍伊(Dr. Tulassay Tivadarral)代表双方在布达佩斯签署合作办学正式协议(图 2 - 7 - 21)。后经匈牙利教育部批准,黑龙江中医药大学匈牙利分校正式纳入塞梅尔维斯大学健康学院,并于 2010 年秋季开始招生运行。

为了匈牙利民族的健康,中东欧中医药学会、匈牙利岐黄中医药中心与欧盟健康委员会、人力资源部、匈牙利卫生部等 63 个国家级及各州卫生组织、健康研究院,以及专业研究机构合作开展了 2010—2020 年欧盟疾病防御与健康促进合作计划——匈牙利国民健康调查计划。该项目是中医药界同仁参与范围广、时间长的全民大健康检查计划,计划在 10 年间完成对 1500 个区域的 800 万人次的健康体检和健康知识普及。健康促进合作计划采用"移动式健康检查指导站",为全国居民进行心血管系统、肺病、眼病、体质活动状况、神经系统、骨质及运动系统疾病、胃肠系统、妇科及皮肤病等健康普查,并为他们提供健康的生活方式指导和咨询。该计划为中医药在匈牙利的传播,中匈中医药文化教育、文化传播扩大了"朋友圈",形成了息息相关的,以构建"人类命运共同体",共建、共商、共融、共赢的广阔平台。

2013 年 11 月 26 日 3 名来自青民盟(Fidesz)的议员(3 名医生),本内·伊尔蒂克博士

(Dr. BeneI ldikó)、科瓦奇·约瑟夫博士（Dr. Kovács Jószef）、霍洛西·安塔·噶博尔博士（Dr. Hollósi Antal Gábor）向国会提交了一份关于对匈牙利医药卫生法第 29 条相关法律进行修改的议案。"鉴于匈牙利高等教育体系缺少中医药内容，在国外取得的中医药学文凭也无法得到认证，造成了已取得中医药文凭的专业人员无法行医。基于以上原因，提议经独立审核的中医药学专业人员在法定的条件下可以合法地从事医疗工作。"

2013 年 12 月 9 日，此议案以 257 票赞成，59 票反对，1 票弃权顺利通过了议会表决。有趣的是，在 257 赞成票中，有 32 票是反对党尤比克（Jobbik）投出的，这说明中医药已经在匈牙利整个社会中得到了全面认可。

2013 年 12 月 17 日 10 时 22 分，这是一个值得铭记的时刻，在关于卫生健康的一系列法律最终表决中，259 票赞成，73 票否决，7 票弃权。其中，中医药合法化的法律正式获得通过，中医药在匈牙利合法化行医已成定局，而相关法律条款和细则将由人力资源部和相关专家委员会在今后逐步制定和完善。在新法律第 4 条 a 的修改中规定，在中医领域，持有至少 5 年高等教育文凭的人，才有资格向有关当局递交申请，并限定行医地点和期限。申请人必须证明在祖籍国，最后一个长期行医的工作单位，没有被取消过行医资格，并无刑事犯罪记录。申请人的毕业证书无须当地文凭认证机构认证，卫生行政部门需要将申请人的个人资料、毕业证书号码等有关信息存档备查。

根据 2013 年 11 月 13 日中匈两国政府签订的关于卫生与医学科学领域合作计划及陈震博士向匈牙利总理府两次提交的兴建中欧中医药中心的"可行性研究报告"（图 2 - 7 - 22），由匈牙利方提议，在中匈两国总理的见证下，两国政府于北京签署了建立中匈中医药领域合作意向书。这是继 2013 年匈牙利国会通过中医立法后，匈牙利中医药领域的又一件大事，标志着中医药事业在匈牙利的发展进入新的历史阶段。此事件也受到国际中医药界瞩目，被世界中医药学会联合会评为 2014 年世界中医药十大新闻之一。

2014 年 2 月 12 日，在中国国务院总理李克强和匈牙利总理欧尔班的见证下，国家中医药管理局原局长王国强与匈牙利人力资源部部长包洛格·佐尔丹（BOLOG ZOLTÁN）在北京人民大会堂签署了《中医药领域合作意向书》，内容包括政策与管理信息共享、学术交流、医疗保健、教育培训、科学研究、产业发展、文化交流，以及在匈牙利建立中医医疗及培训中心（"中国-中东欧中医药中心"合作项目）等。该合作意向书的签署，为两国在中医药领域开展广泛交流与合作搭建了政府间平台，为推动中医药全面走向匈牙利乃至整个中东欧地区迈出了坚实的一步，并为当地中医药从业人员营造了一个良好的国际环境。

2014 年 10 月，世界中医药学会联合会创会副主席兼秘书长李振吉一行访问塞梅尔维斯大学，与校长赛尔·阿戈斯顿（Dr. Széll Ágoston）举行会谈。赛尔校长说，正是由于有了与黑龙江中医药大学合作办学的基础，匈牙利政府把建立"中国-中东欧中医药中心"的项目落实给塞梅尔维斯大学。李振吉表示，为支持两国总理签署的合作项目，支持中匈双方合作办学，世界中医药学会联合会愿意将《世界中医学专业本科（CMD 前）教育标准》无偿赠送给塞梅尔维斯大学，并建议赛尔校长根据匈牙利的具体情况适当修改应用。

随着中医药在匈牙利的影响力日益增大，全民中医药健康教育的广泛传播，欧盟全民中医药健康普查及教育的影响，中医立法的呼声也越来越高。中匈合作办学，颁发中国中医药大学文凭,从某种程度上讲,客观上也是在促使匈牙利政府立法承认中国中医大学文凭,这对于当时加快实现匈牙利中医执业立法起到了催化剂作用。经过 28 年两代人中医药同行们的努力,2013 年 12 月 17 日匈牙利国会通过中医执业法案,使中医药行医合法化。2015 年 9 月 18 日匈牙利国家人力资源部又在该法律的基础上制定了 42/2015(IX. 18.)号实施细则,法案实施细则正式生效,匈牙利成为第一个立法承认中国中医药大学文凭的欧洲国家。

2017 年 6 月 18 日,时任中国国务院副总理刘延东一行来到塞梅尔维斯大学健康学院出席中匈中医药教育合作系列活动,为中匈两国合作项目"中国-中东欧中医药中心"举行奠基仪式,并且首次亲临海外中医临床教学课堂进行实地教学观摩。刘延东在讲话中希望双方高校携手打造高水平中医药教育合作平台,培养出更多符合需求的中医药人才。

刘延东的到访,既是对广大海外中医药教育工作者的鼓励,同时又是对中匈中医药教育合作成果的充分肯定。中国驻匈牙利大使段洁龙,匈牙利人力资源部国务秘书本采·雷特瓦里、国务秘书拉兹洛·帕尔科维奇,中国原国家卫生和计划生育委员会主任李斌和副主任崔丽,中国国家中医药管理局原副局长马建中,塞梅尔维斯大学校长赛尔·阿戈斯顿(图 2 - 7 - 23),黑龙江中医药大学校长孙忠人等陪同刘延东参加了当日的活动。

据最新消息,匈牙利国会已经通过了政府提交的预算案,决定斥巨资(政府首期投入资金 13.5727 亿福林,大学自筹 8 亿福林,预计总投资将达 30 亿~60 亿福林)在塞梅尔维斯大学健康学院兴建新的教学大楼,新教学楼同时确定为"中国-中东欧中医药中心"的新址。今日匈牙利中医药的成果,是中匈双方共同努力取得的。特别应当记住那些改革开放 40 多年来,曾经为匈牙利中医药贡献的数十位前辈们,他们许多人已经驾鹤西归,和现在仍在第一线工作的中医同仁们,他们是于福年、陈震、王伟迪、张庆滨、张耀、夏林军、马克、邢启洪等,多年来他们默默耕耘、无私奉献,克服诸多困难,付出艰辛汗水,为中匈两国教育合作和匈牙利中医药发展做出了自己的努力和贡献。

五、存在的问题

从中匈合作办学的实践看,目前还存在以下主要问题:一是师资队伍人员不足,特别是缺乏既有丰富临床和教学经验,又会讲流利匈牙利语的全能教师。二是缺乏匈牙利文版中医教材。虽然目前教师们在积极编写并已先后出版了《药膳与验方》《中药在中医临床上的应用》《中医基础理论》《中医基本名词术语中匈英对照国际标准》等,但还远远不能满足中医教学的需求。三是缺乏学生实习场所。目前学生课间实习只能去私人诊所,毕业临床实习只能去中国。布达佩斯尚无一家可以接纳学生临床实习的正规中医医院。四是要解决生源不足、办学规模偏小的问题。中医立法之前,由于匈政府不承认中国中医药大学文凭,所以严重影响了当地学生报考中医药院校的积极性。加之受到种种条件限制,办学规模一直控制在较小范围,由匈牙利中医药学会移交到匈方医科大学后,办学初期每年只有 2~3 名学生,而近 3 年没有招收到新学生。如今中医执业细则已经颁布,匈牙利政府承认双方合作办学的大学文凭,相信这一局面会有所改变。塞梅尔维斯大学相关负责人也表示,今后将扩大中医本科招生,增加对在职西医医师进行中医培训教育,增加研究生中医学历教育,逐步扩大中医办学规模。

第十一节　荷兰中医药教育概况

一、荷兰概况

荷兰是主权国家荷兰王国下的主要构成国,与美洲加勒比地区的阿鲁巴、库拉索和荷属圣马丁共同组成。人们通常所说的荷兰则是指欧洲领土。荷兰拥有 1700 万人口,位于欧洲西北部,濒临北海,与德国、比利时接壤,并与英国为邻。阿姆斯特丹是宪法确定的正式首都,而政府、国王的王宫和大多数使馆都位于海牙。

荷兰是世界上最早拥有议会选举的国家之一,自 1848 年起就确立了议会民主及立宪君主制。荷兰被认为是一个自由的国度,其社会长久以来就以宽容异己的风气闻名,其法律允许同性恋、安乐死、软毒的合法使用。荷兰诞生过包括梵高、伦伯朗等世界著名的画家,足球是荷兰的第一运动,荷兰国家足球队是欧洲乃至世界的一线强队,有"橙衣兵团"以及"无冕之王"的称号。

荷兰经济高度发达,人均 GDP 超过 5 万美元,居世界前十位,2011 年人类发展指数高居世界第三位,为西方十大经济强国之一。2013 年联合国世界快乐报告(World Happiness Report)中,将荷兰列为全世界第四快乐的国度,显示了这个国家人民的高品质生活。

荷兰有着优秀的高等教育和科研院所,在 2017 年年底的全球高校排行榜中,荷兰的 13 所研究类高校全部进入世界 200 强,仅次于美国、英国和德国。

荷兰实行政府主导下的商业医疗报销体系,荷兰的基础国民医疗保险为全民强制,附加医疗保险则可以自由选择,18 岁以下未成年人享受免费医疗保险。荷兰的医疗体系为家庭医师转诊制度,即"家庭医师"—"社区医院"—"专科医院"或"综合性医院",其优点在于限制了"小病大就医"的现象,缺点是可能限制了一些"大病的及时就医"。

二、中医药教育发展历程

荷兰有规模的中医药教育开始于 20 世纪 70 年代初期,大致经历了 3 个阶段。

第一阶段为荷兰中医药(针灸)教育的萌芽阶段,以个人和小规模学习为主。其时英国的针灸教育和针灸的行业管理已经开始,对包括荷兰在内的欧洲国家形成了较大的影响。中医药特别是针灸因其简便、效验和经济,激发了部分荷兰的本土医疗从业者对针灸的浓厚兴趣和学习欲望,这些人大多为西医的家庭全科医师和理疗师,他们通过和亚洲、欧洲特别是英国的医学和辅助医学从业者的接触交流,产生了自我学习的意识,同时也是出于临床实际工作的需要。

第二阶段为 20 世纪 80 年代中期至 20 世纪 90 年代末期,为荷兰中医药(针灸)教育的快速发展期,出现了多所由西人和华人开办的中医学校。这些学校都是提供非全日制、以针灸和推拿专业为主、讲求实用性的周末培训班,缺乏对中医基础理论和临床辨证论治的系统学习,此时涉及的临床病种相对单一,大多以痛症为主。由于中医药师资的相对匮乏,又缺乏系统的教学大纲和教材,使得各学校之间的培训内容和培训方法差别较大,从而直接导致了中医药从业人员的理论和临床水平有较大的差距。

第三阶段为21世纪初开始至今的10余年,是荷兰中医药教育逐步走上正轨和理性化的成熟期。一些只注重办学规模、不重视教学质量的中医药学校逐渐被市场淘汰,学员的择校也变得更为理性。部分华人办学机构从中国的中医药大学直接引进专业的中医药教学、临床和管理人员,得到了众多西人的青睐,成为荷兰中医药教育培训的主力军。

目前荷兰的中医药教育相当于私立本科的学历水平,教育包括现代医学基础和中医药的针灸、中药、推拿等专业教学。所有的教学机构均采取周末教学模式。现代医学基础的教学采用全荷兰统一的教学大纲,课程包括140小时的课堂教学时间,教学内容主要为生理解剖学、病理学、社会心理学、伦理学、临床药理学、荷兰及欧盟相关的医疗法规。中医药的教学分为针灸专业、中药专业和推拿专业,第一年的教学为中医药公共基础课程,教学涵盖中医药基础(中医基础和中医诊断),第二、第三年为专业课程(针灸、中药或推拿专业),每个专业每年为140小时的课堂教学时间,共3年,学完针灸、中药、推拿三个专业一般需要5~8年的学习时间。此外,学员每年必须完成120~200小时不等的实习时数,学习期间还需要完成一定的临床病例数、专题讲演、专题讨论、理论考试、临床技能考核,以及参加一定数量的中医药学术交流活动、完成毕业论文和毕业考试。

三、中医药教育成绩

荷兰的中医药教育由政府和商业医疗保险机构共同授权的辅助医学评估机构——荷兰教育注册基金会(SNRO)负责独立完成。SNRO对包括中医药教育在内的多种辅助医学教育实施评估,内容覆盖教学大纲、教学计划、教学用书、教学流程、教学设施、课堂教学的实际实施、课堂培训、临床培训、教学管理、教辅人员、教学环境、教师资格、入学标准、毕业标准、课程考试、教学与学生辅导、学习资源、投诉、医患交流等方面。通过SNRO认证的教育机构的毕业生,方有资格申请成为相关行业学会/协会的会员,享受相应的中医药医疗活动的增值税豁免权和附加医疗保险的报销权。

荷兰目前拥有4家较具规模的中医药教育机构,办学规模从几十人到数百人不等,主要提供中医学基础、现代医学基础、针灸学、推拿学、中医内科学等专业的培训,学员完成所有的学习、考试任务和临床实习任务,顺利毕业者达到私人教育的本科同等学力水平(即荷兰的HBO-level)。师资来源主要有两方面,一是来自中国国内的中医药大学、临床医学院的讲师和教授,他们既具有丰富的理论教学和临床诊疗经验,又具有良好的外语沟通能力,是荷兰中医药教育的主力军;二是已毕业的本土学员,他们经过近10年的中医药临床的磨炼和经验的累积,开始走上中医药的教育和培训岗位,其明显的优势表现在与学员的文化和生活理念的零差异,采用独特的方式诠释中医药。自2018年开始,与中国国内著名中医药大学合作的硕士和博士研究生教育在荷兰展开,这是中医药进入荷兰近半个世纪以来的再一次腾飞。

荷兰的中医药毕业生皆为自我独立就业,因此不存在就业率问题。但是囿于一半以上的中医药从业者皆为非全职中医药从业者,导致部分人员的"半衰期"过短,这一现象正得到有关行业学会/协会的关注。

四、中医药教育办学示范案例

荷兰神州中医大学(Shenzhou Open University of TCM)隶属荷兰神州天士力集团,地处荷兰首都阿姆斯特丹市中心,由旅荷华侨董志林先生创办于 1986 年,是荷兰目前唯一的一所获得众多荷兰主流中医、针灸和自然疗法学会承认的华人中医大学,学校的中医药基础教育、职业进修教育面向荷兰及欧洲诸多国家。建校 30 年来,神州中医大学为荷兰以及欧洲社会培养了数以千计的中医药专业人才,被誉为"欧洲中医的摇篮"。神州中医大学秉承"大医精诚,质量至上"的教学理念,其教学模式课程设计和培养经验得到广泛赞誉,被荷兰、欧洲和世界众多中医学校学习、借鉴和复制。

教学语种:荷兰语、英语、汉语。

学习专业:针灸、推拿、中医内科、现代医学基础。

国家级别教育认证:神州中医大学是全荷兰唯一获得 SNRO 全面认证的多语种教学的中医大学,学生毕业后可自动享受国家规定的豁免 21%增值税的待遇,全面享受医疗保险的报销资格。

以下专业机构和行业学会直接和间接给予荷兰中医大学的中医药教育认证:

荷兰教育注册基金会(SNRO),荷兰中医学会(NVTCG Zhong),荷兰针灸学会(NVA),荷兰华人中医药学会(TCMned),荷兰医师针灸学会(NAAV),荷兰自然疗法协会(VNT),荷兰自然医学教育联合会(FONG),荷兰再教育中心(CPION),全欧洲中医药学会联合会(PEFOTS),欧洲中医学会总会(ETCMA),世界针灸学会联合会海外培训基地(WFAS)。师资力量和教学辅导人员:神州中医大学拥有 20 余名中西医课程的任课老师,中医药基础和专业教育课程以英语和汉语教学的教师主要来自南京中医药大学、北京中医药大学、上海中医药大学和中国中医科学院,荷兰语教学人员为本土培养的优秀中医药人才;现代医学基础课程的教学人员全部为荷兰本地的临床医师和讲师。神州中医大学的教学辅导人员通晓英语、荷兰语和汉语(图 2-7-24,图 2-7-25)。

中医药高层次教育:神州中医大学从 2018 年起与南京中医药大学共同培养中医药硕士和博士学位研究生,首开荷兰中医药高层次教育的先河。

五、存在的问题

荷兰的中医药教育尚未列入国家教育行列,教学师资队伍良莠不齐,对教育机构的评估还有一个探索和提高的过程,学员的入学门槛尚未完全统一,直接影响未来的中医药从业人员的职业水平和操守。此外,中医药从业人员的职业头衔没有得到保护,导致"中医师""针灸师""推拿师"等被随意使用,既误导患者,也对行业的社会形象造成不良影响。

第十二节 奥地利中医药教育概况

一、奥地利概况

奥地利共和国面积为 83871 平方千米,人口 869.97 万(2015 年 12 月 31 日),其中外国人 126.75 万,占总人口的 14.6%。少数民族有斯洛文尼亚人、克罗地亚人和匈牙利人,约占总人口的 0.5%。官方语言为德语。首都为维也纳。78% 的居民信奉天主教。

奥地利为中欧南部的内陆国,东邻匈牙利和斯洛伐克,南接斯洛文尼亚和意大利,西连瑞士和列支敦士登,北与德国和捷克接壤。

二、中医药在欧洲及奥地利的发展历程

早在汉代,随着陆、海商路的开辟,欧洲就与中医药有接触。中国药物在 10 世纪通过阿拉伯国家传到欧洲。中医经由丝绸之路远传欧洲,当时的医学经典之作《医典》中便吸收了中医脉诊。宋代,中国商品深受欧洲人喜爱,中药材也不例外。13 世纪大批欧洲商人来华,使得欧洲人对于中医药有了更深的认识。明末清初,西方传教士的到来大大促进了中西医药交流。中医针灸虽早已传入欧洲,但是到 18 世纪以后欧洲人对针灸的认识才开始逐渐增多。针灸治疗在欧洲曾一度被看作"无知的""残酷的"疗法而被忽略。

中医在欧洲的真正起步还是在 20 世纪二三十年代,较快的发展是在 20 世纪 70 年代尼克松总统访华以后,他的随行记者报道了他在北京治病并观摩针刺麻醉的经过,翔实而生动,这一特大新闻传遍全球,引起针灸热、中医热,欧洲各国对中医药的兴趣与日俱增。

目前,中医药在欧洲有了较大的发展。欧洲不少医院都设有针灸科,许多西医诊所兼行针灸,中医诊所、针灸诊所遍布欧洲。中医中心、中医协会、中医系、中医讲座、中医进修班等相继建立和举办,中医书籍、杂志、网页等迅速增加。一些国家出现大量对中医感兴趣的研究人员,如德国的中医研究已然形成了许多的流派。

随着中医药的发展,中医药教育不仅在中国而且在国际上也越来越受到人们的重视。1997 年,欧洲成立了跨国性的欧洲中医大学,奥地利、荷兰、比利时、意大利、俄罗斯等欧洲国家的中医药教育均有不同程度的展开。

随着中国国家政策的日益完善,习近平主席"一带一路"倡议的不断推广,中医药日渐在世界舞台上尽显魅力。在奥地利,随着对中医药了解的加深以及其带来的惊人疗效,越来越多的人开始关注中医药并愿意接受中医药治疗。

奥地利格拉茨医科大学教授 Gerhard Litscher 介绍:"近 85% 的奥地利人愿意接受针灸或中医治疗,有 25% 的奥地利人已经接受过针灸治疗。"

近年来,中医药尤其是中医针灸在奥地利发展迅速。随着相关研究的不断深入,更多研究报告和论文的发表,不仅更多的奥地利人开始相信针灸治疗的有效性并愿意尝试,越来越多的保险公司也开始支持针灸。目前,奥地利人在公立医院接受针灸治疗不需要付费,针灸

治疗已经纳入基本医疗保险覆盖,由政府支付;在私人诊所接受针灸治疗需先自行支付,每次 50~100 欧元,不同医师的收费略有不同,之后,其中大约一半可以从各类商业保险中获得报销。

"我们已经有很好的研究可以证明针灸治疗抑郁、失眠等疾病十分有效,越来越多的人开始对针灸产生兴趣,如果今后开展更多类似的研究,保险覆盖的情况会更好。"Gerhard 信心满满地说。

奥地利的针灸发展与中国存在不同之处。据悉,只有在奥地利学习过西医的执业医师才能进行针刺治疗,许多来自中国的针灸医师在拿到西医执照之前不可以开展针刺治疗,只能使用无侵入性的激光针灸。另一个不同之处是,大多数中国患者愿意接受针刺治疗,甚至希望在治疗过程中有明显的"针感",而大多数奥地利患者正好相反,他们希望接受无痛针灸治疗,甚至毫无"针感"。因此,激光针灸在奥地利很受欢迎。

虽然一些西医对于中医药的有效性还存在质疑,但随着中医药尤其是中医针灸受到民众的欢迎,许多专家和研究机构也对相关研究越来越感兴趣。一些医院虽然没有专门的针灸科,但会在许多科室配备一两名针灸医师。"屠呦呦研究员获得诺贝尔奖让更多专家和机构开始对中医药产生兴趣了。"奥地利中医药研究中心主任 Bauer Rudolf 认为,"这也有利于进一步推动科技部门继续支持中医药相关研究。"实际上,自 2005 年 10 月 16 日至今,中奥两国中医药合作已历经 10 余年,一直得到两国科技部门和卫生管理部门的大力支持。目前两国专家团队已完成了第一阶段"中医药与年龄相关性疾病"的合作研究,第二阶段"中医药对慢性疾病的预防与早期干预的合作研究"也已完成成果汇报和总结,第三阶段的合作方向将确定为"生活方式相关疾病的中医药研究",并拟定了时间表。奥地利科技部门已确定继续提供资金支持。

三、中医药教育成绩

在欧洲各国,开展针灸和中医药培训的主角是不同的协会组织,也有部分学校提供相关培训,在奥地利也是如此。近年来,越来越多的医学生开始对中医药产生兴趣。据 Gerhard 教授介绍,在格拉茨医科大学,许多学生希望更多地了解针灸和中医。年轻的学生们对于用一些高科技仪器检测针灸治疗过程中的人体体征,比如大脑的反应,进而证明针灸的疗效非常感兴趣,相关课程都被报满了。不仅如此,维也纳大学已经开设了中医药硕士研究生班,和北京中医药大学、上海中医药大学、山东中医药大学合作,共同设计教学大纲,聘请名师前来讲课,受到了奥地利医师和药剂师的欢迎。该课程共 5 个学期,为期两年半,目前已有 40 名毕业生,第三批学生也已开课。

四、中医药教育办学示范案例

奥地利环球文化医学协会(UKM)创建人奎格勒(Koegler Gerhard)博士是奥地利环球文化医学协会医学会会长、欧洲传统医学学校校长、奥地利 Dr.Koegler Life Agents 预防中心院长,同时也是西医临床、欧洲传统医学、运动医学、心理学专家,常年研究预防医学的发展和临床应用。

李宏颖：奥地利健康学院特聘讲师，辽宁中医药大学和沈阳医学院客座教授，从事中医临床、心理学、公共卫生管理、欧洲传统医学教学、实践与研究，现任奥地利维也纳 Dr. Koegler Life Agents 预防医学中心主任、卡尔·兰德斯坦纳传统医学研究所研究员和传统医学顾问(图 2-7-26)。

李宏丽：奥地利环球文化医学协会秘书长，辽宁中医药大学客座教授，维也纳孔子学院特聘医学讲师，从事运动医学、预防医学和传统医学研究，现任奥地利维也纳 Dr.Koegler Life Agents 预防医学中心主任医师、卡尔·兰德斯坦纳传统医学研究所研究员和传统医学顾问(图 2-7-27)。

奥地利环球文化医学协会的会员是来自不同国家、不同文化背景的医疗工作者，该协会通过作为世界各地不同医学文化与医学理论技术的沟通桥梁，鼓励每一位医疗工作者对于医学知识体系的多元性保持着开放的觉知，允许无限制的学识与经验引领我们寻找到保持人体生理与心理健康的路径。

奥地利环球文化医学协会帮助医疗工作者通过对于患者整体性的认知，围绕患者建立具有个性化的心理、运动、饮食营养和传统医学等综合性的治疗方案，采用自然与可持续、无伤害的医学技术，帮助患者建立可持续的健康与正确的生活理念，激发人体的自我平衡能力，从而达到自根源防范生理心理疾病、促进健康可持续的医疗需求。奥地利环球文化医学协会常举办健康公益活动，以推动中医药在奥地利的普及(图 2-7-28)。

2018 年 1 月 19 日至 1 月 21 日，为期 3 天的首届维也纳世界传统医学大会隆重召开(图 2-7-29)。这次大会以"研讨中西方传统医学中多元合一的自然疗法，推动传统医学尤其是中医研究成果在临床上的应用"为主题，通过对世界各国传统医学的治疗方针、方法、成果和疗效的交流和探讨，为"治未病""可持续健康的医疗指导"提供了新的思考方向和视角，倡导每一位医疗工作者对于医学知识体系的多元化保持开放觉知，为拓展国际化的医学视野提供了一个公平自由的学术交流平台，对各国医学领域的合作和交流起到了积极的促进作用，更为中医学和世界传统医学的融合架起了一座桥梁。这次大会由奥地利环球文化医学协会暨 Dr.Koegler Life Agents 预防中心与中国辽宁中医药大学联合主办，来自 20 多个国家的 300 多名嘉宾参加了此次大会，旨在推动世界各国传统医学文化的跨域联通与多元合一，带动传统医学学术交流平台及相关研究机构的建设，促进不同国家现代医学与传统医学之间的协作交流，加快世界各国不同医学文化的互通。

五、存在的问题

中医药在欧洲发展的态势良好，但由于中西方文化背景和中西医理论体系的差异，中医药在欧洲的发展还存在不少困难和阻力。这些困难和阻力，也正是中医药在奥地利面临的困难和阻力。

1. 中医药在欧洲缺少法律保护　欧洲国家承认针灸，却不承认中医，中药没有药品地位。中医只能作为替代疗法生存和发展，中药只能作为食品、营养品或食品添加剂、化妆品等进入欧洲市场。2004 年颁布的《欧盟传统药品法》为中药以药品身份进入欧盟药品市场提供了法律依据。2011 年 4 月 30 日过渡期截止时，中国还没有一种中药产品成功注册，法令按期执行,中药产品注册困难重重,给中医药在欧洲的发展带来挑战。

欧洲国家的法令有利于西医师,他们可以自由应用中医、针灸等传统疗法,无须特别资格考核即可拥有中药处方权,这可能导致中医药的滥用,制定新法规势在必行。

2. 大部分中医治疗未纳入医疗保险体系　中医、针灸等传统疗法被视为不靠科学仅凭经验的疗法,被列为补充和替代医学,保险公司往往拒付治疗费用。虽然已有不少保险公司承担一定数额的针灸治疗费,但必须在政府卫生部门认可的医疗点才能执行。中药费仅能得到部分私人保险报销。中医药只有作为整体,在法律上得到欧洲国家的认可,并纳入其医疗保险体系,才能够获得健康有序的发展。

3. 中医理论、中医文化没有得到正确的理解和传播　由于文化背景、思维方式以及语言问题,中医理论及中医文化难以广泛传播。中医是一门涉及中国哲学的学科,如中医理论、概念的翻译,欧洲人很难理解。中医的理论多为人文概念,有些是从古代哲学中演绎出来的,如命门、阴阳、五行等理论;有些还与政治文化密切相连,如反映脏腑关系的十二官,药物的上、中、下品等。许多中医经典,中国人都觉得高深,翻译成其他语言很可能词不达意,造成文化信息的丢失。西医从业者学习中医也只愿意学习中医技术,对于理论基础则不感兴趣,这导致他们在治疗中也不懂得整体辨证施治。大部分欧洲人所认识到的中医还只是停留在药茶、针灸、按摩、气功、太极和阴阳这些名词上。

4. 中医药从业人员水平参差不齐　欧洲中医师学术水平、技术素质和职业准则等存在着差距。有些从业人员违背了中医辨证施治的原则,降低了治疗的效果,甚至由于没有正确使用中药,造成严重的后果。欧洲缺少真正的好中医,中国的中医医师在欧洲一般不允许自己行医,而西医医师只需进修一定课时的中医课程就算是中医医师,一般医务人员通过几个月的针灸学习班即可开展针灸和拔火罐业务,他们学习时间有限,许多医师缺乏对中医的整体认识及最基本的理论知识,辨证施治常常被忽略。

5. 中药瓶颈仍待突破　针灸在奥地利历史久、发展迅速,中药发展则相对缓慢一些。据马燕介绍,目前维也纳约 50 家药房有中药,2 家药厂可以直接进口中药,药房可以提供饮片、颗粒剂和小部分中成药,奥地利中成药进口少,一方面是担心冲击西药市场,另一方面是对中成药的质量控制还存在一定质疑。据她介绍,其实奥地利人喜欢使用植物药,他们也常常用草药泡茶来治疗感冒,草药在大医院应用较少,一方面因为其见效相对慢,大医院更愿意使用立竿见影的化学药,另一方面,草药的最大、最小用量和毒副作用研究还较少。

"目前国家卫生部门也对中药质量控制感兴趣,希望能进一步明确药效、药量和毒副作用并愿意支持相关研究。"Bauer Rudolf 介绍,中药质量控制将成为接下来中奥中医药研究合作的重点之一。

六、展望

中国科技部、国家中医药管理局于 2017 年印发了《"十三五"中医药科技创新专项规划》,提出加快推动中医药的传承与创新,实现中医药事业振兴发展,并提出"完善中医药国际标准,形成不少于 50 项药典标准和 100 项行业标准,实现 20~30 个中成药品种的药物注册以及 5~10 个中成药品种在欧美的药品注册;加强中医药研究的国际合作"等战略目标,为中医药产品国际化创造了天时、地利、人和的大好时机。

2018 年 1 月 20 日，世界传统医学大会卫生政策论坛会议在奥地利召开，具体讨论了中医药在奥地利的发展。其间，辽宁中医药大学张哲副院长代表辽宁中医药大学附属医院和奥地利环球文化医学协会签订了框架协议。中国驻奥地利大使馆科技处杨少军参赞和李刚秘书出席了研讨会，杨少军参赞在讲话中特别指出中国驻奥使馆对会议的重视和支持中医药在奥地利的发展。

第十三节　捷克中医药教育概况

一、捷克概况

捷克共和国是位于欧洲中部的内陆国，现有居民 1051 万。直到 1992 年，捷克共和国还是捷克斯洛伐克的一部分，1993 年 1 月 1 日，它与斯洛伐克和平分离，成为独立主权国家。自 1920 年起，该国人民就开始对针灸产生了浓厚兴趣。20 世纪 60 年代，捷克就开设了首届中医师针灸培训课程，培训时长 1 周，此培训项目一直持续到了 20 世纪 90 年代。

二、中医药教育发展历程

自捷克斯洛伐克中国生物学学会（CSBS）1990 年创立以来，其旗下的首家中医学校——布拉格第一中医学校（FSTCM）就一直开展中医课程教育。

捷克先与一所法国中医学校合作，之后于 1998 年开始与来自中国的光明中医函授大学的教授们进行合作。这些教授每年在捷克举办 4 次研讨会，进行 24 天的教学。这些研讨会和教学几乎涵盖了所有的中医学课程，包括一年制中医基础知识课程。一年制针灸基础和针灸治疗内科疾病课程和两年制中医针灸课程。

之后中国的教授还开设了六年制课程，涉及 350 种中草药、200 个中药处方及随症加减，以及内科医学。其中，内科、伤寒论、温病、妇科、儿科、临床科的课程讲授时间总共为 2 年。捷克斯洛伐克中国生物学学会组织各种中医考试，并将中医典籍翻译为捷克文。该学会没有任何拨款，所有经费都来源于私人教育企业的学生所缴纳的学费，因此很多工作都是志愿性质的。在这段时间里，该学会培养了许多捷克籍的中医教师。

自 2008 年以来，该学会与天津中医药大学合作，捷克学生在天津和北京的东直门医院接受一到几个月不等的中医教育。本多娃博士——CSBS 的负责人，于 2011 年参加了天津的第二届世界中医药教育大会。该学会每年都会邀请来自天津中医药大学的教授到布拉格讲学，同时也与来自俄罗斯的弗拉基米尔·那恰托依和 Oxana Nachataya 两位教授紧密合作。目前，捷克各地都有许多中医诊所。

三、中医药教育成绩

在过去的 27 年里，该学会与中国的张伯礼、程德水、郝万山、刘景源、李春颖、仲强惟等教授合作,参与组织了在捷克进行的 4~11 学年制中医课程项目。

学会在布拉格组织了两次国际中医药会议,并协助开展了两项关于捷克共和国中医影响的社会学研究,此研究项目由本多娃博士在 2011 年第二届世界中医药教育大会上发表了成果(75%的疾病缓解)。

布拉格第一中医学校的授课老师主要是本多娃博士,还有一些授课老师已在赫拉德茨-克拉洛韦州的查尔斯特大学药学系讲授了 10 年的中医和中草药课程。

学会曾坚持数月一直在为捷克政府提供中医有效性的信息,并一直都在撰写文章,以促使一部使中医成为公认法定卫生专业的法律尽快通过,并使学生能够在州立大学学习。2017 年 7 月终于获得了成功,这部法律已顺利通过,前捷克总统已签字,但无实施细则。现新任总统已废除此法。

四、中医药教育办学示范案例

捷克历史最悠久、最著名的中医学校是 1990 年创立的布拉格第一中医学校。自 2008 年以来,该校一直都在与天津中医药大学合作进行中医研究。

布拉格第一中医学校也是欧洲中医协会(ETCMA)的成员,ETCMA 在欧洲拥有 14000 名中医师。该校现已实施了以下专业考试和课程大纲:中医及推拿按摩,中医药及针灸,中医及草药。同时,该校还为学习时段、培训时段不同的学员提供持续的硕士课程和培训课程。为了保持专业熟练程度,每个研究生每年必须至少参加一次研究生研讨会。

布拉格第一中医学校所有的毕业生都有望成为捷克中医协会的成员。捷克中医协会是捷克共和国中医专业推广机构,接受欧盟的中医标准,即同时接受欧洲中医协会标准和世界中医药学会联合会的标准。

五、存在的问题

除布拉格第一中医学校外,其他一些中医学校主要从事两年制中医基础的教学。来自捷克布尔诺市的中医院尚未接受欧盟的中医标准,也因低质量的课程和学生无法通过考试而无法成为捷克商会的成员。

其他类似的学校也已经开始开设了中医课程。幸运的是,2017 年 7 月通过的一部法律规定只有中医学士或硕士人员才能行医。这项法律也给布拉格第一中医学校和中医研究所带来了更多的压力,因为学生们可能都需要一份中国大学的学士文凭,以便被捷克共和国认可执医。然而令人遗憾的是这部法律现已被废除。

另外,中药领域也存在许多问题,欧盟会周期性地禁止一些中国的基本草药进口,如半夏、佛手、云芝等。根据 2004 年 3 月 31 日通过、2014 年开始实施的欧盟现行的中草药法——《欧盟传统植物药(草药)注册程序指令》,在捷克共和国境内开具个性化草药配方甚至是非法行为。尽管这一法律在各国实施情况不同,但所有中药疗法从业者都面临很多困扰,这也是中草药在欧盟普遍推行过程中遇到的最大障碍。

第十四节   波兰中医药教育概况

波兰的中医针灸发展历史源远流长,据文献记载,19 世纪初中医针灸传入波兰,由于受西方医学知识的限制,未被普遍认识。直到 20 世纪 60 年代,一些波兰医师重新致力于中医针灸术的应用工作,特别运用在止痛镇痛方面。华沙胸科医师 Garnuszewski 通过不懈的努力,于 20 世纪 70 年代在华沙成立了第一家针灸治疗中心和中医针灸研究所,开展了与中国的中医针灸交流活动,培训中医针灸从业人员数百名,为针灸疗法在波兰的积极推广起到了重要的作用。

近 10 年来,中医针灸在波兰发展较快,从业人员人数已达数千人。随着中国和波兰两国官方政府及民间交流的日益加深,中医针灸在波兰将传播得更普及和深入。

目前中医针灸治疗在波兰归属于自然医学范畴。华沙、克拉克夫、格但斯克等城市都有一些针灸培训班,一些民间社团利用自己的资源也与中国的中医药大学或中医院开展了合作办学。

中医针灸教育需要有工匠精神,有精品意识,注重中医基础知识和临床培训,这样培养出来的针灸从业人员才能走得远。波兰目前流行的针灸培训短平快模式是在给中医针灸掘墓。有扎实的中医基础理论知识,拓宽针灸治疗思维,注重针灸临床培训,这样培养出来的中医针灸人员才能有远大的发展前景。

第十五节   保加利亚中医药教育概况

一、保加利亚概况

保加利亚共和国位于欧洲巴尔干半岛,2007 年加入欧盟,是一个议会民主国家。近年来保加利亚经济增长显著,大量外资涌入,其中也包括来自中国的投资。然而,保加利亚是欧盟内最穷的国家,除了信息技术专家和银行职员外,其他劳动人口的收入是欧盟成员国中最低的。

二、中医药教育发展历程

中医药教育在保加利亚起源较早。在 1300 多年前,保加利亚就出现了用黏土针治疗的古代手工艺品。保加利亚的第一批针灸师大约在 20 世纪中叶开始在法国、俄罗斯和中国接受培训。20 世纪 80 年代后,保加利亚针灸医师学会开始在保加利亚组织针灸研讨会和培训。20 世纪 90 年代末,保加利亚的中医师及中医理疗师开始在中国接受中国专家严格的中医培训,培训内容包括针灸疗法、耳针疗法、水疗法、推拿及小儿推拿等。之后,有关中医治疗的教科书和相关书籍也开始在保加利亚出版。

2004 年,保加利亚通过了现行的健康法案,正式接受中医疗法为非常规医学疗法之一。

该法案规定,中医师应取得相应资格认定并能合理应用中医疗法;并根据 WHO 的建议,中医师应至少接受过 200 学时的中医培训。

三、中医药教育成绩

在保加利亚的医疗保健体系中,医学教育和实践除了受国内教育和健康法案制约外,还需遵守欧盟的相关法律规定,并参照 WHO 发布的相关建议施行。

中医师的资格认定工作由两大专业协会实施,分别是保加利亚医学会和保加利亚理疗师协会。中医培训课程根据 WHO 发布的针灸培训指导开展。在专业协会的培训计划中,也包含邀请外国专家参加研讨会并发表演讲,演讲主题既包括中医疗法,也涵盖西医疗法。

四、中医药教育办学示范案例

在保加利亚医学院和理疗学院本科阶段的教学大纲中,已包含了拔火罐、按摩、耳针等中医疗法的教学。针灸仅在保加利亚医学会和理疗师协会的专业培训课程中学习。

国家授权两大专业协会对从业者进行资格认定并颁发从业执照,从业者获得执照后方能在国内从事相关工作,而且还需每年修满一定的培训学分。在保加利亚,只有接受了医学或理疗学教育后,才能合法从事中医实践。

五、存在的问题

对西方人而言,中医非常难学,难点在于东西方哲学知识和观念有很大差异。保加利亚有许多拥有多年实践经验和扎实科研基础的本土中医培训师,他们对中医理论、中医术语和实际治疗有深入研究,中医药教育的广泛开展和中医治疗方法的合理应用也印证了这一点。保加利亚期待与来自中国,在中医治疗领域拥有丰富知识和技巧的专家交换经验。

第十六节 希腊和塞浦路斯中医药教育概况

希腊和塞浦路斯都是欧盟成员国,两国官方语言都是希腊语,且两国在教育和经济方面有一定的交流。

三四年前,希腊和塞浦路斯都陷入严重的经济危机。如今两国都已成功摆脱了经济危机,经济发展状况良好,人民满意度较高,经济实力已大幅提高。

中医药在两国有约 15 年的发展史。和保加利亚一样,其中医培训和资格认定工作由两国的医学会和理疗师协会开展。这些专业学会都制订了中医培训和资格认定的相关规定。对比保加利亚,这些规定要相对严格些。比如,在希腊,中医研讨会只能由教师组织。

第八章

大洋洲中医药教育概况

第一节　澳大利亚中医药教育概况

一、从澳大利亚中医药高等教育和中医立法概况看中医药走向世界之模式

澳大利亚中医药高等教育和中医药立法为海外中医药发展树立了一面旗帜。中医药高等教育不仅是中医药立法的重要根基，而且也是树立中医药在当地主流社会威信的可靠保障。本文试图就澳大利亚中医药高等教育和澳大利亚中医药立法的发展历程做一简要回顾，以飨海内外同仁。

林子强于 1978 年移民至澳大利亚，瞬间已 40 多个寒暑了。为了中医药真正走入澳大利亚，他和同道一起努力奋斗，几经周折，历 30 多年不懈努力，终于推动中医药立法从维多利亚州（2000 年）迈向澳大利亚全国（2012 年），使得澳大利亚的中医药从"草医、术士"步入大雅之堂。

20 世纪 80 年代以前的澳大利亚中医药处于"三不管"地带，未获得政府认可。中医药在民众心中的地位只是江湖郎中、草医、术士之流。中医药传入澳大利亚始于 200 多年前的淘金时代。伴随着淘金的移民潮流，中医药亦悄然进入了澳大利亚。如今，澳大利亚巴拉里特老金矿和澳华历史博物馆均保存有反映当年华人行医的足迹及文墨等资料。中医当时虽然受到西医的排挤，但由于疗效显著而受到民众的欢迎。

当林子强 1978 年踏上澳大利亚这片土地时，当年中医师的人数寥若晨星，他们多在一些杂货店内设一小药柜行医，很难看到正规的中医学者，他们大多数是由祖传的医师或半途出家者。

20 世纪 70 年代美国总统尼克松访华后，全世界掀起了一股针灸热潮，针灸开始受到西方主流社会的欢迎，社会需求增加。由于针灸医师缺乏，许多人去中国参加了短期的针灸培训班就返澳设馆行医针灸。澳大利亚的针灸学院也从此开始出现，许多学院的老师只是在中国或越南接受过短期非正规的训练。这样的办学体制大多是半年、一年或两年制的针灸文凭班。虽然政府没有限制私人办学院，任由民众自由发挥，但是在这些学院毕业的文凭未

得到澳大利亚教育主管部门的学历认可。

从那时起,许多人经过针灸学院的短期训练后,就开始挂牌执业了。一时间针灸郎中如雨后春笋,每个城市都有不少这样的人在挂针灸牌行医。由于无立法管理,当时不少人自称是教授或者专家,究其水平则参差不齐。那时中医药情况可谓一片混乱,让主流社会为之反感。与此同时,西医也开始对中医和针灸的发展产生了误会和不满,并趁机多次敦促政府立法取缔中医和针灸。

政府曾两次接受了西医的上述建议,维多利亚州及联邦政府分别于1983年及1989年草拟了欲取缔中医及针灸法案。当年若这两个法案获得通过,就意味着把澳大利亚的中医和针灸置于死地了。依照西方社会的运行规律,这些法案一旦立法就意味着把中医赖以生存的法律根基被彻底除掉。而且,法案的效力一旦执行,纵有九牛二虎之力,中医都难以翻身。

值此危急的时刻,林子强领导的澳大利亚华人中医学会联合本土西方人自然疗法学会有计划地游说各州重要议员,经过不懈的努力,终于两次成功阻止了草案的通过。

经历了这两次中医和针灸面临灭顶之灾的痛苦后,痛定思痛,林子强下定了发奋去争取中医药本科高等教育和立法保护中医药的决心。虽然这是一条艰难而曲折的道路,但正是这种使命感让林子强和他的几位志同道合的挚友如刘炽京、王德元、古旭明、姚健宁等人为之奋斗了近30年。

终于在1993年,林子强促成了皇家墨尔本理工大学(RMIT)与南京中医药大学合作开办五年制中医本科学历课程,由于本科课程是联邦政府资助的学位制,免收学费,而当时尚未取得学士学位的津贴,因此权宜之计改为中医硕士学位,专收西医学中医,将中医5年的本科教材免去西医师本来已经读过的解剖学、病理学及人体科学学分,浓缩中医教材3年完成,后来取得联邦政府的津贴,才改修五年制中医本科,第五年学生前往南京中医药大学修读临床。与此同时维多利亚大学、悉尼理工大学、西悉尼大学也先后开设了针灸本科及研究生教育课程,直至2000年维多利亚州中医草案(含针灸)上下两院三读通过成立中医法后,所有提供针灸课程的大学都纷纷改为中医本科。一时间,澳大利亚成为西方社会中医药高等教育规模最大、层次最高的国家。值得提出的是,从20世纪80年代后期,一批学识丰厚、基础扎实的中国中医药人才留学、移民澳大利亚,他们为快速提高澳大利亚中医药行业的整体水平起到了举足轻重的作用。这批人才后来也成为澳大利亚中医药高等教育的骨干核心。

随着中医药高等教育的全面推行,本土毕业生的就业出路和职业地位也上升到主流社会的议事日程,中医立法再次成为热点话题,这也是林子强当年奋力在皇家墨尔本理工大学设立中医本科的主因,借此以游说政府认可中医并立法保护。

二、中医药教育发展历程

澳大利亚1978—2000年间,澳大利亚私立针灸学院及中医学院有如雨后春笋,数不胜数,现将稍具名气的分述如下。

1. 悉尼 早期,Russell Jewell于1969年成立了澳大利亚第一所针灸学院——澳大利亚针灸学院（ACA）；后来，Carole Rogers 在此基础上于 1986 年创立了第一个被澳大利亚政府认可的针灸文凭课程，1991 年改为针灸学士学位；1994 年该学院并入悉尼科技大学（UTS），成为该大学之针灸学院，2000 年后发展为传统中医学院。悉尼科技大学开办中医历史悠久，是澳大利亚最早开始有针灸专业的大学。UTS 中医专业学习理论文化知识，专业知识精湛。UTS 中医专业颇注重实践，学习需要完成多达 1020 小时的专业实习。UTS 不仅在校区内拥有自己的中医诊所，而且其中医专业和本地医院及各中医诊所关系紧密，为学生提供了更多的就业机会。UTS 地处悉尼市中心，医院、诊所众多，且悉尼人口基数大，患者多。

悉尼另一知名学院为悉尼中医学院，其前身为纽省自然疗法学院，由一批在中国学习中医针灸的澳大利亚本土西方人在 1984 年创办。20 世纪 90 年代由于大批从中国来的中医师加入教师队伍，重视理论与实践，提高了教育质量。该学院经过澳大利亚高教部审核，2011 年获准提供四年制中医针灸全科班学士学位课程，并获高教局和中医管理局的审核认可。其现任院长为杨伊凡教授，前任院长梁利名博士及顾问郭福宁博士都是著名的中医专家。

悉尼方面还有西悉尼大学，该大学中医系自 1999 年成立。20 年来，西悉尼大学中医系得到了快速发展。西悉尼大学目前是澳大利亚提供中医学学位课程的公立高校之一，是一所中医学与西医学并重的高校。西悉尼大学中医系目前具有中医学（包括中药和针灸学）的本科与研究生学位课程，同时与澳大利亚替代医学研究院（National Institute of Complementary Medicine，NICM）合作共同培养博士生。NICM 是澳大利亚较具规模的中医学与替代医学研究院。

2. 维多利亚州　20 世纪 70 年代，Mr. Peter Frazer 成立了澳大利亚针灸学院（Australia Acupuncture College，AAC），提供一年制或两年制的针灸课程。1979 年，该校校长邀请林子强担任针灸高级班讲师，其后林子强推荐了两名该校老师，也是他的学生，远赴南京深造。AAC 由 Dr. Kerry Watson 接任后，于 1991 年成功地进入了维多利亚大学，成为维多利亚州针灸高等教育的开拓者，2000 年中医立法后改为中医学院。林子强的校友同道，南京中医药大学大洋洲校友会王德元会长曾执教维多利亚大学中医和针灸专业 16 年，他在该校成功开设了备受学生欢迎的黄帝内经和中医各家学说英文课程，为维多利亚大学中医药课程的多元化发展贡献良多。王德元会长也是数十年来协助林子强推动中医药立法的核心骨干之一。

维多利亚州较具规模的私立中医药高等教育还有黄仑教授开设的澳大利亚中医研究院，黄教授的教学以传统中医为基础，是传统派的代表者。另外还有两家私立学院——南极星中医学院以及奋进自然健康学院（Endeavour College of Natural Health）。它们全都提供由政府教育主管部门批准的四年制中医和针灸课程。

皇家墨尔本理工大学于 1992—1993 年成立中医发展委员会及管理委员会，由林子强任主席，与中国南京中医药大学合作设立五年制中医本科（包括针灸）及硕士课程，于 1993 年 12 月正式宣布招生，聘任陈炳忠为首任中医部主任，其后由薛长利接任。林子强作为皇家墨尔本理工大学中医课程管理委员会主席，以此为契机游说维多利亚州议会立法保护中医（其中包含了针灸）以保障民众安全。

自 1992 年起，林子强和他的同道们又经历了 8 年奋战，终于在 2000 年推动维多利亚州中医法在上下两院三读通过。针灸是中医法内之一环,因此,自 2000 年后所有针灸学院不论是公立还是私立都改为中医学院以适应维多利亚州之中医法。继该维多利亚州中医法 12 年之后,2012 年澳大利亚通过了国家中医法并在全国推行。澳大利亚国家中医法以维多利亚州中医注册法为蓝本进行全国性中医注册,于 2012 年 7 月 1 日正式实施,奠定了中医在澳大利亚的法定地位。从此,中医在澳大利亚与西医、牙医等行业都在立法院所属之澳大利亚卫生行业管理体系中享有同等的法定地位。

目前有 3 家公立大学和 3 家私立学院共 9 个中医药高等教育课程得到了澳大利亚中医药管理局的认证,现列举如下。

1. Education Provider(教育提供者):Australian College of Natural Medicine Pty Ltd trading as Endeavour College of Natural Health[澳大利亚自然医学院(奋进自然健康学院)]。

Program of Study Name(学习项目名称):Bachelor of Health Science (Acupuncture)[健康学(针灸)学士]。

Country(国家):Australia(澳大利亚)。

Approved Campuses(获认证校园):Melbourne, Brisbane, Adelaide, Perth, Gold Coast, Sydney(墨尔本、布里斯班、阿德莱德、珀斯、黄金海岸、悉尼)。

Profession(职业):Chinese Medicine Practitioner(中医从业者)。

Division(分科):Acupuncturist(针灸师)。

Course Type(课程类型):Bachelor Degree(学士学位)。

Course Length(课程年限):4 years(4 年)。

Qualification(授予资格):Bachelor of Health Science (Acupuncture)[健康学(针灸)学士]。

2. Education Provider(教育提供者):RMIT University(皇家墨尔本理工大学)。

Program of Study Name (学习项目名称):Bachelor of Health Science/Bachelor of Applied Science (Chinese Medicine)[健康学学士/应用科学(中医学)学士]。

State(州):VIC(维多利亚州)。

Profession(职业):Chinese Medicine Practitioner(中医从业者)。

Division(分科):Acupuncturist(针灸师), Chinese Herbal Dispenser(中药配方员), Chinese Herbal Medicine Practitioner(中药学从业者)。

Course Type(课程类型):Bachelor Degree(学士学位)。

Course Length(课程年限):5 years(5 年)。

Qualification(授予资格):Bachelor of Health Science/Bachelor of Applied Science (Chinese Medicine)[健康学学士/应用科学(中医学)学士]。

3. Education Provider(教育提供者):RMIT University(皇家墨尔本理工大学)。

Program of Study Name(学习项目名称):Master of Applied Science (Acupuncture)[应用科学(针灸)硕士]。

State(州):VIC(维多利亚州)。

Profession(职业):Chinese Medicine Practitioner(中医从业者)。

Division(分科)：Acupuncturist(针灸师)。

Course Type(课程类型)：Masters Degree(硕士学位)。

Course Length(课程年限)：3 years(3 年)。

Qualification(授予资格)：Master of Applied Science（Acupuncture）[应用科学(针灸)硕士]。

4. Education Provider(教育提供者)：RMIT University(皇家墨尔本理工大学)。

Program of Study Name(学习项目名称)：Master of Applied Science（Chinese Herbal Medicine）[应用科学(中药学)硕士]。

State(州)：VIC(维多利亚州)。

Profession(职业)：Chinese Medicine Practitioner(中医从业者)。

Division(分科)：Chinese Herbal Dispenser，Chinese Herbal Medicine Practitioner(中药配方员、中药从业者)。

Course Type(课程类型)：Masters Degree(硕士学位)。

Course Length(课程年限)：3 years(3 年)。

Qualification(授予资格)：Master of Applied Science（Chinese Herbal Medicine）[应用科学(中药学)硕士]。

5. Education Provider(教育提供者)：Sydney Institute of Traditional Chinese Medicine(悉尼中医学院)。

Program of Study Name(学习项目名称)：Bachelor of Traditional Chinese Medicine(中医学学士)。

State(州)：NSW(新南威尔士州)。

Profession(职业)：Chinese Medicine Practitioner(中医从业者)。

Division(分科)：Acupuncturist，Chinese Herbal Dispenser，Chinese Herbal Medicine Practitioner(针灸师、中药配方员、中药从业者)。

Course Type(课程类型)：Bachelor Degree(学士学位)。

Course Length(课程年限)：4 years(4 年)。

Qualification(授予资格)：Bachelor of Traditional Chinese Medicine(中医学学士)。

6. Education Provider(教育提供者)：Colleges Pty Ltd trading as Southern School of Natural Therapies(南方自然疗法学院)。

Program of Study Name（学习项目名称)：Bachelor of Health Science（Chinese Medicine）[健康学(中医学)学士]。

State(州)：VIC(维多利亚州)。

Approved Campuses(获认证校园)：Fitzroy，Victoria(维多利亚州菲茨罗伊)。

Profession(职业)：Chinese Medicine Practitioner(中医从业者)。

Division(分科)：Acupuncturist，Chinese Herbal Dispenser，Chinese Herbal Medicine Practitioner(针灸师、中药配方员、中药从业者)。

Course Type(课程类型)：Bachelor Degree(学士学位)。

Course Length(年限)：4 years(4 年)。

Qualification(授予资格)：Bachelor of Health Science (Chinese Medicine)[健康学(中医学)学士]。

7. Education Provider(教育提供者)：University of Technology Sydney(悉尼科技大学)。

Program of Study Name(学习项目名称)：Bachelor of Health Science in Traditional Chinese Medicine/Bachelor of Arts/International Studies(中医健康学学士/艺术学士/国际学习)。

Country(国家)：Australia(澳大利亚)。

Profession(职业)：Chinese Medicine Practitioner(中医从业者)。

Division(分科)：Acupuncturist, Chinese Herbal Medicine Practitioner(针灸师)。

Course Type(课程类型)：Bachelor(学士)。

Course Length(年限)：4 years(4 年)。

Qualification(授予资格)：Bachelor of Health Science in Traditional Chinese Medicine/Bachelor of Arts/International Studies(中医健康学学士/艺术学士/国际学习)。

8. Education Provider(教育提供者)：University of Technology Sydney(悉尼科技大学)。

Program of Study Name(学习项目名称)：Bachelor of Health Science in Traditional Chinese Medicine(中医健康学学士)。

Country(国家)：Australia(澳大利亚)。

Profession(职业)：Chinese Medicine Practitioner(中医从业者)。

Division(分科)：Acupuncturist, Chinese Herbal Medicine Practitioner(针灸师、中药从业者)。

Course Type(课程类型)：Bachelor(学士)。

Course Length(课程年限)：4 years(4 年)。

Qualification(授予资格)：Bachelor of Health Science in Traditional Chinese Medicine(中医健康学学士)。

9. Education Provider(教育提供者)：Western Sydney University(西悉尼大学)。

Program of Study Name(学习项目名称)：Bachelor of Health Science-Master of Traditional Chinese Medicine(健康学学士-中医学硕士)。

State(州)：NSW(新南威尔士州)。

Profession(职业)：Chinese Medicine Practitioner(中医从业者)。

Division(分科)：Acupuncturist, Chinese Herbal Medicine Practitioner(针灸师、中药从业者)。

Course Type(课程类型)：Bachelor Degree(学士学位)。

Course Length(课程年限)：4 years(4 年)。

Qualification(授予资格)：Bachelor of Health Science-Master of Traditional Chinese Medicine(健康学学士-中医学硕士)。

结语

澳大利亚中医药高等教育是澳大利亚中医立法成功的基石。林子强和他的同道们确立了中医立法的五大战略步骤是：① 启动中医药高等教育的施行。② 培养众多本土洋中医。③ 游说联邦和州议员重视中医药立法以保护公众的安全。④ 带领澳大利亚政府官员到中国访问，参观诸如针刺麻醉这样的振人心扉的场面。⑤ 推动中医立法程序。路漫漫其修远兮，澳大利亚中医药高等教育和中医立法经历了近30年的漫长道路，林子强和他的同道们希望澳大利亚的成功经验能够为中医药在海外造福亿万民众提供有益的借鉴。

第二节　新西兰中医药教育概况

一、新西兰概况

新西兰是位于南太平洋的一个岛屿国家，土地面积约为27万平方千米，首都为惠灵顿，最大的城市为奥克兰市。官方语言为英语及毛利语。全国人口约480万，以欧洲移民后裔为主。

新西兰是一个发达的资本主义国家，其经济已从以农业为主，转型为具有国际竞争力的工业化自由市场经济。其鹿茸的出口量为世界第一，羊肉、奶制品和羊毛的出口量居世界前三名。

新西兰同中国关系友好，开创了发达国家同中国关系上的多项"第一"：第一个就中国加入世界贸易组织同中国结束双边谈判（1997年）；第一个承认中国完全市场经济地位（2004年）；第一个同中国签署自由贸易协定（2008年）；第一个同中国签署"一带一路"倡议合作备忘录（2017年）。

二、中医药教育发展历程

新西兰中医药教育起步较晚，至今在新西兰执业的针灸师及中医师中有许多是在中国、澳大利亚及其他国家培训的。现在，由本地中医学院培训的中医师及针灸师正在逐年增加。

20世纪70年代，随着中国的改革开放，新西兰的一些西医师到中国参观访问相关中医学院及中医院，见证了针灸治疗的神奇，当地的医学界开始接受针灸疗法。1980年，新西兰西医医师协会在新西兰举办了第一个西医医师针灸培训班。一个注册的西医师经过40小时的针灸培训即可取得使用针灸疗法的资格。20世纪80年代是新西兰针灸发展的一个高潮期，新西兰注册针灸师协会及新西兰中国针灸学会（现改名为新西兰中医药针灸学会）相继成立，全国传统针灸师均在这两个学会注册。1991年以两位注册西医师为主，成立了新西兰第一个经政府注册的私人针灸培训机构"Associate Medical Acupuncture Teachers, New Zealand（AMAT NZ）"。1993年该针灸培训机构正式提供由新西兰教育部门批准的针灸文凭课程。1994年，新西兰针灸中医学校在首都惠灵顿成立。1998年，基督城自然医学院（针灸)成立。2000年新西兰中国针灸学会成立北京针灸学院,该学院于2004年关闭。2002年新西兰中医学院的前身奥克兰自然医学院成立。2006年基督城自然医学院(针灸)与奥克兰自然医学院合并,改名为新西兰中医学院。其间,先后有两家由韩国人举办的中医学院批准成立,但先后于2006年、2013年关闭。目前,新西兰仅有两所新西兰学历资格管理局(New Zealand Qualifications Authority,NZQA)批准的私立中医院校,它们是新西兰中医学院及新西兰针灸中医学校。这两所院校均具有教授NZQA批准的学士学位课程的资格。

1990年,新西兰通过意外事故赔偿法案(Accident Compensation Act)法案,确认了传统针灸在治疗损伤及损伤引起的痛症中的治疗效果,传统针灸疗法被纳入国家意外事故保险范围。但是,由于这是政府第一次立法规范传统针灸行医资格,在政策法规上仍有需要改进的地方。为此,新西兰中国针灸学会于1991年向新西兰政府提出申诉,要求对意外伤害赔偿局(ACC)注册团体的认证、针灸治疗范围及针灸师资格能力的鉴定进行必要的修改。1993年新西兰政府接受了新西兰中国针灸学会的要求,责成ACC复审和修改相关法律。1993—1998年,受ACC部门的委托,NZQA会同新西兰中国针灸学会、新西兰注册针灸师协会以及其他中医协会讨论撰写了新西兰第一部国家针灸文凭(七级)教学大纲草案。该草案于2000年得到NZQA的正式批准。为此,ACC于2001年修改了相关的法律,以法律形式确认新西兰国家针灸文凭为ACC注册的学历标准。ACC法案的此项改变,极大地促进了新西兰中医教育的发展。随着中医立法的进程,新西兰各中医高等教育机构均以ACC注册学历标准为基础,逐步发展出符合新西兰当地要求,国家注册的中医、针灸文凭及学位课程。

ACC法案对中医在新西兰的发展产生了巨大的影响,新西兰中医界以此为契机,于2007年发起了传统针灸在国家卫生从业人员管理法(Health Practitioners Competence Assurance Act 2003,HPCA Act 2003)下的全面立法,2010年发起了中医全面立法的运动。2017年,新西兰卫生部确认在HPCA Act 2003法律下,正式启动中医立法程序。

三、中医药教育成绩

新西兰教育部通过新西兰学历资格管理局(NZQA)对除大学以外的所有大专院校及其课程进行管理。教育部还通过高等教育委员会(Tertiary Education Commission,TEC)对符合要求的公立和私立的大专院校进行教育基金资助管理。

NZQA负责管理高中生的国家教育成就证书(NCEAs)和新西兰中学学生奖学金,以及负责除大学以外的高等教育院校及培训机构的质量管理、学历课程、资格证书和国家资格认证框架下的学历的申请和注册,并监管被批准的课程的教学管理。NZQA也是新西兰唯一的评估海外学历资格的国家权威机构。

新西兰私立高等中医教育机构根据新西兰1989年教育法第S253条款,经NZQA批准注册,具有教授国家学历和标准的资格,并由NZQA负责监督教学管理。

新西兰中医学院(New Zealand College of Chinese Medicine)总部位于奥克兰市,校舍宽敞,教学设施完备。该校现有教职员工40名,其中专职教师20名,中医课程的教师基本来自中国,西医及社会科学课程由来自当地大学及科技学院等大专院校的讲师执教,所有教师都具有硕士或博士学位或高级医师职称;现有在校学生150名。该校提供的中医学历教育包括中医养生证书,推拿大专文凭、健康医学学士(Bachelor of Health Science)四年制中医专业和三年制针灸专业本科课程。新西兰中医学院正在设计中医硕士学位课程,课程包括临床型硕士学位及科研型硕士学位,计划在 2019 年招生。2017 年,新西兰中医学院经中国汉办批准成立新西兰中医学院孔子课堂。新西兰中医学院孔子课堂主要为当地社区提供中文及中医养生课程,并提供中医义诊,推广中医文化。

新西兰中医针灸学校(New Zealand School of Acupuncture and TCM)总部位于惠灵顿。该校现有教职员工约 15 名,均为兼职教师,师资来源多样化,除少部分来自中国,大部分以学校自己培养为主;现有在校学生 80 余名。该校主要提供四年制针灸学士学位课程及一年半制科研型中医硕士学位课程。

上述两院校本科毕业生均可获得 ACC 注册针灸师资格,享受 ACC 对注册针灸师的国家津贴,所以就业情况良好。90% 以上的毕业生从事针灸或中医职业。一部分毕业生进入中国的中医药大学进一步修读硕士学位或短期进修专科技术。

在公立高等教育机构方面,2009 年奥克兰理工大学(AUT)开设传统针灸硕士学位临床型课程,该课程于 2013 年正式结束招生。2010 年奥克兰理工大学及奥塔哥大学医学院先后开设了两年制西方物理理疗针灸硕士学位课程,2015 年奥塔哥大学开设了三年制针灸博士专业课程。学生来源以注册西医师、西方物理理疗师、整骨疗法师及护士等为主。

除此之外,新西兰各中医针灸学会定期组织中国的专家和教授来新西兰进行学术交流和业务指导,举办各种中医及针灸专题讲座和专业提高培训班,以帮助会员在继续注册会籍时达到专业继续教育的要求,并及时了解和掌握世界中医药发展的现状。

四、中医药教育办学示范案例

新西兰中医学院是一所在新西兰开展中医药教育比较成功的私立中医药教育机构,也是一所被中国教育部涉外监管信息网认可的新西兰私立高等教育机构。该校办校注重学校管理正规化及教学质量;课程设计注重系统性和传统中医的理论和实践,并反映西方国家的要求;教学方法上中西兼蓄并用,以提高学生批判性思考及实践能力为重点。

新西兰中医学院的健康医学学士(中医)课程于 2009 年经 NZQA 审核通过,是目前当地唯一的传统中医学士学位课程。该课程设计中医理论全面,中医传统经典理论突出,目标是培养当地新西兰人成为合格的传统中医师和针灸师。该课程含有:① 中医专业(四年制)480 学分(4800 学时),其中中医药基础教育 2700 学时,实习 1200 学时。② 针灸专业(三年制)360 学分(3600 学时),其中中医药基础教育 2000 学时,实习 600 学时。学生完成针灸专业后,可以继续学习一年,以完成四年制中医专业课程。

其课程设置具有如下特点。

1. 基本涵盖中国的中医药本科教育科目

(1)中医基础课:包括中医基础、中医诊断、中草药学、方剂学、经络腧穴定位、无菌操作技术、针灸刺灸法和推拿基本手法。

(2)中医经典:包括黄帝内经、伤寒论、金匮要略和温病学。

(3)中医临床:包括中医和针灸各科治疗学,针灸临床实习,中药房和中药临床实习。

（4）西医基础：包括解剖学、生理学、病理学、西医诊断学和药理学。药理学不但需要学习西医的药理，还需要学习中医药（包括针灸）对西药的影响及西药对中医药的影响。

2. 新西兰要求的课程

（1）商业管理：根据新西兰教育部的要求，学生毕业后即须具备开业的能力，懂得如何进行市场调查、开设诊所，因此，学生进入实习前须学习"商业开发及管理"。

（2）人文医德课程：以了解新西兰的多元文化，掌握医德规范，懂得如何同不同文化背景的患者进行交流。

（3）科研课程：包括"科学研究方法论及伦理道德"及"中医科研方法"。

（4）不含西医临床课程：根据新西兰的法律，中医师不能从事西医诊断和治疗，故不设西医临床课程。

3. 重视中医临床理论和实践

（1）特设临床实习前的训练课程：学生在老师的帮助下，了解诊疗的实际操作。

（2）强调培养学生的独立思考和操作能力：学生在门诊实习时，必须参与整个问诊、诊断和治疗的操作过程，必须书写每一份完整的大病例。学生必须先进行问诊和诊断并提出治疗计划，然后临床带教老师参与讨论、审核学生的诊断和治疗方案，最后学生在老师的监督指导下进行针灸治疗或处方及配药。

（3）中医临床推理和综合课程：用于帮助学生提高文献综述及理论和实践相结合的能力。

4. 培养社区服务的精神　作为一名合格的中医师和针灸师，必须了解当地的多元文化和相关的法令法规，具有为社区服务的思想和技能。社区义诊是该校中医学士学位课程的重要部分。学校定期组织学生走访当地社区特别是原住民及少数族裔的社区，积极参加社区及政府举办的各种"健康卫生日"，为当地居民提供免费中医、针灸服务，在实践中验证针灸、中医治疗糖尿病、肾病、肥胖症、心脑血管疾病、风湿性关节炎、各种痛症以及疑难杂症的效果，使学生不但增强了各种治疗技能，同时也增强了同不同文化背景的患者交流的能力。

5. 教学特点　新西兰提倡终身教育，学生主要以成人为主，大部分已有其他方面的工作经历或学历。因此，新西兰教育部要求中医教师必须具备新西兰成人高等教育学历，专业学历要高于本科学历。其教学模式是以建立解决问题为导向以及如何培养学生掌握终身受益的学习方法为目的。新西兰的中医教学有如下特点。

（1）成人教学：① 学生年龄不同。② 多数有社会工作经历。③ 有其他专业学历。④ 多元文化，学生来自不同的国家和民族。

（2）学习者为中心的教学方法：① 启发式、讨论式。② 学生参与教学，有随时提问的自由。③ 强调老师和学生的互动。④ 提高学生现代信息化学习的能力。

（3）临床教学强调培养学生的实际能力：① 强调培养学生独立诊治疾病的能力。② 培养学生对多元文化的认同以及服务社区的精神。③ 遵守隐私权法规，尊重患者的同意权。

五、存在的问题

新西兰中医学院中医学士学位课程的成功实施,标志着中医药教育在新西兰取得了显著的成就。但是中医药对新西兰而言,还是一门新兴的学科,还有许多问题需要解决,其中比较特出的问题如下。

1. 法律支持　新西兰中医立法尚未完成。因此,关于中医师行业准入学历标准及学科内容还需等待中医立法后认定。

2. 教材的问题　目前,新西兰中医教学使用的教材还是以海外出版的教材为主,但是由于编写者的文化背景导致其对中医药理论的理解同中医原著有较大的差异,因此影响教学。而中国的英语教材中,有英语翻译词不达意或语言文字不同于现代英语使用习惯的现象,也影响海外学生对中医原理原意的理解。

3. 教师的问题　新西兰中医教学主要由华人中医教师承担。由于文化及教育背景的不同,华人中医教师需要克服文化、语言习惯、教学方法和课堂管理方式上的差异,并需要提高英语授课以及驾驭授课的能力,提升中医英语教学质量。

4. 科研及实习基地　由于中医尚未立法,目前新西兰没有中医院,因此中医临床科研和学生实习基地是一个薄弱环节,需要加强。新西兰已同中国签署"一带一路"倡议合作备忘录,相信在不远的将来,通过建立新西兰-中国中医中心,这一现状会得到根本的改变。

第九章

非洲中医药教育概况

海外中医立法及教育在近几十年来大大地增加,但是在世界各地中医药发展并不均衡,整体来看非洲国家发展较慢。

2000年南非通过法律确认了包括中医针灸在内的多种疗法的合法地位,同时南非政府组建了联合卫生委员会,包括中医针灸在内的疗法在该委员会注册。2004年南非完成了首批中医针灸师注册,依据知识层次,分为中医师与针灸师两个层次,共400多名中医与针灸从业者获得合法注册。在南非申请注册要求申请者具备中医针灸大学本科学历,并通过联合卫生委员会指定的考试委员会考试合格后才能获得注册。注册医师可以获得医疗保险赔付。同时,注册医师要参加医师资格再教育,获得学分才能维持医师资格。

2006年,南非开普敦大学在非洲建立了第一所包括中医专业在内的自然疗法学院,中医学专业学制5年,教学大纲涵盖了基础学科与临床学科。为了保证教学质量,山东中医药大学向西开普敦大学派驻了老师,这是中医药高级人才第一次在非洲大陆出现了本土化培养。开普敦大学中医学专业的毕业生很多自己开业,扩大了中医师本土化队伍,并以此为平台开启了多层次的国际间学术研究与交流。

由于非洲国家经济发展不平衡,多数国家的医学教育尚未形成体系,中医药教育也很落伍,非洲国家学习中医针灸的途径主要有4种:① 由中国针灸专家于所在国的针灸教学:通常见于中国与所在国政府传统医学的合作项目。② 到中国学习:不少医师与青年学生对于到中国学习针灸具有很大的兴趣。自20世纪60年代起,从非洲到中国学习中医的人数逐年增加,总数已达几千人,学制从3个月到5年不等,少数人还读了研究生。③ 去欧美学习:多以去西欧学习针灸为主,但这部分人学习针灸时间长短不一,水平参差不齐,与在中国学习的学生比较,其质量差别很大。④ 相关国家医学会在当地举办学习班传授针灸。

1960—2000年间,南非医学针灸学会开始聘请中国的中医学者来到南非,先后举办了10余期西学中进修班,300余名西医师接受了中医培训,学习中医的遣方用药。培训特别强调遵循中医传统理论与方法,许多接受培训的医师之后成为推动中医针灸合法化的力量。也有一些短期学习过针灸的医师自己招生办短期培训班,讲些基本理论,基本上无临床实践,一般1~3个月。作为"针灸老师"的医师,经络腧穴与刺灸知识有限,基本上不涉及辨证施治。

　　非洲的中医药研究与学术交流起步于 30 余年的中国援非医疗队与医学专家组。中国医疗队运用中医学辨证论治理论,综合应用中药、针灸等措施开展了艾滋病、病毒性肝炎等临床研究治疗项目。2012 年与 2014 年,世界中医药学会联合会与开普敦大学中医系和中医针灸学会举办了两届中医药论坛,有力地促进了中医药在非洲的传播。

第十章

中医孔子学院

第一节　英国伦敦南岸大学中医孔子学院

英国伦敦南岸大学中医孔院成立于2008年2月,是由英国伦敦南岸大学、黑龙江中医药大学和哈尔滨师范大学三所大学联合承办的全球首家以中医为特色的综合性孔子学院。

成立10余年来,英国伦敦南岸大学中医孔子学院在促进跨文化理解以及教育、研究、产业和商业领域交流方面积累了丰富的成功经验。作为综合性的孔子学院,英国伦敦南岸大学中医孔子学院积极地向大众提供实用的语言与文化培训服务,广泛地接触当地学校进行汉语教学,并定期组织学术、专业和艺术活动,专注于中医药教育和养生文化推广,一直为广大英国民众提供着专业的健康咨询和优质的临床治疗服务。截至2017年9月,英国伦敦南岸大学中医孔子学院共有68名汉办志愿者和32名汉办教师,团队多元化的专业技能使英国伦敦南岸大学中医孔子学院成为全球发展最全面的孔子学院之一。

中医学是中华民族优秀文化中最重要的组成部分,是中国传统文化重要的载体之一,然而在2008年之前,纵观全球众多孔子学院,却没有一家能够做到既推广汉语教学又传播中医药文化的孔子学院。随着中医药在全世界的蓬勃发展,回归大自然和个性化医疗已成为一股不可阻挡的健康潮流,越来越多的西方人开始热衷于学习中医药,而学习汉语是学好中医药的基础,英国伦敦南岸大学中医孔子学院的出现使这密切相关的二者完美地结合在了一起。

英国伦敦南岸大学中医孔子学院在成立之初就具有鲜明的中医药特色,它是全球第一所以中医药为特色开展汉语言教育和中医养生文化推广的孔子学院。自成立以来,英国伦敦南岸大学中医孔子学院就开设了中医针灸推拿本硕连读学位课程,是全球第一个把中医学位课程纳入孔子学院教学当中,并且使课程正式加入了英国教育体系的孔子学院(图2-10-1,图2-10-2)。该中医课程通过了英国针灸认证委员会的认证,这意味着其中医专业学生一毕业即可在获得中医学位证书的同时获得英国针灸医师执业资格。英国伦敦南岸大学中医孔子学院中医课程设置的目标是要培养对汉语和中医科研方法都很熟悉的复合型人才,在培养过程中,学生们首先要学习汉语、中国文化、历史和哲学思想,这些有助于他们加深对中医的理解,同时学生们还能够在针灸理论与应用方面打下坚实的基础,并获得广泛的临床实践经验。在此基础上,孔子学院的中医课程也是伦敦南岸大学健康学院的一部分,伦敦南岸大学为学生们提供了一流的西方医学方面的师资力量和科研指导,从而使学生能够获得相应的知识与经验,成为一名善于思考的专业医师。

在社区合作方面,英国伦敦南岸大学中医孔子学院成功举办了 120 多场中医宣传讲座。这些讲座以不同的形式呈现,吸引了约 3000 名参加者,并受到了广泛欢迎。此外孔子学院还开设了很多短期课程,如太极拳、八段锦、易筋经、五禽戏等养生功法,为推广中医养生文化做出了大量的贡献。这些特点使该孔子学院形成了独树一帜的办学特色和"以中医养生带动中国语言文化推广"的发展思路。

英国伦敦南岸大学中医孔子学院成功举办了一系列重要的学术交流会议、论坛、座谈会以及文化推广活动,其中包括养生保健与生态文明国际研讨会、中华养生周和欧洲新年巡演等活动。养生保健与生态文明国际研讨会为世界各地的专家、学者、医疗工作者和决策者们提供了一个充满活力的平台,在健康与养生方面开拓了跨文化和跨学科等多种视角,为研究公众健康与环境条件及其变化的密切关系、探索 21 世纪中医药在个人养生方面可能做出的贡献等方面提供了广泛交流的平台,威尔士亲王还亲自为该会议致以视频讲话。中华养生周活动旨在向英国民众介绍中华传统养生保健知识,同时也利用中秋节的良好机会,宣扬博大精深的中国传统文化。黑龙江中医药大学多次选派专家、教师、学生参加了中华养生周活动,专家们做了多场讲演及讲座,教师及学生们展示了茶艺表演、太极拳、保健功法等。这不仅向英国民众普及了中医药常识,宣传了中华养生的功效,而且让英国民众领略了中华文化的风采和魅力。

英国伦敦南岸大学中医孔子学院与当地学校的合作关系已长达 10 年之久,在此期间,孔子学院与超过 70 多个合作伙伴建立了长期合作关系。最初,许多学校只需要一些俱乐部、文化活动和巡演。然而,在过去的 2 年里,中医孔子学院专注于通过将汉语课程嵌入学校正规课程来进一步拓展教学计划。通过不懈的努力,共有 42 所学校将汉语纳入学校课程中。这一新的教学策略已经推动学生提高汉语水平,并且通过中小学生汉语水平考试(YCT)、汉语水平考试(HSK)、A Levels(英国普通中等教育文凭考试)等考试。英国伦敦南岸大学中医孔子学院是汉办指定的 HSK 和 YCT 考试中心,考生人数逐年增加,2016 年共有 1685 名考生参加相关考试,2017 年(截至 8 月份)的考生人数也已达到了 1425 名。2017 年 6 月 30 日,来自中医孔子学院合作学校的 1000 名学生参加了 YCT 考试,这也是中医孔子学院考点单次考试考生人数最多的一次。

在孔子学院总部、中国驻英国大使馆、黑龙江省教育厅以及英国社会各界的大力支持下,英国伦敦南岸大学中医孔子学院从 2009 年至 2014 年连续五年获得全球年度先进孔子学院奖,2014 年成为全球首批示范孔子学院之一。

在英国伦敦南岸大学中医孔子学院的发展过程中,多位中国国家领导人见证了孔子学院的重要时刻,如 2015 年时任中国国务院副总理刘延东出席了伦敦南岸大学示范孔子学院大楼落成庆典并致辞(图 2 - 10 - 3)。

2017 年 9 月英国伦敦南岸大学中医孔子学院迎来了成立十周年庆典,如今成立已近 12 年,中医孔子学院将会不断继续努力,为汉语的推广和中国文化的传播,为加强中英两国间教育文化合作和交流做出更大的贡献。

第二节　澳大利亚皇家墨尔本理工大学
中医孔子学院

一、共建单位

中方：南京中医药大学。外方：皇家墨尔本理工大学。

二、合作基础

1. 国内外大环境　改革开放以来，伴随着中国经济的高速增长和中国国际地位的迅速提升，中外经济文化合作交流日益频繁，相伴而来的是汉语使用价值的提高，国际"汉语热"持续升温，为汉语的国际推广提供了难得的战略机遇。为此，汉语和中国文化的国际推广被正式纳入国家战略发展的框架，中国语言文化外交的代表性机构——"孔子学院"应运而生。2004 年全球第一所孔子学院在韩国首尔挂牌，几年间孔子学院在世界各地呈现蓬勃发展之势，到 2007 年 9 月底世界范围内已达 175 所，到 2017 年底已达 525 所。孔子学院的最主要功能是向世界推广汉语，弘扬中华文化，增进世界各国对中国的了解和友谊，促进世界和平与发展。在孔子学院成熟运作的基础上，由国外大学联合国内高等院校共建孔子学院已成为备受国内外高校欢迎的合作交流和文化推广平台。

2. 两校合作基础　南京中医药大学是全国建校最早的高等中医药院校之一，被誉为"中国高等中医教育的摇篮"。学校的对外国际交流工作起步早、形式多、范围广，早在 1957 年就接受了中华人民共和国第一批中医学外国留学生；1975 年经国务院同意成立国际针灸培训中心；1983 年被 WHO 确立为传统医学合作中心。皇家墨尔本理工大学建校于 1887 年，是澳大利亚国际化程度较高的大学，国际学生比例达 40%。1993 年南京中医药大学和皇家墨尔本理工大学签订协议，为皇家墨尔本理工大学成立中医系，开设本科、硕士、博士等层次的正规中医学位教育提供支持。皇家墨尔本理工大学是西方第一所政府公立大学提供中医五年制双学位本科教育的大学，2005 年皇家墨尔本理工大学中医系被 WHO 确认为世界传统医学合作中心。两校的合作不但为澳大利亚民众带来了正规化高水平的中医教育，更是直接推动了澳大利亚中医学规范化的进程和中医立法。

三、中医孔子学院的建立

在国内外大环境的影响和两校 15 年国际办学合作的基础之上，在国家汉办和中国驻墨尔本总领馆的积极推动下，南京中医药大学与皇家墨尔本理工大学于 2008 年 10 月签署协议，合作建立中医孔子学院，尝试以中医药为切入点推广中国文化。2010 年 6 月 20 日时任国家副主席的习近平出席揭牌仪式并发表重要讲话。习近平强调，文化教育交流，贵在心灵沟通。孔子曰："君子和而不同。"中澳两国虽然历史文化不同，但多年来两国在人文领域相互借鉴,交流合作,取得了丰硕成果。中医药凝聚着深邃的哲学智慧和中华民族几千年的健康养生理念及其实践经验,是中国古代科学的瑰宝,也是打开中华文明宝库的钥匙。深入研究和科学总结中医药对丰富世界医学事业、推进生命科学研究具有积极意义。他说,中医孔子学院把传统和现代中医药科学同汉语教学相融合,必将为澳大利亚民众开启一扇了解中国文化新的窗口,为加强两国人民心灵沟通、增进友谊搭起一座新的桥梁。

中医孔子学院是以传播中医药文化为宗旨的非营利性公益机构,是国际中医药文化推广和传播的重要基地。它以中医药为切入点推广中国文化,进而推动中医药的发展,力求在国外以汉语言学为载体,普及中医知识、中国文化。中医孔子学院的成立不仅开创了孔子学院办学的新模式,也为外国人了解中国文化打开了新窗口。

四、主要工作与成绩

1. 中医特色孔子学院的师资队伍建设　中医孔子学院的功能定位为以中医为特色进行汉语国际推广和中国文化传播。海外传播中医药文化的特殊性对中医孔子学院的师资队伍提出了更高的要求。中医孔子学院的教师一方面需要具备对外汉语教学能力,另一方面要对中医哲学思想、中医药知识等有一定程度的了解,同时还要对学院所在国的政治、经济、文化和医学发展现状等方面有所掌握,只有这样,在教育教学中才能有的放矢,使中医药文化传播在一个坚实的基础上不断提高。以此为着眼点,南京中医药大学在派出中方院长和中方教师及志愿者的选拔上侧重于复合型人才的选拔,以满足中医药文化传播和对外汉语教学的双重需求。目前在任的 4 名中方派出人员的专业背景为:中方院长具有中医医史文献学科中医文化学方向博士学位;1 名中方教师本科为英语专业,硕博连读获中医学博士学位;1 名中方教师为南京中医药大学国际交流学院对外汉语教学教师,目前为博士在读;1 名志愿者为中西医结合专业本科毕业,目前为中医文化学专业硕士在读。南京中医药大学在外派教师就任前对他们进行了熟悉和了解本中医孔子学院各项教学和文化活动有针对性的准备工作。中医孔子学院自身也制订了在任教师和志愿者的业务学习制度,通过开展老带新、不同学科专业的老师互相交流经验,进一步加强促进师资队伍建设。

2. 中医特色汉语课程、中医文化活动、科学研究及教材建设

(1) 课程建设方面:该中医孔子学院包括常规汉语课程和中医特色汉语课程两个部分。常规汉语教学主要面对整个大学开展汉语课程教学,包括初级、中级和高级汉语教学。2012 年"汉语桥"大学生中文比赛中,该中医孔子学院推荐的皇家墨尔本理工大学汉语系学生白丽莎获得了大洋洲赛区第一名,并受邀参加了 2013 年中国中央电视台的春节联欢晚会。中医孔子学院的汉语教学特色主要表现在"中医特色汉语教学"。从 2012 年起,孔子学院总部在预算中专门列出"特色汉语教学"项目,以区别于"普通汉语教学"。经过 3 年的基础夯实,该中医孔子学院于 2016 年启动中医特色汉语教学,借此能够"把传统和现代中医药科学同汉语教学相融合","中医临床汉语""中医古代汉语"等特色汉语教学课程满足了中医系学生的专业汉语需求。如中医经典导读是中医孔子学院的特色课程,兼容中医、语言、文化于一课。此课程将学生分为两个组别——有汉语基础和无汉语基础,既从中医文化的角度做英文讲解,同时又从语言学的角度进行中文教学。

该中医孔子学院的特色汉语教学成效明显,2012年、2016年、2017年世界"汉语桥"大学生中文比赛中,由皇家墨尔本理工大学中医孔子学院选送的选手分别获得全球一等奖和两次维多利亚赛区三等奖。

除专业课程和汉语课程外,该孔子学院还为中医专业学生、本校教职员工、国际留学生及社区老年大学开设二十四式太极拳、十式太极拳、八段锦、坐式八段锦等课程培训班及形意拳、八卦掌等中国传统武术的演练,在演练的同时还为大家介绍"气""阴阳"等中医基础理论内容。

(2)中医文化讲座、沙龙活动的开展:除语言教学外,皇家墨尔本理工大学中医孔子学院还面向教职员工和当地社区开展中医文化沙龙、中医体验活动,举办定期义诊活动,同时为社区大学开设中医健康养生保健讲座,如"四季养生""花园里的草药"等,每年20余场,推动了当地的中医药传播和中医文化交流。讲座吸引了周边社区的很多老年朋友,所以中医孔子学院目前正在积极筹备社区老年大学体验中医文化活动。在中医文化讲座中,中医孔子学院会结合澳大利亚本土的历史、文化及气候等因素,将一些中药的药食同源、中医药养生文化和历史典故等中医药文化知识融入教学和文化讲座中,以澳大利亚人更容易接受的本土化方式来表达中华民族的认知方式、价值取向和审美情趣。如利用皇家墨尔本理工大学校园开放日的机会开展"中医特色体验活动",通过教授参与者混合滑石、桑白皮、枇杷叶等中草药粉,亲手制作中药祛痘膏,了解中药炮制的智慧;通过介绍"经络",体验"真空拔罐"和"耳穴贴压"等提高对中医的认知和兴趣;利用中秋节开展中医药知识竞赛来让更多的学生不但了解中医药知识而且也学习了中国传统文化。

(3)科学研究方面:科学研究是对中医孔子学院各项工作的提升,目前中医孔子学院教师已发表了题为《中医孔子学院与中医药文化软实力建设研究》《皇家墨尔本理工大学中医孔子学院传播中医文化的探索与实践》等多篇以中医孔子学院发展为题的文章;目前结合皇家墨尔本理工大学的学术平台,以孔子学院各项活动和受众为依托正在开展的研究课题有《中医文化国际传播路径与对策研究》《澳大利亚公众对中医药的认识及其发展前景》,希望借此为中医药的国际化和中医药文化的国际传播提供参考,发挥中医孔子学院国际交流智囊的作用。

(4)教材建设方面:2013年南京中医药大学与皇家墨尔本理工大学中医孔子学院联合汉办共同出版了中医药文化系列读物《中医文化读本》,由全球知名的英国麦克米伦(Macmillan)出版社出版,共分《中医理论》《趣味中药》《历史典故》和《诊疗趣闻》4册,其文字版和动漫版均已在海外发行。这是第一部由海外著名出版社正式出版的以英文作为第一语言的中医药文化丛书,丛书的出版为南京中医药大学及中国的中医药院校在澳大利亚开展中医教育和文化交流提供了知识产权保障。

3. 面对社区及各社会团体的中医养生保健和中国传统文化推广 澳大利亚是一个多元文化的国家,社区是以一定地域为主的社会群体,体现着很强的族群文化性,该中医孔子学院和当地社区一直保持着良好的合作与联系。该中医孔子学院以彰显中医文化特色为立足点,面对社区及各社会团体以开展中医养生保健和中国传统文化推广项目相结合,如结合"端午节"会在"赛龙舟""吃粽子""祭屈原"这些传统介绍的基础上,着重其时令节气与"驱

"五毒""养生防病""祛瘟除疫"的关系,同时还会把中草药以包香囊的方式推荐给受众,这样大家了解的不仅是中国的传统文化,而且还有它的古老经验科学。传统武术项目在社区尤其受到欢迎,通过太极拳、八段锦、形意拳、八卦掌等传统武术内容的展示可以让更多的澳大利亚人了解中国的体育健身思想,同时"和谐"的中华文化基本理念也融入其思想中。面向社会团体和企业的义诊活动也是该中医孔子学院一直以来开展的特色项目,它有"请进来"和"走出去"两种形式:中医孔子学院依托本校中医系的中医诊所开展定期义诊活动,使更多不了解中医的人士来体验;同时组织学生志愿者深入一些社会团体或企业开展穴位按摩体验等活动来扩大中医的影响。

4. 召开国际性学术会议　澳大利亚皇家墨尔本理工大学中医孔子学院举办了多场国际性学术活动如中澳国际中医研究中心科学会议暨第四届中澳中心顾问委员会会议,承办了第十三届世界中医药大会"一带一路"中医药文化周墨尔本分论坛,中医孔子学院分别以"中医药文化在澳大利亚"和"澳大利亚中医教育"两个主题报告为线索,就澳大利亚中医药立法、中医师执业、医疗保险等问题与本地的专家展开交流和讨论。目前中医孔子学院正准备建立墨尔本中医诊所和职业中医师资料库,借此组织多种形式的中医文化论坛、讲座、研讨等,以吸引专业人士与从业人员的广泛参与和交流;利用本校中医教学诊所为中医诊疗实践提供稳固的平台,发挥国外中医药界人士的作用,开展不同形式的义诊活动和中医药文化周、中医药图片展等活动来达到传播中医药文化的目的。

5. 中医孔子学院组织学生赴华交流,参加中医课程学习、临床实习　皇家墨尔本理工大学中医孔子学院助力皇家墨尔本理工大学健康与生命科学学院为即将毕业的大学五年级中医系学生提供为期3个月的去南京中医药大学及附属医院实习的机会,每位学生在临床带教专家的精心指导之下,不仅要对病例有一定的认识,还必须要通过南京中医药大学的临床实践考核才能获得本科学位,学生每年从南京回来后还会把他们的心得带回来,并举办"我眼中的中国摄影展"。

6. 资源共享,积极开展国内外交流　在海外传播中医文化的过程,同时也是受众接触、了解、接受乃至喜爱一种异质文化的过程。该中医孔子学院自成立以来,以现有的中医药博物馆和皇家墨尔本理工大学中医诊所为基本平台建设中医药体验馆,借助中医药体验馆吸引在澳的华人企业和社团为皇家墨尔本理工大学中医系学生的就业及健康计划等合作项目赞助,同时邀请当地的政界、商界、社区界人士体验传统中医药,并联合墨尔本大学孔子学院、拉筹伯大学孔子学院及维多利亚大学孔子学院实现资源共享,提升中医药传播平台的深度和广度。

在两校领导的高度重视和20余年的合作基础之上,南京中医药大学通过联合办学、新专业开放等多种形式拓展深化双方院校的合作与交流,积极利用皇家墨尔本理工大学中医孔子学院自身这个海外平台促成南京中医药大学和皇家墨尔本理工大学开展多种形式的国际合作。

(1) 2013年南京中医药大学与皇家墨尔本理工大学合作举办的食品质量与安全专业本科教育项目获中国教育部批准,并于2014年9月开始招生。

(2) 2017年3月23日,江苏省省长石泰峰考察访问中医孔子学院并见证南京中医药大学与皇家墨尔本理工大学共同签署《江苏-维多利亚中医药中心合作备忘录》。该合作备忘录的签署,标志着在江苏省政府、维多利亚州政府的重视和支持下,南京中医药大学与皇家墨尔本理工大学中医药合作发展掀开了新的历史性的一页。两校就中心的建设任务达成基本共识:进一步加强中医孔子学院的建设,促进中澳的人文交流;进一步加强中医药教育合作,在中医学位课程合作、中澳合作办学项目的基础上,联合开展国际双学位项目,积极争取省、州中医留学专项奖学金;进一步加强中医药科研合作,瞄准国际前沿,联合开展课题研究、联合培养研究生、共享研究成果;进一步加强中医药医疗健康服务中心建设,彰显中医药特色优势。两校的合作在两省、州的持续重视和大力支持下,必将在更高的水平上形成优势互补、相互助力,不断推动中医药内涵优势发展、特色发展,创建国际品牌,彰显中医药特色优势,促进中澳两国人民共享中医药健康福祉。

　　(3)以中医孔子学院为纽带,启动南京中医药大学"中国-澳大利亚中医药中心(墨尔本)"建设,积极推动中医药走出去。中国国家中医药管理局于 2015 年启动设立了中医药国际合作专项。学校"中国-澳大利亚中医药中心(墨尔本)"项目于 2015 年被中国国家中医药管理局确立为首批专项项目,2018 年此项目再次入选专项支持,南京中医药大学和皇家墨尔本理工大学的合作进一步深化。

　　(4)以中医孔子学院为纽带,2017 年南京中医药大学与美国克利夫兰大学签署两校合作备忘录,积极开展中医药国际科研合作。该中医孔子学院自身也将依托所在的皇家墨尔本理工大学健康与生物医学院中医系、澳大利亚中医药研究中心等资源与中国的中医药企业或科研单位寻找切入点开展合作;借助皇家墨尔本理工大学的学术影响和国际声誉筹备有影响的中医文化国际学术会议,拓展中国中医文化研究者的学术视野,促进海内外在此领域的国际交流。

　　7. 在澳大利亚及中国的影响　皇家墨尔本理工大学健康学院的学生乔什(Josh)酷爱中国功夫,曾特意赴中国拜师学艺,一次意外的受伤使他见识了中医的神奇,回到澳大利亚后他毅然决定报考中医学专业,经过一年的准备,终于被皇家墨尔本理工大学健康学院录取并加入了中医孔子学院的导师项目。乔什一边苦学中医,一边勤练汉语,在 2016 年的世界大学生"汉语桥"比赛中以"有志者事竟成——我的中医梦"为题的演讲获得了澳大利亚维多利亚州赛区的第三名,被澳大利亚国家广播公司等多家媒体进行了报道,在皇家墨尔本理工大学学生、教职员工和当地中医界引起极大反响。

　　此外,皇家墨尔本理工大学中医孔子学院开展的中医文化养生保健讲座,太极拳培训班和中国文化周等固定项目受到了当地社区的热烈欢迎,学员将自己对课程学习的体会发布到社区的媒体上,并表示通过对中医养生的学习想更多地了解中国,目前已有两个社区大学已经预定了接下来 1 年的课程,当地社区也对中医孔子学院的工作给予了肯定。

第三节　日本学校法人兵库医科大学
中医药孔子学院

　　北京中医药大学与日本学校法人兵库医科大学合作开设的中医药孔子学院是中国国家

汉办在全世界开设的第三所、亚洲开设的第一所中医药孔子学院,也是第一所在发达国家医科大学设立的孔子学院。中医药孔子学院以促进汉语和中国文化为主要任务,同时将中医药作为其特色,将传统和现代中医药科学同汉语教学相融合,为日本民众认识和了解中国文化搭建了一个全新的平台。

由中国国家汉办批准,中医药孔子学院于2012年11月开始正式运营。开设近7年间,该孔子学院充分利用自身综合文化交流平台的力量,以及中医药的特色,开展了多层次的学术、科研、医疗、教育、文化等活动,切实推动了中医药以及中国文化在日本的普及和影响。其成果及影响力主要体现在以下几方面。

1. 充分发挥中医药特色,以教育、培训和体验活动推动文化交流　自成立以来,该孔子学院逐步开设了针对学生、西医从业人员和市民的不同层次的教育、讲座和培训项目。

面向本校学生,该孔子学院开设了包括汉语初级及医用汉语课程的汉语教学,同时开设了中医学入门、中医治疗学、中医方剂学、中医临床治疗学、中医药学研究班、中医药科研实习、太极拳等中医药特色课程的学分教育。面向日本西医从业人员,该孔子学院则开设了中医药专题培训,通过不同层次的教育和培训课程使日方西医专业的学生和从业人员系统深入地了解中医药科学和文化知识。

在文化方面,该孔子学院开设了面向市民的中医药专家讲座、健康讲座及沙龙、汉语、太极拳和剪纸课程,以及在孔子学院展示中心不定期举办中医药体验展示活动,不断吸引着不同层次的日本民众更多地了解并感受中医药。至今,该孔子学院已培养了近14000人次学员。

此外,按照国家汉办的要求,该孔子学院自2013年以来每年举办学生来华进行中医药体验活动,共举办了6届,培养教师和学生107名。通过北京中医药大学安排的丰富的中医知识讲座、中医医院参观、中医药文化体验等活动,日方师生对中医药、中国文化都有了进一步的了解和体验。

2. 借助两校学科优势和力量,推动中西医学术交流　该孔子学院每年轮流在中日两地举办影响力巨大的中西医药学术交流会。2013—2018年的6届学术会上,会议主题分别涉及了神经、免疫、消化等学科,共计45位中日专家在大会上做报告或交流发言。来自中华人民共和国驻大阪领事馆、日本部分孔子学院(课堂)代表、日本医药界代表、北京中医药大学及学校法人兵库医科大学师生共约1800人次参加了大会。学术交流会大力促进了中西医两种科学的了解、交流与融合,为中日两校间开展科研及临床科研合作提供了基础与平台。

此外,以孔子学院为平台,中日双方还就康复、中医药颗粒剂等领域开展了小型学术研讨会,促进了彼此的学术发展,为进一步合作奠定了基础。

3. 以孔子学院为平台,两校进一步拓展科研合作　作为医学专业院校,该孔子学院资助了针对年轻教师和研究生的中医药相关科研课题,至今共资助了40项课题,并研究发表了SCI论文9篇,均被美国Pubmed收录。

在2017年两校还就借助孔子学院平台联合培养博士后人才达成了具体合作协议,双方将通过博士后联合培养寻找课题,加深合作,真正促成中西医的合作,造福人类健康。

4. 在国家汉办的支持下,孔子学院将继续努力,进一步扩大影响　建院近7年来,北京中医药大学高度重视中医药孔子学院的工作,通过与学校法人兵库医科大学相互间的齐心协作,已将中医药孔子学院打造为一个集中医药医、教、研、文于一体的平台,并在日本当地及亚洲地区有着极大的影响力。2014 年 8 月孔子学院中方院长应泰国边疆五府教育与管理中心、泰国勿洞市市政局、勿洞市孔子学院的联合邀请赴泰国进行中医药养生专题 3 场系列讲座。此外,该孔子学院中方院长经常受日本当地其他院校、孔子学院或孔子课堂的邀请,面向专业人士、市民做中医药方面的专题讲座,受众 2000 余人。

除孔子学院自办的报纸——《孔子学院新闻——杏林新闻》的介绍报道外,至今已有包括《中国中医药报》《中华医史杂志》《神户新闻(朝刊)》《神户新闻》《每日新闻》《产经新闻》《读卖新闻》等在内的数家中、日媒体共计报道中医药孔子学院开展的相关活动 113 次。

2013 年,国家汉办胡志平副主任等一行前往该孔子学院视察工作并充分肯定了孔子学院自成立以来取得的成绩。2016 年,为表彰该孔子学院同时肯定该孔子学院的工作成果和影响力,国家汉办于 2016 年度全球孔子学院大会上为该孔子学院理事长新家庄平先生颁发了全球先进个人奖,时任中国国务院副总理刘延东亲自为其颁奖。2017 年,中国驻日本大阪总领事馆教育室李春生参赞专程访问了该孔子学院并听取了中方院长对孔子学院工作情况的介绍。

第四节　美国奥古斯塔大学孔子学院

美国奥古斯塔大学孔子学院位于美国佐治亚州第二大城市奥古斯塔市。历史悠久的佐治亚医学院就坐落在奥古斯塔市。该孔子学院美方院校是奥古斯塔大学(原佐治亚瑞金斯大学),中方合作院校是上海中医药大学。该孔子学院于 2013 年 6 月在中国国家汉办签署正式合作文件,并于 2014 年 3 月 28 日揭牌,2014 年 8 月开始中医与汉语课程教学。

奥古斯塔大学孔子学院的使命是:通过在奥古斯塔这个有着 100 多年华人生活历史的城市开展汉语教学和中国文化活动,给这段历史续写新的篇章;同时通过开展宣传和教育,使中医药在奥古斯塔这座医疗资源丰富的城市得以发扬光大。

一、中医药教学开展情况

目前奥古斯塔大学孔子学院开设有 4 门中医药课程,学生大部分为奥古斯塔大学健康学院康复专业博士生、医学院学生等。

1. 中医学导论,1 学分。
2. 中医学应用,2 学分。
3. 经络腧穴学,2 学分。
4. 针灸技术和治疗学,2 学分。

二、汉语课程开设情况

目前开设的汉语课程有 4 门,面向奥古斯塔大学各专业本科生、研究生。
1. 基础汉语(一),3 学分。
2. 基础汉语(二),3 学分。

3. 中级汉语(一),3 学分。

4. 中级汉语(二),3 学分。

三、中医药交流和中国文化活动开展情况

每年奥古斯塔大学孔子学院都组织多场中国传统文化庆祝活动,如农历春节、中秋节的文艺表演庆祝活动,同时参加当地社团组织的端午节赛龙舟、国际文化节等活动。每年在孔子学院日庆祝活动期间,奥古斯塔大学孔子学院都邀请上海中医药大学的中医临床专家来奥古斯塔大学进行学术讲座,开展中医药宣传和中西医之间的学术交流活动。当地新闻媒体如奥古斯塔纪事、全国广播公司(NBC)24 频道和中国的《光明日报》《解放日报》等对孔子学院的文化活动做了报道,扩大了孔子学院在当地的影响力。

近 2 年,孔子学院组织奥古斯塔大学学生和教工访华团到中国参观访问,其间到上海中医药大学参访,听取中医药发展的讲座,实地参观中药企业、中医医院等机构,让访华团师生了解中医药在中国的发展情况。孔子学院还资助了部分奥古斯塔大学师生来上海中医药大学参加暑期学校活动(图 2 - 10 - 4,图 2 - 10 - 5)。

第五节　匈牙利佩奇大学中医孔子学院

佩奇大学中医孔子学院于 2014 年 10 月 28 日获得中国国家汉办批准成立,2015 年 3 月 27 举行了隆重的揭牌仪式,成为中东欧第一所中医孔子学院,国内合作院校为华北理工大学。佩奇大学中医孔子学院致力于搭建中匈合作与交流的平台,促进汉语言文化教学和中医药事业在海外的传播。

成立 4 年多以来,在汉办的支持下,佩奇大学中医孔子学院成功组织各类文化活动 100 多场,参加人数约 4 万人。匈牙利国务秘书、中国驻匈牙利大使、商务参赞、文化参赞、中国驻匈牙利教育组负责人、匈牙利人力资源部副国务秘书、文化部部长、巴兰尼亚州州长、佩奇市市长、佩奇大学校长等都曾参加孔子学院的文化活动。匈牙利国家电视台、匈牙利广播电台等当地各类主流媒体,《新导报》等匈牙利华人中文媒体,汉办官网,网络孔子学院以及《经济日报》《中国中医药报》等各大媒体均对佩奇大学中医孔子学院的活动进行了报道。

佩奇大学中医孔子学院不断推进中医教育、中医学术活动和中医文化等领域的工作,中医特色方面的建设和发展体现在以下几方面。

1. 中医教育目标和课程设置多元化,满足不同群体的个性化需求　佩奇大学中医孔子学院制定了海外中医教育模式因地制宜和目标多元化的原则,除了针对中医专业学生的教育目标之外,还面向更广泛学习群体的个性需求,多层次、多渠道、多种方式开展大学中医教育、西医医师的中医博士培训教育和中医知识普及教育,构建中医教学和培训框架体系。

在佩奇大学开设的中医相关学分课程包括面向健康学院、医学院和药学院等专业学生的中医基础理论和中医临床实践基础理论,以及即将开设的针灸推拿、中医按摩、中草药和经络腧穴等专业强的课程。另外,佩奇大学面向各个专业的学生开设了 21 世纪中国传统医

学、中医健康养生课程、中医健身气功和咏春拳，以吸引更多的学生学习中医，中医孔子学院还利用佩奇大学健康学院具有授予针灸行医资格的条件，全年开展了针对西医医师的中医资格针灸培训。

2. 宣传中医文化，培养开展中医教育的土壤　佩奇大学中医孔子学院对中医健康理念和思维的熏陶及灌输从少儿开始，贯穿孔子学院各个层次的学员。佩奇大学中医孔子学院在中小学汉语学习班、中国文化少儿夏令营中安排咏春拳、中医穴位以及中草药知识介绍等内容。2017 年 7 月佩奇大学中医孔子学院首次和合作院校华北理工大学组织中医特色夏令营，18 名匈牙利学生赴中国参加为期 2 周的活动，除了汉语课程以及中国民族音乐、陶瓷艺术的课程外，学生们还参加了为期 5 天的中医课程学习，内容包括中医基础理论、中药学、针灸学等，其中中医健身气功五禽戏和太极拳的晨练活动尤其受学生欢迎。

同时佩奇大学中医孔子学院将中医知识的教育和文化宣传与孔子学院大型文化活动以及当地重大活动相结合，例如 2017 年布达佩斯"中国春"大型庆典活动设立中医脉诊体验与养生知识宣传活动；将孔子学院 2 周年庆典作为佩奇大学 650 周年校庆活动之一，举办中草药标本展览以及"中国的中草药和食疗作用"讲座；端午节活动以"粽叶飘香，端午安康"为主题，介绍在中国传统节日端午节时民间和中医相关的习俗，并体验中草药香包制作活动；孔子学院日为凸显中医特色，举办以"中医健康饮食"为主题的讲座和中医养生膳食体验活动。

3. 依托中国的合作院校和匈牙利本地资源，开展中医教育和学术合作　在中医教育师资方面注重本土化，依托健康学院的资源和在补充与替代医学系的学科和师资优势，开展孔子学院匈牙利语中医课程教学，学生学习人数稳定增长。

孔子学院多次组织针对佩奇大学师生和当地社区的匈牙利语和英语中医讲座，讲座题目涉及"中医学与欧洲循证医学体系""中国太极——陈氏太极拳""中匈草药的高效结合与人类健康""从屠呦呦获诺奖看中医药研究策略""中东欧地区的针灸现状""浅谈中医养生""中国传统医学""中国的中草药和食疗作用""如何了解中医"以及"中医健康饮食"等。

此外，佩奇大学中医孔子学院通过和匈牙利人力资源部、匈牙利针灸协会、匈牙利中医药学会、中欧中医药学会等机构合作，举办了匈牙利针灸协会会议、匈牙利整合医学会议、匈牙利政府首届中医主题研讨会、第九届欧洲整合医学会议等，扩大了孔子学院合作的范围和规模，提升了孔子学院的影响力。

2016 年，佩奇大学中医孔子学院和匈牙利针灸协会在布达佩斯合作举办第九届欧洲整合医学会议，欧洲整合医学会主席斯蒂芬·魏里奇教授以及来自世界 33 个国家的 340 多名医学专家参加了此次会议。中医药成为会议的一个重要议题，专家们针对中医针灸、中草药、中医保健以及中国和匈牙利的医保体系对比、中西医结合等方面内容做了发言。

2017 年孔子学院和佩奇大学健康学院以及匈牙利针灸协会联合举办"一带一路"中医药国际实践学术研讨会，来自捷克、奥地利、斯洛文尼亚、斯洛伐克、匈牙利、中国等国家和地区的百余名临床医学专家和科研工作者参加了此次会议。

2015 年和 2017 年，佩奇大学中医孔子学院协助合作院校华北理工大学组织了第七届和第八届中匈医学论坛，组织匈牙利针灸协会医师赴唐山参会，并参加为期 12 天的"体验中医"中国之行,促进了中匈中医学术交流。

4. 加强中东欧中医合作与资源共享,不断探索中医国际教育和传播模式　2017 年 6 月 18—20 日,第三届中国-中东欧国家(C - CEEC)卫生部部长论坛在匈牙利首都布达佩斯举行,时任中国国务院副总理刘延东出席开幕式并做主旨报告,中国卫生和计划生育委员会李斌原主任出席论坛。会议分论坛包括公共卫生合作、医院合作、卫生政策研究合作、传统中医药 4 个领域。孔子学院匈方院长贝特勒海姆·约瑟夫和孔子学院理事会主席、佩奇大学校长鲍迪斯·约瑟夫应邀代表孔子学院参加,并在中医分论坛"中医教育卫生和科研的发展实践与合作"中发言。其间孔子学院还参展了会议期间的健康博览会。6 月 20 日刘延东副总理接见匈牙利高校和科技界代表,鲍迪斯·约瑟夫受邀参加了座谈并代表孔子学院和匈牙利高校发言。这次会议的召开促进了中匈、中国和中东欧之间卫生领域的合作与交流,也为佩奇大学中医孔子学院提供了未来更大的发展空间。

总体而言,和其他中东欧国家一样,佩奇大学中医孔子学院未来的中医药教育面临各种机遇和挑战,中医药教育缺乏本土的中医药人才和本土教材,也还没有形成系统的中医药教育体系,匈牙利主流医学界对中医药合法性的认知度和舆论共识还有待提高。

作为中东欧第一所中医孔子学院,佩奇大学中医孔子学院将继续配合国家"一带一路"的倡议,不断探索本土化的中医孔子学院特色建设和发展,发挥孔子学院在中东欧的地域优势和特色优势,不断建设和发展孔子学院中医特色,推动中医药事业在匈牙利和中东欧的合作与发展。

第六节　泰国华侨崇圣大学中医孔子学院

泰国华侨崇圣大学中医孔子学院于 2015 年 11 月获得孔子学院总部/国家汉办批准,是由天津中医药大学与泰国华侨崇圣大学共建的泰国首家中医孔子学院,也是天津中医药大学继日本神户东洋医疗学院孔子课堂成立后的第一家孔子学院。

一、泰国华侨崇圣大学中医孔子学院的成立及启动揭牌

泰国华侨崇圣大学由泰国最大的慈善基金会"报德善堂"投资建立,已有 75 年历史,是至今为止泰国唯一一所获泰国普密蓬国王恩赐校名的私立大学,既是一所以传承中国传统文化为特色的综合性大学,也是泰国史上第一所开设中医本科教学的大学。多年来,天津中医药大学与泰国华侨崇圣大学保持着深厚的传统友谊和长期友好的合作关系,特别是在中医教育教学、中医师资培养、中医临床培训等方面交流合作频繁。2012 年,天津中医药大学与泰国华侨崇圣大学向孔子学院总部/国家汉办汇报了申办中医孔子学院的缘由及构想,并提交了合作建立孔子学院的申请材料。此后两校多次进行人员互访,对共建孔子学院、加强中医教育合作等进行交流与探讨,为中医孔子学院的成立及相关活动的开展奠定了稳固基础。

2015 年,在孔子学院总部/国家汉办、天津市教委的指导与大力支持下,基于两校合作内容的不断深化及对中医孔子学院发展前景的分析,双方再次向孔子学院总部/国家汉办及中

国驻泰王国大使馆递交了合作建立中医特色孔子学院的申请。

2015年11月25日,由两校共建的泰国华侨崇圣大学中医孔子学院终于获孔子学院总部/国家汉办批准成立。2016年10月20日,泰国华侨崇圣大学中医孔子学院揭牌仪式举行。天津中医药大学校长张伯礼院士率代表团出席相关活动,在全体与会嘉宾的美好祝愿中,两校代表共同按下按钮,为孔子学院揭牌(图2-10-6)。

孔子学院总部总干事、国家汉办主任许琳女士发来贺信对中医孔子学院的揭牌表示祝贺,贺信中提到天津中医药大学是中国著名高校,华侨崇圣大学的中医教学享誉泰国和东南亚,相信两校强强联手,密切合作,会全力办好泰国第一所中医孔子学院,为不断发展中泰两国人民间的友谊做出积极贡献。

二、泰国华侨崇圣大学中医孔子学院相关活动的开展

1. 汉语教学活动稳步推进

(1)本科生汉语教学:泰国华侨崇圣大学中医孔子学院分别承担华侨崇圣大学中国语言文化学院和中医学院本科生的汉语课程,其中中医学院大一、大二学生初级汉语口语、古代汉语课程所用教材为《汉语初级口语教程》《对外汉语本科系列教材·古代汉语》等。

(2)教职工基础汉语课:泰国华侨崇圣大学中医孔子学院为华侨崇圣大学教职工提供汉语培训课程,课程为汉语初级口语。

(3)小学汉语课:泰国华侨崇圣大学中医孔子学院承担邦帕里小学、班仰小学、西达伦小学、北榄商业技术学院等教学点的汉语课程,教材使用《快乐学中文》《标准中文》《汉语乐园》《体验汉语初中版》等。

自成立2年多来,中医孔子学院累计培训培养学员、学生近1700人次,达到了预期的教学效果,学生反响良好。

2. 相关文化活动积极开展　2016年年底至2018年年底期间,泰国华侨崇圣大学中医孔子学院举办中医专业讲座17次,中医专业本科生及教师共1242人次参加;举办中医药文化讲座及义诊14次,受益泰国民众达1347人次;举办中国传统文化活动17次,受益学员2500余人次。累计文化活动参与人数5285人次。通过丰富多彩,形式多样的文化活动,推动了汉语、中华文化及中医药文化在泰国的普及传播。

3. 特色及创新项目亮点纷呈　2017年6月,泰国华侨崇圣大学中医孔子学院在泰国开设了首届中医师资培训班,至今已连续举办三届。由天津中医药大学专家担任主讲教师,为泰国境内9所高校的中医教师开展培训,中医师资培训将进一步提高未来泰国中医教师的教学水平,更好地推动中医药教育事业在泰国的发展。2018年1月,天津中医药大学与泰国宣素南塔皇家大学签署了联合培养中医本科教育的协议,孔子学院同时与联合健康学院签署MOU,保障中医本科前期的中文教育。2018年2月两校签署了合作培养针灸推拿硕士的协议,这是泰国历史上第一个本土中医硕士的培养方案,是泰国中医药教育的又一个里程碑。在办好中医师资培训的同时,为了配合泰国卫生部替代医学司关于提高在职泰国中医师临床技能的要求,2019年中医孔子学院推出了"经典与临床"的本科生再教育计划。至此,建院2年多以来,中医孔子学院完成了以孔子学院为平台,以中医药教育为切入点,涉及

中医硕士、中医本科、中医师资培训、中医本科生再教育等层次的中医药教育全覆盖。

4. 重大活动及媒体报道影响广泛　泰国华侨崇圣大学中医孔子学院自成立以来,相继参加和举办了相关重大活动,促进了中医孔子学院的发展。如该中医孔子学院举办了纪念孔子诞辰 2568 周年活动,相继推出六项系列文化活动;参加了中医研讨会,如针灸治疗肝胆病、在泰国萱素南塔皇家大学举办的"Healthy Aging"国际学术会议、曼谷第十四届世界中医药大会、泰国卫生部第 33、第 34 届西学中针灸培训班等。

2017 年 8 月,中国中央电视台来到华侨崇圣大学,采访了中医孔子学院。2017 年 9 月,泰国萱素南塔皇家大学董事会主席功·塔帕朗西(Dr. Korn)率代表团访问中医孔子学院,进一步扩大了中医孔子学院的影响力。

2018 年,两校以中医孔子学院为平台,积极沟通协作,于 1 月 15 日正式挂牌成立"泰国中医药培训中心",作为对接天津中医药大学中医药远程教育培训中心的第一个海外分中心,填补了泰国中医药高等教育师资培训的空白(图 2 - 10 - 7)。

泰国华侨崇圣大学中医孔子学院作为泰国首家中医特色孔子学院,确立了"两条线、四个支点",即中医、中文两条线;中医专业、中文专业、中医药文化、中国文化四个支点的办学理念和主要发展方向,成立 3 年来,取得了长足的发展。在全力开展各项符合孔子学院要求的教学活动的基础上,积极传播中医药文化,并带动其他中医及汉语合作项目的深入开展,如各类中医知识培训、组织中医研究学术活动、开展中医药研究工作、中医药知识推广活动及不定期中医义诊等活动,力争满足当地社会中医及汉语学习的需求,努力促进两国教育乃至文化、经贸、中医学等方面的合作和交流。天津中医药大学积极投入管理及师资力量,选拔中方院长,遴选优秀师资,完善管理队伍,保障了中医孔子学院的正常启动和良好运营。

泰国华侨崇圣大学中医孔子学院的成立,将进一步推动中泰两国的传统文化和医药交流,必将为增进两国人民之间的友谊,促进文化传播和中医药国际化发展,推动人类社会的繁荣发展、文明进步,解决全球健康问题发挥更加积极的作用。

第七节　韩国圆光大学孔子学院

韩国圆光大学孔子学院位于韩国全罗北道益山市,是全球第一所研究型孔子学院、韩国第一所中医孔子学院,由湖南中医药大学、湖南师范大学和韩国圆光大学三校合作建设。2014 年 9 月 24 日,圆光大学孔子学院在中华人民共和国驻大韩民国大使邱国洪、韩国全罗北道政要和三校师生的共同见证下揭牌成立。

一、合作学校概况

1. 湖南中医药大学　湖南中医药大学位于湖南长沙,是以教学为主体,集科研、医疗、产业综合发展为一体的高等中医药学府。学校中医药特色鲜明,学科门类齐全,现已构建以中医药学科为主体的三级重点学科体系。该校是国家中医药管理局中医药国际合作基地,先后同 20 多个国家和地区的大学和机构建立了交流与合作关系,国际合作领域不断拓展,国际影响力日益提升。

2. 湖南师范大学　湖南师范大学位于湖南长沙,创建于 1938 年,是国家"211 工程"重点建设的大学。该校在湖湘文化研究、中国语言文学、法学、政治学、高等教育等学科方面具有优势,对外合作交流经验丰富。

3. 韩国圆光大学　韩国圆光大学位于韩国西南地区文化中心全罗北道益山市区,其前身成立于 1946 年,是韩国近代教育史上赫赫有名的"唯一学林"。学校拥有韩医学、韩药学等优势学科。2013 年,该校成立中国问题研究专业机构"韩中关系研究院",致力于探索两国共同发展策略及中国相关专业人才培养。

二、圆光大学孔子学院概况

1. 办学理念　圆光大学孔子学院作为研究型中医孔子学院,致力于汉语国际推广、中医药文化海外传播和中韩联合研究。

2. 管理机构　根据《孔子学院章程》,孔子学院理事会由中外合作院校共同组成。圆光大学孔子学院同时拥有两所中方合作院校,圆光大学校长担任理事长,湖南中医药大学校长和湖南师范大学校长担任副理事长;圆光大学担任外方院长,湖南中医药大学和湖南师范大学两校轮流派员担任中方院长。

3. 公派教师和志愿者　公派教师和汉语教师志愿者由国家汉办统一选拔并派出。2014—2017 年共有公派教师和志愿者 16 人(次)在圆光大学孔子学院任教(见表 2 - 10 - 1)。

表 2 - 10 - 1　圆光大学孔子学院公派教师和志愿者

年度(年)	公派教师(名)	志愿者(名)
2014	2	0
2015	2	2
2016	2	4
2017	2	4

4. 汉语教学　2014—2017 年,圆光大学孔子学院(含真景女子高中孔子课堂)累计培养学生 1330 名,学生人数和班级数目实现稳步增长。

(1)教学班:圆光大学孔子学院根据学生需求开设零起点、初级、中级和高级等不同层次的汉语教学班级,2014—2017 年共开设教学班级 53 个,培养学生 833 名。其历年情况如表 2 - 10 - 2。

表 2 - 10 - 2　圆光大学孔子学院 2014—2017 年教学班级和学生

年度(年)	教学班级(个)	学生(名)
2014	10	93
2015	13	200
2016	13	260
2017	17	280

（2）特色班：圆光大学孔子学院在开设常规教学班级的同时丰富班级形式，开设了"中文士官学校"、晨间中文补习班和学习小组辅导班等。

"中文士官学校"是高强度的沉浸式汉语学习班，开班时间为寒假和暑假，每期4周，学习时间从上午9点到晚上9点。2014年寒假至2017年暑假期间，"中文士官学校"已开展6期，共12个班，累计培养学生174名。2014—2017年"中文士官学校"情况见表2-10-3。

表2-10-3　2014—2017年"中文士官学校"情况

期　　数	班级层次	学生人数（名）
1	HSK4、HSK5	30
2	HSK3、HSK4	30
3	HSK3、HSK4	35
4	HSK3、HSK4	17
5	HSK3、HSK4	36
6	HSK3、HSK4	26

（3）孔子课堂：2016年4月，圆光大学孔子学院在韩国真景女子高中设立了孔子课堂。孔子课堂于2016、2017年共计培养学生323名，其中2016年165名，2017年158名。

5. 孔子学院奖学金　孔子学院奖学金由中国国家汉办设立，资助外国学生、学者和汉语教师来华学习，以更好地促进汉语国际推广和中国文化传播。

2015年，圆光大学孔子学院加入孔子学院奖学金项目，中方合作大学获批成为孔子学院奖学金接受院校。在全球范围内，湖南中医药大学可接收孔子学院奖学金生学习中医，湖南师范大学接收学生学习汉语国际教育。2015—2017年共有32名学生通过圆光大学孔子学院申请并获得奖学金来华学习（见表2-10-4）。

表2-10-4　2015—2017年圆光大学孔子学院奖学金生情况

年度（年）	奖学金学生（名）
2015	10
2016	13
2017	9

三、圆光大学孔子学院特色

圆光大学孔子学院结合三校在中医药、韩医药和人文领域研究专长，以"中医药"为切入点，将中医药文化传播和汉语人才培养紧密结合，打造中医药文化传播、传统医学合作、人文社科合作、中韩师生交流等多个项目在内的中国文化传播及研究体系。

1. 中医药文化传播

（1）中医药文化场馆：2016年，圆光大学孔子学院成立了中医药文化体验馆。体验馆由实物陈列区和图片展示区组成。其中实物陈列区展示了366种道地中药材和诸多中药炮制工具，并配以图片和文字解说；图片展示区展出了历代医药名著、医药名家和中医药现代化成果等。该体验馆是韩国第一家孔子学院中医药文化体验馆,接受圆光大学师生及本地民众预约参观。

圆光大学孔子学院设立了中医汉语角,定期举行中医主题活动。中医汉语角免费提供黑茶、养生茶等中国茶体验,学生可在中医汉语角借阅中医中文书籍,观看中医文化纪录片和中国电影等。

(2)中医药文化活动

1)举办了"孔子学院医药杯"全韩韩药学科传统药物知识竞赛(图2-10-8)和汉语演讲比赛:其中传统药物知识竞赛分为笔试和现场考察,笔试考察中药知识,现场考察中药材鉴别;汉语演讲比赛则以中医、韩医和中国文字为主题。该比赛从韩国各大高校韩药系选拔学生,到圆光大学孔子学院参加比赛,打破了院校的区域局限,极大程度地宣传了中韩传统医药和圆光大学孔子学院。

2)举办孔子学院中医文化活动日:邀请学生体验中国黑茶、中医养生茶、中医药膳、太极、五禽戏、汉服、旗袍、书法、国画、传统游戏等。

3)举办东方医学和中国传统养生系列讲座:从中医药的文化性、哲学性和临床性介绍中医药文化,从传统养生角度介绍长沙马王堆出土文物及史料中蕴含的中医药文化(图2-10-9)。

4)开展中医传统保健功法演出(图2-10-10):2016年,湖南中医药大学组团赴韩国圆光大学孔子学院、延世大学孔子学院演出,节目编排融合太极拳、五禽戏、六字诀、马王堆导引术等中医传统保健功法,兼顾观赏性与互动性。2017年,湖南中医药大学在爱沙尼亚、挪威、芬兰4所孔子学院(课堂)开展"华夏传情、情系北欧"中医传统保健功法演出。

5)举办以汉语节目表演为主的"中文人节":开展汉语知识竞赛、中文戏剧比赛、中文歌曲比赛,开设国画班、书法班、太极拳班等多种形式,助力中国文化传播。

2. 传统医学合作 圆光大学孔子学院通过搭建圆光大学韩医学院、药学院与湖南中医药大学联合研究平台,促进中韩在医药领域交流与合作。圆光大学和湖南中医药大学联合中韩多家优秀医药企业开展合作项目,包括湖南省国华制药有限公司、产学合作领先大学(LINC)事业团等,促成了人参合作研究项目、传统医药保健品合作研究项目等极具研究价值和市场价值的合作成果;成功组团参加中国(长沙)科技成果转化交易会,开展传统保健产业研发趋势研讨会、韩国益山市产学研教育高级访问团等学术交流会。

3. 人文社科合作 圆光大学韩中关系研究院与湖南师范大学合作,共同研究中韩人文社科领域热点问题,已成功举办以汉语教学、中韩关系、中韩法律、东方茶文化等为主题的研讨会,组织高等教育访问团和黑茶文化访问团等。

4. 中韩师生交流 圆光大学孔子学院每年组织夏令营、冬令营和中国传统医药文化体验团来华访问。湖南中医药大学为学生访问团开设了10余门课程,除茶艺、书法、剪纸、中国戏剧、中国乐器、包饺子、中国结制作、汉服体验等传统中国文化课程外,还有太极拳、五禽戏、八段锦、针灸、推拿、药膳制作、中药鉴别等中医特色文化课程,并组织学生参观中药标本馆、中药房、药材市场和药企等。

圆光大学与湖南中医药大学签署协议,开展交流生及相关专业合作办学,并设立韩国语培训中心,为学生提供免费的韩语培训和计入学分的韩语公选课。

四、展望

圆光大学孔子学院在 4 年多的发展中,坚持研究型中医孔子学院的办学理念,在汉语国际推广、中医文化海外传播和中韩联合研究方面积累了经验。在今后的工作中,圆光大学孔子学院将继续发挥孔子学院综合文化交流平台的作用,突出中医药特色,推动中医"治未病"理念传播、传统保健功法(太极、武术)推广、海外中医药课程教学研究、传统医学高水平科研合作等,把中医药打造成中外人文交流、民心互通的亮丽名片。

第八节　韩国世明大学孔子学院

韩国世明大学孔子学院成立于 2015 年 3 月 18 日,由中国江西中医药大学与韩国世明大学合作共建。目前(2017 年)该孔子学院专职工作人员共有 4 人,其中中方 3 人,韩方 1 人。世明大学孔子学院自运行以来,除了开展汉语教育、传播中国传统文化外,还依托两校中韩医药办学优势和中韩"药都"区域优势,积极开展了中韩医药教育、文化、学术、医疗等领域的工作。

在中医药教学方面,孔子学院为世明大学韩医系一年级学生开设了中医文献解读学分课程。该课程为 3 学分,课时数为 60 学时,已教授 2 个学期,学员共达 100 人,主要讲授汉语拼音、汉字书写、中医药常用词句以及中医药历史文化等内容。

在中医药文化学术交流方面,世明大学孔子学院面向在校师生和市民已举办了"道家养生智慧""中医药健康养生旅游""药膳食疗""健康与养生法"等 10 场健康养生讲座,参与人数共达 1000 余人。世明大学孔子学院共组织 6 批次访华团(包括韩医药专业学生团和教授团)赴华交流,参与人数达 100 人。其间,访华团赴江西中医药大学学习体验了热敏灸、脉诊、中药炮制等,还参观了江西中医药大学中药标本室、生命科学馆、临床技能中心、民族医药研究中心、神农园和江中集团,充分感受了中医药文化。此外,世明大学孔子学院还举办了中韩医药学术研讨会、首届中韩日传统医药养生学术研讨会、国际医药学术研讨会等大型会议,参与人数共达 1000 余人。

在中医医疗方面,世明大学孔子学院已连续 3 年参加韩国"药都"堤川韩医药生物博览会开展热敏灸体验治疗活动,并获得堤川市政府提供的项目资助共达 1600 万元韩币(约合人民币 10 万元)。"中华热敏灸"已成为该博览会最受欢迎的项目之一,其间接受体验治疗的韩国市民达 2000 多人。

世明大学孔子学院通过举办以上中医药教育、学术、文化、医疗等活动,增进了中韩两国在传统医药领域的教育交流,有效地促进了中医药文化在海外的传播。

第九节　葡萄牙科英布拉大学孔子学院

科英布拉大学是一所拥有 700 多年历史的葡萄牙公立高等教育机构,是葡语系国家最古老的大学,也是欧洲第二个最古老的大学。因其作为葡语文学及思想的发祥地的重要地位及其建立于16世纪的古老校园,科英布拉大学于2013年被联合国教科文组织评为世界文化遗产。该校在教学、培训及研究方面均有较丰富的经验。时至今日,科英布拉大学既保持传统,又与时俱进、不断创新,在欧洲乃至全球都享有很高的声誉。

随着近十几年来中国经济的飞速发展和国际地位的提升,葡萄牙和中国的关系日益紧密。为了满足当地民众了解中国语言、文化和传统医学的愿望,促进两国的交流,由科英布拉大学、北京第二外国语学院和浙江中医药大学三校合办的科英布拉大学孔子学院于2016年7月4日揭牌成立。中国驻葡萄牙大使蔡润,葡萄牙高等教育部部长代表乔尔·凯罗斯(João Queiroz),葡萄牙卫生部主任弗朗西斯科·乔治(Francisco George),科英布拉大学校长乔尔·卡布里尔·席尔瓦(João Gabriel Silva),北京第二外国语学院党委书记冯培,浙江中医药大学校长方剑乔,以及来自西班牙、巴西和安哥拉孔子学院的代表,葡萄牙社会各界代表,科英布拉当地华人代表及中葡媒体代表出席了此次揭牌仪式(图2-10-11)。

蔡润大使表示,衷心希望科英布拉大学孔子学院不断创新发展,成为汉语推广和中葡文化交流的重要基地,为增进葡萄牙民众对中国语言与文化的了解,为中医学在葡萄牙的推广与发展,为进一步发展中葡两国的友好关系,促进世界多元文化发展,构建和谐世界做出贡献。

值得一提的是,在这次揭牌仪式中,葡萄牙卫生部主任弗朗西斯科·乔治亲临现场,说明葡萄牙卫生主管部门对中医学在葡萄牙的发展寄予了厚望。

科英布拉大学孔子学院是继米尼奥大学、里斯本大学和阿威罗大学孔子学院之后,由中国国家汉办在葡萄牙设立的第四所孔子学院。该孔子学院除了提供中文语言教育服务和开展各项文化活动外,还以中医药为主要特色。

近几年来,中医药在葡萄牙民间发展较快,但是却始终没有得到该国主流高校医学院的认可,中医药的高层次发展举步维艰。科英布拉大学医学院在葡萄牙高等医学教育机构中最具名望,其附属医院也是有大量的葡语系国家患者慕名前来就诊。因此,如果能在该大学医学院深入开展中医药教育,并进行后续科研和诊疗合作,那么对于提升中医药在葡萄牙的形象和地位将具有重要意义,并且还会起到辐射各个葡语系国家的作用。

2016年10月,浙江中医药大学选派了1名中医专业教师前往该孔子学院任职,希望以该孔子学院为基地,为推进中医药在葡萄牙的发展而努力。该教师到任后,主要开展了中医药系列讲座,如"针灸是否真的重要""中医药的三大优点""中医药养生"等,并进行了太极拳演练。与此同时,该教师还对该校的中医药基本情况进行了调查,发现其中医药基础非常薄弱:整个大学图书馆仅仅存有总共不到5本的中医和针灸方面的书籍;医学院学生大都只听说过针灸,其他中医疗法都没听说过,中医的一些基本概念也基本无人知晓;虽然医学院有两名教师开设了硕士针灸课程,但是没有相关方面的科研,课时量很少,学生也没有什么实践机会,因为任课教师每周只上一天针灸门诊。

为了推动中医药在葡萄牙高层次大学中的发展,科英布拉大学孔子学院在副校长乔坤·卡瓦列教授(Prof. Joaquim Carvalho)的支持下,经过与该大学医学院院长杜瓦特·努诺教授(Prof. Duarte Nuno)、教学副院长约瑟·保罗教授(Prof. Jose Paulo)和硕士针灸课程教师卡布里特教授(Prof. Cabrita)的多轮探讨协商后,决定先在低年级本科生(大一至大三)中开设"中医药概览"的学分选修课,每周 2 小时,每学期 15 周,共计 30 课时。该医学院学术委员会于 2017 年 3 月全票通过了该课程计划,从而使得该课程能在 10 月份顺利开课。在10 月 12 日的首次开课中,注册学生 42 人中实到 38 人,这在当地已经是一个很大的数目,这也表明中医药在这里的发展颇具潜力,以后还可以逐步增开各类中医药课程。

第十节　圣马力诺大学孔子学院

一、圣马力诺及孔子学院简介

圣马力诺大学孔子学院成立于 2015 年 3 月,是在孔子学院总部的领导与支持下,由北京城市学院、圣马力诺大学和圣马力诺-中国友好协会联合成立(图 2 - 10 - 12)。

圣马力诺大学孔子学院位于圣马力诺共和国蒙泰贾迪诺市。圣马力诺是一个高度发达的资本主义国家,位于欧洲南部、意大利半岛东部,整个国家被意大利包围。圣马力诺共和国是欧洲最古老的共和国,是世界上第一个共和国。

圣马力诺大学孔子学院是欧洲地区第一所以中医药教学和文化传播为特色的孔子学院。圣马力诺大学孔子学院结合北京城市学院、圣马力诺大学和意大利周边大学的中医药资源开展中文教学和中医药教育培训,与圣马力诺及欧洲地区的西医机构开展交流与合作,推动设立中医执证考试,在社区开展中国传统文化活动,组织各类学术访问和学生交流,传播和推广以传统中医药文化为代表的中国语言和文化。

二、圣马力诺大学孔子学院同仁堂中医药博物馆简介

为了加强中医药文化的宣传,2016 年 7 月,北京城市学院联合北京同仁堂(集团)有限责任公司在圣马力诺大学孔子学院设立了同仁堂中医药博物馆。这是圣马力诺共和国以及欧洲南部地区的第一家中医药博物馆(图 2 - 10 - 13)。北京同仁堂(集团)有限责任公司无偿捐建了这座博物馆。博物馆的建成,一方面是同仁堂"同修仁德、济世养生"精神的重要延伸,反映了数千年中医药的发展历程和同仁堂三百多年的历史,使前来参观的人们能够了解中医药和同仁堂的博大精深;另一方面,博物馆的建立为圣马力诺各年龄层受众营建了一个了解中医药文化的氛围和环境,也体现了圣马力诺大学孔子学院对中医药文化的重视和传承。

圣马力诺大学孔子学院同仁堂中医药博物馆馆藏丰富,集中医药展示和教学为一体。博物馆以红色为基调,正前方的同仁堂商标格外醒目,同仁堂历史故事连环画、现代制药场景图和产品、门店照片分别讲述着同仁堂的过去和现在,一面墙的格子中整齐地摆放着几十种常见的中药材标本,并配有彩图及功效说明,还有一面墙上有中药材制作过程图解。最吸引人的当属陈列治疗和制药工具的展柜,不论是针灸铜人,还是串铃、脉枕,都吸引了不少好奇的目光。圣马力诺大学孔子学院的学生表示,看到博物馆的展品,让自己对中医的治疗方

法和教学方式有了更直观的了解。

三、中医药教育简介

在中医药教育方面,圣马力诺大学孔子学院目前主要开设中医点穴推拿与养生太极拳两种课程。

1. 中医点穴推拿课程　中医点穴推拿是一门以培养中医点穴推拿技能为核心的课程,属于中医学中的按摩推拿学科。其主要任务是推动中医药文化的国际传播,指导感兴趣的外国人运用中医点穴推拿防治疾病与健康保健。北京城市学院选派中医名家陈云华教授于2016年3月起,在圣马力诺大学孔子学院主讲中医点穴推拿课程(图2-10-14)。

陈云华博士是北京城市学院生物医药学部教授、执业中医师,世界中医药学会联合会中药学专业委员会常务理事,中国中医药研究促进会中药材种植、养殖规范化专业委员会理事,北京中医药学会中药资源与鉴定专业委员会委员。陈云华教授先后师从国医大师颜正华教授、国家级名老中医谷世喆教授、解放军总医院中医正骨名医管恩福副主任医师。他在整理学习并传承民间特色疗法——琴瑟测经点穴法的基础上勤求博采,武医结合,将民间实用疗法与学院派规范治疗方法有效融合,综合点穴、正骨、针灸、中药、推拿、刮痧、拔罐、导引养生等,探索实践琴瑟中医疗法,注重阴阳调和、气血并重。

中医点穴推拿继承发扬中医学与中国武术的理论与技能,具有医武结合、浓厚中国传统文化底蕴的学术特色,以陈云华教授传承整理的琴瑟测经点穴疗法融合中医推拿规范手法及意拳养生技巧为特色。陈云华教授在长期的中医药教育临床及武术养生自我训练中领悟出三线三圆训练方法,使医武结合的中医点穴推拿课程更适应外国人学习掌握。当地学生在学习本课程后,基本掌握了中医点穴推拿等知识与技能,以及相关自我提升训练方法,也获得了一些与养生保健、防治颈肩腰腿痛等常见病的中医点穴推拿的知识与技能。

2. 养生太极拳课程　圣马力诺大学孔子学院为当地民众开设了养生太极拳课程。具体来说,养生太极拳课程包含陈云华老师的觉圆三才拳和李家季老师的24式简化太极拳。

觉圆三才拳是陈云华教授自创的养生拳法。陈教授结合自己学习意拳(大成拳)20余年的经验,在传统中国武术的基础上提出三线三圆理论,创编觉圆三才拳。觉圆三才拳以无极、太极、阴阳、三才等中国传统文化理论及三线三圆理论为指导,其中蕴含掤捋挤按、采挒肘靠、前后顾盼定等传统太极十三式精华,具有不需场地、容易学习、提升迅速的特点,有较好的强身健体效果。觉圆三才拳主要是短期授课,目前的教学设计是8个课时,学生通过较短时间的学习,可以基本掌握该拳法的基本桩功,包含云手、刀手、穿掌等武术精华的简便太极拳,以及单推手、双推手等武术基本要领,从中获得养生保健、强身健体及相关武术技能。

李家季老师教授的24式简化太极拳是中国国家体育总局汲取杨氏太极拳之精华编成。尽管它只有24个动作,但相比传统的太极拳套路来讲,其内容更显精练,动作更显规范,并且也能充分体现太极拳运动的以柔克刚、以静待动、以圆化直、以小胜大、以弱胜强的特点。该课程目前分别设有22课时和40课时两种,学生通过学习,可以基本掌握24式简化太极拳的动作,从中达到修身养性、陶冶情操、强身健体的目的(图2-10-15)。

附　篇

标准·会议·学会

第十一章

国际教育标准化概况

第一节　世界中医学本科(CMD 前)教育标准

2006 年 10 月,世界中医药学会联合会教育指导委员会(以下简称"世界中联教指委")正式成立。在世界中医药学会联合会的领导下,世界中联教指委组织专家分析世界中医药教育未来发展趋势,提出了发展世界中医药教育的建议与对策,起草了《世界中医学本科(CMD 前)教育标准(草案)》。2009 年 5 月,世界中医药学会联合会第二届第四次理事会经过认真论证和审议,通过了《世界中医学本科(CMD 前)教育标准》(以下简称《标准》)(图 3 - 11 - 1,图 3 - 11 - 2)。

一、《标准》制定的背景

为适应全球对中医药专业人才的需求,世界中医药教育正在迅速发展,中医学已经成为一门全球性的专业。但是由于各国/地区的文化背景、意识形态、疾病防治理念、医疗保健制度等诸多因素,中医药教育发展尚不平衡。除少数中医药教育发展较快的国家外,由于条件所限,名副其实的高等中医药教育相对较少,而非正规教育居多,以业余教学、培训教育为主。在一些学校,办学宗旨、办学理念、教学计划和专业课程设置等差异甚大,学员接受教育的时间不等,课程设置多是中医药专业的部分课程,教学质量未受到足够的重视。

随着教育服务贸易的全球化发展,教育质量控制已经成为一个核心问题。全球化促进了教育市场的国际化与标准化。近 10 年来,国际医学教育标准化进程日益加快,标准化已成为世界医学教育发展的潮流。

二、《标准》的框架结构

《标准》包括中医学本科(CMD 前)教育办学基本要求和中医学本科(CMD 前)教育毕业生基本要求。前者规定了中医学本科教育准入的基本条件,由中医学本科办学宗旨、学时与学制、教学计划、学生考核、学生、教师、教育资源、教育计划评估、管理和行政、发展与更新 10 个领域 49 项构成。后者用来衡量开设中医学本科专业的院校学生学习结果,既是中医学本科教育的最低标准,也是对中医学本科毕业生的最基本要求,由总体目标、职业素质目标、知识目标和技能目标 4 个领域 25 项构成。其后附中医学本科(CMD 前)教育专业知识与技能基本要求,构成中医学本科(CMD 前)教育的中医学基础、中医学临床基础和中医临床学的核心课程的知识与技能,按照目标和要求,明确了需要掌握和了解的内容。

三、《标准》的主要特点

1. 重视过程管理以实现教育目标　《标准》对办学机构和毕业生提出基本要求,既明确中医学本科教育的终端目标,又强调重视过程管理以实现教育目标,并反映了在教育目标中要突出中医学知识与技能的要求。

2. 推行通识教育以实现自我完善　《标准》根据实现学生的自我完善、发展素质的要求,规定中医院校应得到社会学科及其他自然学科的学术支持,重视学科交叉与渗透,努力加强各学科间的融合,要求开设自然科学(尤其是西方医学)、社会科学等课程,并实施科学教育方法。这些要求体现了在中医学本科教育阶段推行通识教育十分必要,不仅有利于学生理解、掌握中医学思想,更重要的是学会思考问题、解决问题的方法,具备终身学习的素质和能力,具备相当水准的知识、技术、态度、发展等综合能力。

3. 理论实践并重,知识能力并举　为保证学生更好地将中医学知识转化为临床能力,《标准》中规定了中医学专业课程和临床实习(含实践训练)的最低学时、毕业实习集中开展等要求。《标准》体现了在重视学生掌握较为扎实的中医基础理论与基本知识的同时,还要重视学生应具备较强的中医临床思维能力和实践能力。

4. 重视师资队伍建设　教师是高等教育办学最重要的一种基础性资源,是实现培养目标的基本保证,办好中医本科学校最关键的是师资队伍建设,尤其是中医专业教师的数量和质量。《标准》中对师资结构、层次及数量等设置了相关条款,要求必须满足教学需要。

5. 提出具体量化要求　《标准》规定中医学本科教育总学时应累计达到 4900 学时,中医学专业核心课程理论授课不得少于 1500 学时,临床实习(含实践训练)不得少于 1500 学时;开办中医教育的专业专职教师一般不少于 5 人,中医专业教师和学生比例应为 1∶20 左右;各临床课程掌握病证种类累加在 150 种以上,掌握中药 140 味以上,掌握 20 组功用相近中药的比较,掌握方剂 80 首以上,掌握 130 个以上常用腧穴。

四、《标准》的意义

《标准》是世界中医学教育史上第一个国际标准,顺应了世界中医教育发展潮流,是世界中医教育发展的里程碑。

《标准》的制定标志着世界中医教育标准化进程正在加快步伐,它是世界中医教育健康和可持续发展、中医学本科教育质量的有力保障,同时也为在全球范围开展中医学本科教育的资格认证工作奠定了基础。目前,医学本科教育已开始了全球的认证工作,中国也开展了中医学本科教育的认证工作。认证是《标准》实施的有效途径,通过市场作用,开展世界中医学本科教育认证工作,使各国的中医院校按照《标准》建设和发展,使目前存在于世界中医教育中的资金投入少、教育规模小、办学效益低、学制不统一、办学条件差、课程设置差别大、师资严重缺乏、教学质量不高等一系列问题能够逐步得到改善和解决,使各国的中医药高等教育名副其实。

发挥《标准》对各国中医药教育的指导作用,培养适应社会发展需求的中医药人才,才能使中医药更好地服务于社会,为全人类的健康保健做出更大贡献。

第二节　世界中医学专业核心课程

世界中医学教育正在快速蓬勃发展,但各国中医学教育发展不平衡,各教育机构所开设的专业课程差异较大,且核心内容不尽统一,故有必要确定中医学专业核心课程。课程是实现培养目标的重要手段。为使世界各国/地区中医教育机构通过教育实践,实现中医学专业培养目标,依据《世界中医学本科(CMD前)教育标准》,结合中医学教育特点和职业需要,参考世界各国/地区中医学教育的实际情况,制定了《世界中医学专业核心课程》(以下简称《核心课程》)(图3-11-3)。

一、《核心课程》的制定过程

世界中联教指委于2011年初召开了中医学专业相关课程研讨会,组织中医学专业教师对现有的中医课程的课程设置、课程内容、课程间关系及临床适用性等开展讨论,明确了中医学各门课程的性质、目标和主要内容。

根据当前中国20余所中医药高校中医学专业课程设置现状,世界中联教指委汇总了中医基础理论、中医诊断学、中药学、方剂学等23门课程,研究制定"世界中医学专业(本科)核心课程设置意见征询表",寄往28个国家/地区的120位中医药教育专家,开展世界中医学专业核心课程专家意见调研,后综合多数专家的建议,起草了《世界中医学专业核心课程(草案)》。

2011年10月,在中国北京第二届世界中医药教育大会期间,世界中联教指委举行了第二届理事会第一次会议,来自世界各国的中医学教育专家近百人围绕《世界中医学专业核心课程(草案)》进行了深入论证,并提出了修订建议。会后,世界中联教指委根据专家建议对课程草案进行了认真修订,并将课程草案(修订稿)提交到世界中联审议,根据世界中联审议反馈意见再次对课程草案进行了修订。2011年10月,世界中联教指委第二届第一次理事会审议通过了《世界中医学专业核心课程》。

二、《核心课程》的主要内容

《核心课程》应以支撑中医学体系的核心理论和基本技能为内容,体现"强基础,重实用,知本源,促发展"的设计思路。

《核心课程》包括10门课程,分为3个课程平台:① 中医学基础理论知识平台课程包括中医基础理论、中医诊断学、中药学、方剂学。② 中医学临床知识技能平台课程包括中医内科学、针灸学、推拿学、中医妇科学、中医儿科学。③ 中医经典选读平台课程为由《黄帝内经》《伤寒论》《金匮要略》《温病条辨》中经典条文节选而成经典医籍选(导)读课程,各中医学教育机构可根据本国、本地区实际,自行安排适宜的中医经典医籍课程。

根据课程内容,《核心课程》提出各门课程的参考学时(含自学、讨论、实践教学等学时)。

各中医学教育机构的中医学专业教育课程计划,应在世界中医学专业核心课程的基础上,根据需要安排其他中医相关课程。

《核心课程》的专业特点明显,符合专业核心课程的"专业性"特点。专业课程知识模块逻辑布局清晰、合理,分为基础理论知识平台课程、临床知识技能平台课程和中医经典选读平台课程,设计体现了专业课程知识的"一致性"特点。课程内容致力于服务中医临床,强调利用中医理论解决临床实际问题能力的培养,明确培养临床中医师的目标,符合专业核心课程的"个性"特点。《核心课程》既保留了专业理论知识的核心内容,确保中医学专业理论内涵传承,同时兼顾了各国/地区法律及教育实际需求,一些课程如中医外科学、中医伤科学、中医眼科学、中医耳鼻喉科学等专业非必要课程未被纳入专业核心课程,体现了专业核心课程的"核心性"特点。

三、《核心课程》的意义

《核心课程》的通过是继《世界中医学本科(CMD 前)教育标准》后,世界中医学教育领域取得的又一阶段性成果,其明确了中医学教育的专业内涵,为编写世界中医学专业核心课程教材奠定基础,对推进世界中医学教育发展具有重要意义。

第三节　世界中医学专业核心课程教学大纲

为深入推进世界中医学教育标准化建设,提高教育教学质量,大力发展世界中医学教育,世界中联教指委组织起草了《世界中医学专业核心课程教学大纲》(以下简称《大纲》)。

一、《大纲》的起草背景

世界中联教指委一直致力于世界中医学教育标准化建设工作,相继组织制定了《世界中医学本科(CMD 前)教育标准》和《世界中医学专业核心课程》两项国际标准。

为适应世界中医学教育发展需要和各国中医学教育机构需求,世界中联教指委决定,为更好地落实上述两个国际标准,制定《世界中医学专业核心课程教学大纲》。

二、《大纲》的主要内容

世界中联教指委组织天津中医药大学各课程专家,依据《世界中医学本科(CMD 前)教育标准》,参考中国国家中医药管理局主编的中医学课程《教学指导大纲》(供中医药类规划教材使用),起草了《世界中医学专业核心课程》中规定课程的教学大纲初稿,随后组织部分学校各课程专家进行研究修改,形成了《大纲》讨论稿。

《大纲》是实现《世界中医学本科(CMD 前)教育标准》中提出的"培养从事中医医疗卫生保健事业的医学毕业生"这一总体目标要求的教学指导文件,应符合"中医学本科(CMD

前）教育专业知识与技能基本要求"。

《大纲》包括中医基础理论、中医诊断学、中药学和方剂学4门基础理论知识课程,中医内科学、针灸学、推拿学、中医妇科学和中医儿科学5门临床知识技能课程,以及经典医籍选读,合计10门课程的教学大纲。

三、《大纲》的制定原则

制定《大纲》以"必须、适用、够用、能用"的原则。

"必须"是指规定的课程内容必须是该课程体系的核心、主体,是中医临床医师必须掌握的本课程的基本理论、基本知识和基本技能,应保持中医基础理论的科学性、系统性和传承性。

"适用"是指规定的课程内容遵循国际中医医疗市场适用性,是临床实践中常用的理论、知识和技能,特别是临床课程规定的内容能适合各国中医临床的实际需要,是有效、实用、体现中医药特色优势的疾病防治方法,能够被各国中医临床广泛使用。课程内容应吸收先进的、成熟的科研成果,并取舍得当。

"够用"是指规定的课程内容,前期课程是学习后期课程必须掌握的理论、知识和技能,能够满足后期课程学习的需要,避免重要内容的遗漏;各课程内容能够满足本课程发展的需要,能够满足中医临床预防、医疗、保健的需要,为学习者的专业发展和职业发展奠定基础。

"能用"是指遵循各国法律符合性,不超越各国法律规定、不违背各国民族文化和习俗而能够被使用的内容。

四、《大纲》的编写要求

《大纲》的编写应符合以下要求。

1. 强调全球适用　《大纲》是为世界中医学教育教学的应用而制定,因此要适用于各国中医学教育,要体现全球适用或通用的特点,它所规定的课程教学内容肯定、也应该与中国国内的教学大纲有所区别。

2. 强调整体优化　《大纲》应符合培养计划整体优化的要求,各课程间应相互兼顾,科学合理地整合课程内容,避免不必要的内容重复。

3. 目的要求清晰　《大纲》中"目的要求"包括掌握、了解两个层次,内容清晰明确,便于使用者理解应用。

4. 文字术语规范　《大纲》将被译为多种语言版本,为了便于翻译和译文准确,更要求文本的文字严谨,意义明确扼要,注意使用规范的名词术语,不缀文。

五、《大纲》的意义

《大纲》有效地规范世界中医学专业核心课程教学内容,指导各国中医学专业的教育教学,保证各国中医学专业毕业生的专业水平达到规定要求,并利于课堂教学质量评价和教学管理,也为编写世界中医学专业核心课程教材奠定基础。

第四节　世界中医学专业核心课程教材
（中文版、英文版）

为落实《世界中医学本科（CMD 前）教育标准》，根据《世界中医学专业核心课程》，加强中医学专业课程建设，世界中联教指委启动了世界中医学专业核心课程教材（中文版、英文版）（以下简称"教材"）的编译工作。

一、教材编译的工作基础

2012 年世界中联教指委第二届理事会二次会议上成立了世界中医学专业核心课程教材编译指导委员会，审议了"世界中医学专业核心课程教材编译原则和要求"，与会专家对"编译原则和要求"提出了许多建设性的意见与建议。世界中联教指委秘书处通过综合各位专家建议，于 2012—2013 年组织开展了"世界中医学专业核心课程中外教材比较研究"，对各国中医学教育认可度较高的教材进行了比较分析；在充分总结各国教材特色和优势的基础上，各课程组织起草了"世界中医学专业核心课程教材目录和章节样稿"，并寄发给世界各国相关专家进行审议，寄发专家审议 47 人次，已收回专家反馈 36 人次，提出意见和建议 94 条，涉及教材内容、语言翻译、体例格式等方面。秘书处组织专家对"世界中医学专业核心课程中外教材比较研究"的研究结果和各国专家对"世界中医学专业核心课程教材目录和章节样稿"的反馈意见进行了梳理、研究，并根据研究结果对"世界中医学专业核心课程教材编译原则和要求"进行了认真修订。以上工作为编译教材奠定了坚实基础。

二、教材的定位

当前，各国医学教育（包括中医学教育）的现实表明，本科教育仍是各学科专业教育的基础主体。同时世界中医学专业核心课程教材还应服从、服务于已发布的相关中医学专业教育标准，以及综合考虑各国中医学教育的实际情况、中医临床实际需要等。教材的适用对象应定位为世界中医学专业本科教育，同时兼顾研究生教育以及中医医疗人员自修参考；教材的知识范围应以满足培养胜任中医临床需要的准中医师为度，同时应具有一定的深度和广度，为相关从医人员提供自学参考。

三、教材的编译原则

1. 坚持教材的思想性　中医学历来重视思想性的传承，大医精诚、倡导仁爱，注重学生思想观念和道德品质的培养，树立为人类健康服务的仁爱思想。这是中医学医德修养的核心，是一名合格中医师的必备品质。

2. 坚持教材的科学性　教材应正确反映中医学体系内在规律，中医概念、原理、定义和论证等内容确切，符合传统文献内涵，表达要简单、明确、规范，尽量避免用带有背景知识的词句。中医学理论内涵植根于中医学理论发展史中，尊重中医学理论的传统内涵，才能正本清源，使教材体现稳定性和延续性。中医概念、原理、定义和论证等在跨文化传播时，应重视相关知识的科学表达方式。

3. **坚持教材的系统性**　应系统承载中医学理论,完整构建中医学核心知识体系,突出基本理论、基本知识和基本技能。课程资源要层次清晰,逻辑性强,循序渐进,做好课程间内容衔接,合理整合,避免交叉重复等。

4. **坚持教材的实用性**　教材应着力服务于临床,阐释基本理论时应做到理论与实践相结合,临床内容要选择中医的优势病种,以及被广泛应用的中药、针灸、推拿等处理方法,学以致用。实用性是教材的价值所在,在进行理论讲解时应注重介绍各国的常见病、多发病的临床治疗包括各种治疗方法、方式等。经典课程的学习应重视其临床指导作用及对学生临床思维能力的培养等,经典课程可增加导读内容,明确要讲什么、学什么、如何学等。

5. **坚持教材的先进性**　教材应反映中医学的发展水平,应及时引入经过验证的,公开、公认的科学研究或教学研究的新理论、新技术、新成果等内容,展示中医学的时代性特征(如温病学课程中可结合介绍人类防治禽流感、传染性非典型肺炎等研究的最新情况,针灸学课程中可介绍腧穴特异性研究进展等)。教材的先进性是一个学科生命力的体现,教材应重视关注学科发展的最新成果,引导学生投身于学科的发展。

6. **坚持教材的安全性**　教材对治疗方法、技术的介绍要突出安全性,重视临床实用,应明确适应证、禁忌证(如针灸学课程中应重视介绍相关穴位适应证、安全操作等,中药学课程应介绍相关中药的科学炮制、合理辨用、明确药物用量、汤剂煎煮及服用方法、禁用药物的替代品等,推拿学课程中应介绍推拿手法的宜忌等)。教材知识内容选择应以服务实际应用为基础,重视安全性,各种表达应严谨、精确,符合各国/地区法律要求。

7. **坚持教材的规范性**　教材应统一使用规范术语,文字应通俗易懂但不失中医本色,语言翻译做到"信、达、雅",采用现有的国际标准中的规范表述,翻译应达到内容的准确性与语言的本土化兼顾,同时还应重视知识版权的保护,严禁抄袭。

8. **坚持教材的适用性**　教材应服从、服务于中医教学,内容经典,篇幅适当,外延适度,符合各国教学实际。在版式、体例、表达等方面应采用国际通用编写体例,避免大段叙述并及时进行小结,重视使用链接的表达方式,使教材版式活泼,在增加教材知识性的同时不影响主体知识(如临床课程可适量链接增加西医权威知识,推拿课程增加介绍国外的整脊疗法等)。鼓励多用图例、表格等直观表达方式,简化语言表达,将抽象问题具体化。

四、教材的编译过程

2015 年,根据世界中医学专业核心课程教材编译人员遴选条件,各国中医药教育机构专家积极申报,共收到自荐、推荐表 313 份,最终确定各课程主编 28 名、副主编 64 名。参与此套教材编写的专家来自 14 个国家/地区,共计 290 人,其中境外专家 55 人,有 26 人担任了主编或副主编。

2015 年召开的两次世界中医学专业核心课程教材的编写会议,明确了世界中医学专业核心课程教材总体编译要求,深入研讨和合理安排了各课程编委对相关课程教材的编写任务、分工及进度安排,明确了教学大纲、编写大纲及相关课程交叉内容的界定,以及教材编译过程中相关问题的解决办法等。经过近 2 年的辛勤努力,具有"系统性、实用性、安全性、规范性"的首套世界中医学专业核心课程教材(中文版)于 2016 年定稿。

随着教材(中文版)的定稿,2016 年 10 月世界中联教指委第二届理事会第六次会议暨世界中医学专业核心课程教材翻译会,聘任了来自 9 个国家/地区的 41 位专家学者为世界中医学专业核心课程教材英文版的主译。教材英文版预计将于 2019 年年底出版(图 3-11-4)。

五、教材编译的意义

世界中医学专业核心课程教材编译工作将有助于世界中医药专业人才的培养,有助于中医药教育的规范发展,有助于促进中西方文化交流。

第五节　世界中医学专业认证

随着教育服务贸易的全球化发展,教育质量控制成为一个核心问题。质量影响发展,世界中医药教育必须在保证质量的前提下才能发展,而标准化建设是教育质量控制的重要措施。质量工程一般包括三个步骤:一是制定标准,二是制定认证方案,三是开展认证。标准的落实,一方面靠被使用者自觉遵循、自身发展、努力达到,另一方面需要通过认证对被使用者的办学进行外部激励、共同监控。

世界中医药学会联合会于 2009 年 5 月发布了《世界中医学本科(CMD 前)教育标准》,不但遵循了国际中医医疗市场适用性原则和教育机构所在国法律符合性原则,同时遵循了高等教育和医学教育规律,又突出中医学教育特点。作为第一个中医药教育国际组织标准,它受到了多数国家中医药教育机构和教育工作者的信任、接受和关注。

制定《世界中医学本科(CMD)教育标准》,顺应了世界中医教育发展的潮流,对世界中医教育的发展具有重要意义,在国际社会产生了巨大反响。各国中医药教育机构以主观愿望、主动按照标准完成自身建设和发展,《世界中医学本科(CMD)教育标准》作用已显现,所强调内部质量控制这一首要功能正在实现,并逐步得到彰显和深入。

近 10 年来,国际医学教育标准化进程日益加快,2001 年世界医学教育联合会(WFME)发布《本科医学教育全球标准》;同年,国际医学教育专门委员会(IIME)发布《全球医学教育最低基本要求》,随后国际医学教育组织便开展了全球范围的医学认证工作;2007 年,中国教育部高等学校中医学类专业教学指导委员会制定了《中国中医学本科教育标准(试行)》,并开展了认证试点工作。现行的世界医学和中国中医学教育质量工程的做法为世界中医教育规范发展提供了借鉴经验。

《世界中医学本科(CMD)教育标准》的制定反映出世界中医教育标准化进程正在加快步伐,认证是《世界中医学本科(CMD)教育标准》实施的有力保障。由于世界中医教育市场的复杂性,因此开展专业认证工作显得更为必要。世界中医教育标准化建设应积极做好开展专业认证工作相关的技术准备,需要制定《世界中医学专业认证方案》《世界中医学专业认证指标体系》《世界中医学专业认证办法》等一系列相关文件。在制定原则上,同样要符合中医学教育规律,兼顾各国文化背景和中医教育机构实际,遵循国际中医教育市场适用性原则和所在国法律符合性原则。在内容上,依照"中医学本科(CMD 前)教育办学基本要求"和"中医学本科(CMD 前)教育毕业生基本要求"的相关规定,对具体考察指标确定"观测点"和"评估标准",以利于实际操作。在认证程序上,按照《世界中医学教育认证指标体系》,采取自评和外部评估(同行评议)的方式,提倡以证据支持的诚实的自评和保证遵守标准的公正客观的认证与指导,最终做出包含建议在内的积极的结论报告,得出认证结论,由认证组织机构即世界中医药学会联合会公开发布。

中医教育国际化已经成为必然趋势,中医药人才培养的质量将影响中医药领域的发展。在充分考虑不同国家/地区的法律和管理体制的前提下,可以通过试点认证,逐步推进中医学专业认证在世界范围内的开展。在中医学专业认证过程中,要充分理解语言认同、文化认同、质量认同的目的、意义、要求,不断增强认证的效益性、权威性、公认性,打造中医学专业认证的金字招牌,提高办学机构的国际知名度和影响力。

世界中医教育需要专业认证,并且中国有责任推动中医教育规范化、标准化的发展,应该肩负起引领中医教育国际化发展的重要使命。

世界中医药学会联合会是中医药国际组织,其成员遍及五大洲,充分体现了该组织的代表性、国际性和权威性。其下属的教育指导委员会作为国际性的中医药教育决策咨询指导机构,有来自世界 30 多个国家和地区的百余所中医院校、中医教育机构加盟,特别是它拥有世界分布广泛的、代表不同国家和地区中医教育机构利益的、熟悉中医国际教育情况的专家学者,拥有代表世界中医教育最高水平的专家资源。因此,参照世界医学教育联合会(WFME)的做法,世界中医药学会联合会及其教育指导委员会作为世界中医学专业认证的组织管理机构,其专业性、公平性、国际性、权威性是可信赖的,其具备制定高效率、可操作、规范化、系统性的认证标准、认证体系和认证程序的能力。

世界中联教指委将进一步组织修订《世界中医学本科(CMD 前)教育标准》,完善中医学专业认证细则,开展试点认证,充分发挥国际组织的引领作用。

第十二章

世界中医药教育大会概况

第一节　首届世界中医药教育大会

首届世界中医药教育大会于 2008 年 11 月在中国天津召开,由世界中医药学会联合会(以下简称"世界中联")主办,世界中联教指委和天津中医药大学承办。天津市副市长张俊芳,教育部副部长章新胜,原卫生部副部长、国家中医药管理局局长王国强出席开幕式并讲话,世界中联创会主席佘靖、创会副主席兼秘书长李振吉,山西省政协副主席周然,天津市政协副主席张大宁,中国科学院院士饶子和,中国工程院院士石学敏、张伯礼,俄罗斯医学科学院院士、新西伯利亚医学科学院副院长科兹洛夫等自美国、英国、法国、德国、澳大利亚、日本、韩国、马来西亚、尼日利亚等 43 个国家和地区的中外嘉宾和专家学者 500 余人参加了会议。大会以"中医药教育国际化"为主题,与会专家学者围绕"世界中医学本科教育基本要求",展开交流和讨论,审议并原则通过了"世界中医学本科教育基本要求",即《世界中医学本科(CMD 前)教育标准》(图 3 - 12 - 1)。

《世界中医学本科教育基本要求》将促进中医药教育国际化、标准化进程,提高国际中医药教育水平,保障中医药教育事业在全球的健康发展。世界中医药教育大会这一国际盛会将为世界各国从事中医药教育的专家学者搭建交流合作的平台,共同研讨中医药教育发展中面临的问题,推动中医药学的国际化、规范化和标准化,促进世界中医药教育事业的发展。同时加强世界各国/地区中医药教育工作者和教育机构之间的联系,推进学术交流,增进友谊。

第二节　第二届世界中医药教育大会

由世界中联主办,世界中联教指委与北京中医药大学联合承办的"第二届世界中医药教育大会"于 2011 年 10 月在中国北京召开(图 3 - 12 - 2)。教育部副部长郝平,原卫生部副部长、国家中医药管理局局长王国强,世界中联创会主席佘靖,伊朗伊斯兰共和国驻中国大使萨法里先生等部分驻华使节、官员出席大会,世界中联创会副主席兼秘书长李振吉主持会议。来自 40 余个国家和地区的近 200 名国外专家学者和国内 30 个省市 73 个单位的 300 多名国内代表参加大会(图 3 - 12 - 3)。

大会以"人才决定未来"为主题,68 位中外专家学者分别在"中医药人才培养""医疗需求与中医师准入标准""传统医药的共性与特性""传统医药国际化建设"等论坛进行了专题交流和研讨。

大会期间举行了世界中联教指委的换届大会,张伯礼院士当选第二届世界中联教指委会长,并投票选举出南京中医药大学原校长吴勉华教授等 26 位中外专家学者为副会长,俄罗斯李维斯特医学教育集团弗拉基米尔教授等 31 位中外专家学者为常务理事,日本后藤学园中医部部长兵头名教授等 71 位中外专家学者为理事。在世界中联教指委的世界中医学专业核心课程论证会上(图 3 - 12 - 4),经与会各国代表认真热烈的研讨,审议通过了《世界中医学专业核心课程》(图 3 - 12 - 5),标志着世界各国和地区中医学教育将有"课程"可依。

第三节　第三届世界中医药教育大会

2013 年 11 月,由世界中联主办、世界中联教指委和南京中医药大学承办的第三届世界中医药教育大会在中国南京召开。世界中联创会主席佘靖、江苏省副省长曹卫星、国家中医药管理局时任副局长于文明、中国工程院院士张伯礼、国内各中医院校校长以及来自美国、德国、瑞士、葡萄牙、西班牙、法国、爱尔兰、澳大利亚、利比里亚、新加坡、日本等 30 多个国家和地区的海内外代表 400 余人出席了本次大会(图 3 - 12 - 6)。

大会以"教育决定未来"为主题,设 4 个分会场进行学术交流,其中境外专家报告超过 50%。与会专家围绕"世界中医药教育与医学模式的转变、世界中医药教育与教材建设、世界中医药教育与标准化建设、世界中医药教育评估与认证、世界中医药教育经验交流与资源共享、世界中医药教育需求与展望"等议题展开了充分研讨。该次大会通过对中医学教育规律的研讨,汇集智慧,促进了世界中医学教育在理论研究、人才培养、教材建设等方面取得更大的成绩,促进了中医药教育更好地服务于人才培养,更好地为人类健康服务。

会上,张伯礼院士做了题为"中医药时代需求与中医教育"的主题报告。张院士指出,中医药人才培养应注重人文修养、完善知识结构;提倡启发教学、自主学习,从"以教师为主体"转向"以学生为中心",最大限度地发挥学生的积极性和主动性;教学联系临床,培养临床思维,实现实践—认识—再实践—再认识的过程;改变评价体系,注重能力考核,采用"侧重能力、重视应用"的评价体系,培养学生批判和创新思维能力,鼓励学生全面发展,整体提升。

世界中联教指委第二届理事会第三次会议暨世界中医学专业核心课程教材编译指导委员会第二次会议同期举行。张伯礼院士做了"关于如何做好世界中医学专业核心课程教材编译工作"的主题报告(图 3 - 12 - 7),指出应明确教材定位以培养能胜任中医临床需要的准中医师;应坚持教材的编译原则,保持教材的思想性、科学性、系统性、实用性、先进性、安全性、规范性、适用性的统一等。天津中医药大学相关课程的专家分别对"世界中医学专业核心课程中外教材比较研究"的工作成果向大会逐一做了汇报,具体从各课程中外教材的知识内容、表达形式等方面的比较研究进行了详细分析,并提出了各课程的编写建议及课程部分章节的编写样稿。与会专家对世界中医学专业核心课程教材编译工作给予高度评价,称此项工作具有里程碑意义,纷纷表示愿意参与相关课程教材的编译工作,并就如何做好教材的编译工作提出了许多建设性建议和意见,对进一步修订和完善世界中医学专业核心课程教材编译原则和要求提供了有力支撑,为正式启动世界中医学专业核心课程教材编译工作奠定了坚实的基础。

该次大会在展示中医药国际教育所取得的成绩的同时,就世界中医药教育面临的挑战和亟待解决的问题进行剖析,研究对策,各位专家学者为推动中医药教育在世界范围内的规范与发展,推动中医药教育机构遵循中医药教育和人才成长规律,培养更多的能运用中医药理论和实践为人类健康服务的合格人才献计献策,进而在世界中医药教育理论研究、人才培养、教材建设、继承创新、标准制定等方面取得更大的成绩。

第四节 第四届世界中医药教育大会

2015 年 11 月 21 日,由世界中联主办,广州中医药大学、世界中联教指委承办的第四届世界中医药教育大会在广州举行。世界中联创会主席佘靖,国家中医药管理局时任副局长于文明,中国工程院院士、中国中医科学院时任院长、天津中医药大学校长张伯礼,广东省教育厅副厅长魏中林,广东省中医药局局长徐庆锋,广州中医药大学党委书记黄斌,世界中联副秘书长姜再增、陈立新等领导嘉宾以及来自 13 个国家和地区的 150 余名中医药教育专家参加会议。会议以"国际中医药教育标准化与协同发展"为主题,对中医药人才教育进行了为期 2 天的深入交流(图 3 - 12 - 8)。

佘靖创会主席在致辞中指出,世界中联作为目前世界上最大的中医药国际性学术组织,拥有来自全球五大洲 63 个国家和地区的 243 个团体会员和 90 个专业(工作)委员会。加强中医药人才的培养是推动中医药学发展的基础性工作。早在 2006 年,世界中联就成立了教育指导委员会,推动世界中医药教育领域的学术交流与发展,为培养更多的合格中医药人才开展了卓有成效的工作。

于文明时任副局长在讲话中指出,中医药防治疟疾、甲流、传染性非典型肺炎的成果得到了世界同行的关注和认可;中国医学科学家张亭栋、陈竺防治白血病成果获得了美国第七届圣·乔奇癌症研究创新成就奖;中国女药学家屠呦呦研究青蒿素防治疟疾获得美国拉斯克医学奖后又荣获 2015 年诺贝尔生理学或医学奖。特别是近年来,新一届中央领导更是重视和支持中医药事业,习近平主席在不同场合均提出加强传统医学领域国际合作,促进中西医结合,促进中医药在海外的发展。目前,全球有 40 多个国家和地区开办了数百所中医院校,部分国家和地区建立了政府认可的中医药高等院校,到中国接受中医药教育的留学生人数一直处于各学科的前列。中医药教育既要有现代教育理念,又要吸收传统人才培养的特点和精华,培养出更多的优秀人才,为世界各国民众健康做出新的更大贡献。

张伯礼院士介绍了中医药事业和中医药教育发展概况以及国际中医药教材建设情况,

强调在全国中医药院校建立一套科学规范的中医药教育国际标准体系迫在眉睫。广州中医药大学副校长许能贵教授介绍了"医教协同"对促进中医药教育国际化的重要性,强调中医教育要敢于创新。与会代表还就中医药国际交流与贸易、中医学教育国际认证、中医药国际协同育人、世界中医药教材建设等进行了热烈讨论和交流。

第五节　第五届世界中医药教育大会

2018 年 9 月 16 日,由世界中联主办,世界中联教指委和天津中医药大学承办的第五届世界中医药教育大会在中国天津中医药大学新校区体育馆召开。

中国教育部、科技部、工业和信息化部、国家中医药管理局、世界中联领导、斯洛伐克驻华大使、中国工程院院士代表、在津国医大师出席了本次大会,世界中联教指委全体委员、全国中医药院校领导,以及来自世界 32 个国家的中医药专家学者等参加了大会。

世界中联主席马建中在致辞中指出,世界中联是传承发展中医药的积极倡导者,也是坚定的践行者。他介绍了世界中联成立至今,在团结世界各国中医药界同仁,推动中医药学的国际交流、传播和发展做出的努力,中医药已传播到 183 个国家和地区,"一带一路"沿线国家成立了多个中医药中心。同时,他表达了世界中联未来要进一步推动中医药教育在世界范围内的规范与发展,推动中医药教育机构遵循中医药教育和人才成长规律,培养更多的能运用中医药理论和实践为人类健康服务的合格人才的愿望。

世界中联副主席、教育指导委员会会长、中国中医科学院时任院长、天津中医药大学校长张伯礼院士做主旨报告。他指出,世界中联教指委自成立以来,致力于增进世界各国/地区中医药教育机构之间的了解,推动世界中医药教育规范发展,积极开展中医学在世界范围内的专业认证工作,促进中医学专业内涵建设,提高中医药教育水平,为实现 WHO"人人享有健康"的目标做出努力。他表示,新一届世界中联教指委要做好 5 项工作:① 完善《世界中医药教育概览》《世界中医药教育》等的编撰工作。② 推进中医药教育相关国际标准的研制和修订工作,完善世界中医药教育标准体系,推动中医学专业认证工作。③ 以建设世界中联"一带一路"中医药教育师资培训基地(天津)和"中医药远程教育培训中心"开播为平台,培养一支具有国际视野和国际规范水准的中医药师资队伍。④ 要促进各国/地区中医药规范发展、促进立法等工作,持续发展壮大世界中联教指委的组织机构。⑤ 积极宣传普及中医药文化和养生保健知识,为健康世界的建立做出中医药贡献。

随后,世界中联主席马建中为世界中联教指委第三届理事会会长张伯礼院士颁发聘书(图 3 - 12 - 9)。

会上,国家中医药管理局党组书记余艳红,世界中联主席马建中,天津市政协原副主席、国医大师张大宁,俄罗斯医学科学院院士科兹洛夫,天津中医药大学校长张伯礼院士,共同为世界中联"一带一路"中医药教育师资培训基地(天津)揭牌,并携手启动中医药远程教育培训中心课程开播(图 3 - 12 - 10)。

世界中联创会副主席李振吉,中国教育部高等教育司副司长王启明,国家工业和信息化部消费品工业司副司长吴海东,国家中医药管理局人事教育司司长卢国慧,科技部社会发展科技司张兆丰,天津中医药大学党委书记李庆和,共同为世界中医学专业核心课程教材的发布揭幕(图3-12-11)。

教育部高等教育司副司长王启明在讲话中指出,中医药教育是中医药事业发展的根基和动力。中医药教育要坚持立德树人,培养社会主义建设者和接班人,要坚持持续提升人才培养质量,要坚持推进医教协同、教改服务医改,要坚持传统中医药与现代科技紧密结合,要坚持传承弘扬中华传统文化,要坚持推进国际交流合作。他表示,大会的召开定会对深化中医药教育改革发展,促进中医药全球化发展起到重要作用。

国家中医药管理局党组书记余艳红在讲话中指出,习近平总书记就教育、中医药事业发展提出一系列新观点、新论断、新要求,为新时代中医药事业的振兴发展指明了方向。她表示,中医药同仁要坚持立德树人,牢牢把握办学方向;医教协同,推进教育改革;强化师承教育,推进活态传承;坚持正确的办学方向,不断深化教育教学改革;强化师资队伍建设,继续弘扬敬业奉献、严谨笃学、立德树人的师德师风和大医精诚的医德医风,尽心教学、精心育人,为中医药振兴发展、健康中国建设贡献智慧和力量。

该届世界中医药教育大会以"继承创新,合作发展,砥砺前行,筑梦远航"为主题,致力于进一步研究商讨中医药教育发展中面临的问题,交流互鉴,增进共识,深化合作,共谋中医药教育发展大计,推动中医药教育在世界范围内的国际化、规范化和标准化发展,提升中医药国际影响力,促进中医药全球化发展。

大会开幕前夕召开了世界中联教指委换届会议暨第三届理事会第一次会议,会议选举中国工程院院士、天津中医药大学校长张伯礼任会长。大会期间,还举行了"中国天津第十四届国际针灸学术研讨会""世界中医药高等教育发展论坛""新时代中医药高等教育发展战略座谈会""整合医学与治未病论坛""中药及天然药物国际论坛""中医药文化传播高峰论坛""国医大师中医理论创新与学术思想研讨会"等系列学术会议(图3-12-12)。

第十三章

中医药教育组织

第一节　世界中医药学会联合会教育指导委员会

中医药是中华民族的智慧结晶。在中国,中医药的传承和发展有着 5000 多年的历史。进入 21 世纪,世界上已有 183 个国家和地区在应用这一传统医学,并已有 30 多个国家开展了中医药教育。为了更好地培养世界中医药人才,推动标准化建设,引领世界中医药教育发展,世界中医药学会联合会教育指导委员会(以下简称世界中联教指委)应运而生。

经世界中联批准,世界中联教指委于 2006 年 10 月 13 日在中国天津成立,标志着世界中医药教育发展迎来新的阶段(图 3 - 13 - 1)。世界中联教指委属非政府性中医药教育国际学术组织,总部设在中华人民共和国天津(天津中医药大学),下设秘书处,为世界中联教指委的日常工作机构。世界中联教指委以增进世界各国/地区中医药教育机构之间的了解,提高中医药教育水平为宗旨,开展标准化建设,推动中医药教育在世界范围内健康有序的发展,为全球中医药人才的培养做出贡献。

世界中联教指委的主要任务是:进行中医药教育国际标准化建设,推动中医药教育在世界各国/地区健康有序的发展;召开国际性学术会、研讨会、展示会,建立国际中医药教育网站,开展信息咨询、信息服务,构建国际交流平台,宣传世界各国/地区中医药教育的特色与优势,加强世界各国/地区中医药教育机构之间的交流与合作;出版发行中医药教育与研究的学术刊物,研究世界各国/地区中医药教育的规律和经验,推动中医药教育的改革与创新,开展国际中医药教育研究;组织国际中医药教育培训,开展师资培训、师资交流、继续教育、远程教育,积极配合世界中联有关机构做好水平考试和资格认定等工作,提高世界各国/地区中医药教育水平。

一、组织机构建设

中国工程院院士、中国中医科学院名誉院长、天津中医药大学校长张伯礼教授任世界中联教指委会长(图 3 - 13 - 2)。世界中联教指委汇聚世界中医药教育领域的专家和学者,国内外中医药院校的领导和知名专家担任副会长和常务理事。经过 10 余年的发展,世界中联教指委理事会的组织机构日趋完善。2018 年换届的第三届理事会由来自中国大陆、中国香港、中国澳门、中国台湾、韩国、日本、越南、新加坡、泰国、马来西亚、蒙古、巴基斯坦、英国、比利时、俄罗斯、法国、西班牙、爱尔兰、捷克、希腊、保加利亚、德国、加拿大、美国、墨西哥、澳大利亚、新西兰、尼日尔、卢旺达、意大利、黑山共和国、加纳共和国、葡萄牙、刚果共和国、奥地利、阿根廷、瑞士、加蓬共和国 38 个国家和地区的 202 名专家组成,包括会长 1 人、副会长 27 人、常务理事 55 人、理事 119 人。他们常年从事中医药教育,奋战在各国/地区教育第一线,在教学、科研、临床等方面具有突出贡献,在业内享有较高声誉,且乐于奉献,全力支持中医药教育走向世界。他们为世界中联教指委的发展不断注入活力。

二、国际学术交流

为更好地发挥国际组织的引领作用,世界中联教指委通过举办世界中医药教育大会,精心构筑了中医药教育国际学术交流平台。2008 年,首届世界中医药教育大会在中国天津召开。此次大会引起了国际社会广泛关注,43 个国家和地区 500 余名代表参会。教育部副部长章新胜、原卫生部副部长王国强发表会议致辞,世界中联创会主席佘靖、创会副主席李振吉莅临大会,张伯礼会长做了重要讲话。大会以"中医药教育国际化"为主题,审议并通过《世界中医学本科教育基本要求》。同时,全体代表通过了"首届世界中医药教育大会决议"和"天津宣言"。"首届世界中医药教育大会在津召开",成功入选中国 2008 年度中医药十大新闻。

此后,世界中医药教育大会聚焦"人才决定未来""教育决定未来""国际中医药教育标准化与协同发展""继承创新,合作发展,砥砺前行,筑梦远航"的主题,先后于 2011 年、2013 年、2015 年、2018 年在中国北京、南京、广州、天津召开了四届,就世界中医教育现状、人才培养模式、中医药教育全球化、标准化与协同发展等内容展开研讨。各国代表针对中医教育现状,立足本国实际,积极提出了行业发展规划。

世界中医药教育大会秉承"服务、发展、创新"的理念,已逐渐形成品牌效应,成为中医药教育领域参与人数最多、代表范围最广、最具国际影响力的大会。大会完成的各项目标和成果也成为世界中医药教育学术发展的风向标。

为了将这些成果传播到更多的国家和地区,世界中联教指委创办了《世界中医药教育》杂志,以学术交流、人才培养、教材建设、标准化发展等主题,收集境内、外作家的优秀作品,具有较强的地域代表性。《世界中医药教育》杂志为中英双语,免费邮寄发放至各位理事和会员,以及世界各国中医药教育院校和机构手中。世界中联教指委开办独立的中英文网站,以现代化技术为依托,开展世界范围的交流与合作。

三、标准化建设

国家中医药管理局、国家发展和改革委员会联合印发的《中医药"一带一路"发展规划(2016—2020 年)》要求,到 2020 年中医药"一带一路"全方位合作新格局基本形成,与沿线国家合作建设 30 个中医药海外中心,颁布 20 项中医药国际标准,注册 100 种中药产品,建设 50 家中医药对外交流合作示范基地等,进而使医药医疗与养生保健的价值被沿线民众广泛认可,让更多沿线国家承认中医药的法律地位。但与此同时,中医药在"一带一路"沿线各国发展不均衡,各国立法及民众认可程度存在较大差异;缺乏统一的中医药/传统医药相关国际标准;国际合作面临着诸多法律障碍和贸易壁垒等问题也亟待解决。WHO 也非常重视中医药的发展,十分认可传统医学在国家卫生体系尤其是在基层卫生工作中所发挥的作用。但 WHO 同时也指出,中医药进入国际市场面临最大的挑战是要建立中医药产品标准、医护人员的职业标准,以及中医药教育标准。

世界中联教指委针对世界中医教育发展现状和存在问题,以中医学本科教育为切入点,积极推进中医教育国际标准化建设,成立 10 余年来硕果累累。

《世界中医学本科(CMD 前)教育标准》是世界中联教指委成立后形成的第一个教育标准,从此拉开了世界中医教育标准化建设的序幕。2007 年,世界中联教指委在充分调研的基础上,提出制定世界中医学本科教育标准的设想,并起草了《世界中医学本科(CMD 前)教育标准(草案)》。2008 年,世界中联教指委专门组织了 3 次专题会议,讨论、修订《世界中医学本科(CMD 前)教育标准(草案)》。其间得到中国教育部、卫生部(现称卫生和健康委员会)、国家标准委员会、世界中联的大力支持和帮助,各国会员也积极参与论证与研讨,共形成 6 次修改文稿。经过各国中医教育专家的共同努力,这部凝聚了上百位专家智慧与心血的《世界中医学本科(CMD 前)教育标准》在首届世界中医药教育大会上获得通过,并于2009 年 5 月由世界中联正式发布。《世界中医学本科(CMD 前)教育标准》成为世界中医教育发展史上的首个国际标准,它是一座里程碑,对世界中医教育的健康发展具有重要的现实意义和深远的历史意义。

为加强中医学专业的内涵建设,世界中联教指委组织专家多次调研、论证,研究制定了《世界中医学专业核心课程》,并于 2011 年 10 月世界中联教指委第二届第一次理事会上原则通过。2012 年 6 月,世界中联正式发布《世界中医学专业核心课程》。它明确了中医学专业内涵,今后,这些中医学专业核心课程将出现在所有中医院校的教学计划中。

为推动中医国际标准的落实,指导教师开展具体的教学活动,《世界中医学专业核心课程教学大纲》的编写工作便提到了世界中联教指委的议事日程。2011—2012 年,世界中联教指委组织专家依据国际标准,遵循"必须、适用、够用、能用"原则,研究起草了《世界中医学专业核心课程教学大纲(草案)》,于 2012 年 10 获得世界中联教指委理事会通过。教学大纲在中医教学实践中的应用,将提高中医学专业的教学质量,使中医毕业生的专业水平符合规定要求。

编写世界中医学专业核心课程教材是世界中联教指委开展的一项艰巨工作。2011 年,世界中联教指委与天津中医药大学合作,由天津中医药大学组织本校各门课程的教学团队开展"世界中医学专业核心课程中外教材比较研究",将 13 门课程的英文教材全部翻译成中文后,与国内中文教材进行逐一比较,在借鉴国内外优秀中医药教材的基础上,提出核心课程教材的编写建议。为组织好编写工作,2012 年,世界中联教指委成立了世界中医学专业核心课程教材编译指导委员会,制定了教材编写原则和要求。经过近 3 年的筹备,2015 年,世界中联教指委正式启动世界中医学专业核心课程教材的编写工作,遴选出 13 门核心课程教材编委近 300 名,集中了来自中国、法国、澳大利亚、美国、新加坡等 14 个国家和地区各课程的顶级专家。来自9个国家/地区的41位专家、学者担任教材英文版的主译。经过多年的不断努力,2016年6月,世界中医学专业核心课程教材中文版终于定稿。并于2018年举行的第五届世界中医药教育大会上进行教材出版的发布仪式。

结语

中医药的传承和传播是一件功在当代、利在千秋的事情。2016年中医药迎来振兴发展的新机遇,我们共同见证了屠呦呦研究员获2016年度国家最高科学技术奖、我国首次发表《中国的中医药》白皮书、《中华人民共和国中医药法》出台等中医药事业发展的大事。习近平总书记强调要把人民健康放在优先发展战略地位,中西并重是我国卫生健康事业的显著优势,要着力推动中医药振兴发展,坚持中西医并重,将中西医药健康协调发展、中医药养生提到前所未有的新高度,以新理想、新目标、新举措,以青蒿素精神,立足自身、乘势而上,以"一带一路"倡议为契机,助力中医药的传承与创新,促进中医药原创思维与现代科技融合发展,为维护人类健康做出新的贡献。

第二节　教育部高等学校中医学类专业教学指导委员会

教育部高等学校中医学类专业教学指导委员会(以下简称"教指委")是在中国教育部领导下,对高等学校中医学类(包括中医学、针灸推拿学、民族医学)专业本科教学工作进行研究、咨询、指导、评估、服务的专家组织(图3-13-3)。

教指委主要根据中国国内外高等教育与医学教育的发展趋势,研究中医高等教育教学改革与发展的全局性重大问题,组织开展中医学科(专业)教学领域的理论与实践研究,为教育部中医高等教育政策决策和高等学校中医教育事业发展提供咨询意见和建议;指导高等学校中医学学科(专业)建设、师资队伍建设、课程建设、教材建设、实践教学基地建设、实验室建设等工作,促进中医高等教育教学基本建设水平不断提高;根据国家对中医学学科(专业)人才培养目标、规格的要求以及社会经济发展对人才的需要,制定专业标准,组织专业认证,促进人才培养质量的提高;组织师资培训,促进信息交流,开展课程建设和教学改革经验等交流活动,宣传推广优秀教学成果,积极推进优质教学资源共享,为高等学校中医学教学建设和教学改革做好服务工作。

2007—2017年,天津中医药大学作为中国教育部高等学校中医学类专业教学指导委员会主任委员和秘书长所在单位,在教育部与国家中医药管理局的指导下,在主任委员、中国工程院院士、中国中医科学院院长、天津中医药大学校长张伯礼教授的带领下,充分发挥"研究、咨询、指导、评估、服务"的职能,建立了以理念更新为先导,着力推动教育理念的转变,促进中医学类专业树立科学的人才培养质量观;以综合改革促进整体发展,着力研究与解决影响中医学高等教育科学发展的体制机制及其他改革的热点与关键问题为工作指导思想,以为中医药事业发展提供人力支撑、智力支持为工作指导方针,开展了《中医药高等教育发展战略研究》《本科中医学指导性专业规范》《专业介绍》的研究,开展了《本科医学教育标准-中医学专业》的制定(图3-13-4),进行了中医学专业认证模式的构建,举办了中医药院校青年教师发展论坛与教学基本功竞赛,全国《黄帝内经》知识大赛、全国中医大学生临床能力竞赛(图3-13-5)、全国医学院校中医药创新创意设计竞赛,举办了多期中医药课堂教学设计师资培训班、人才培养模式与课程建设、教材建设研讨会,成立了实验实训研究会。教指委的工作取得了丰硕成果,推动了中医学高等教育转型发展,推动了中医学高等教育转变理念,推动了教师教学发展,推动了学生发展,推动了实践教学改革与建设,推动了中医学类专业建立健全质量保障体系。

参 考 文 献

[1] 孙国华.我国中医教育发展概况及趋势分析[J].中国中医药信息杂志,2000(11):89-90.

[2] 田静.中医何以西医化——以中医教育的转变为例[D].南京:南京大学,2013.

[3] 罗颂平.中医学术流派与师承教育是中医生存与发展的重要模式[J].中华中医药杂志,2014,29(11):3361-3363.

[4] 苏颖,张学兵.国际中医教育发展状况研究概述[J].长春中医药大学学报,2009,25(1):144-145.

[5] 武锋.论中医师承教育与院校教育相结合的模式[J].中医教育,2014,33(3):17-19.

[6] 王庆其.探索现代高等教育与中医师承教育的契合点[J].中医教育,2007,26(6):7-9.

[7] 黄水清.试论中医药创新人才的培养[J].中医教育,2004,23(3):18-20.

[8] 王智娟,朱毅.关于中医高校西医教学的调查与分析[J].中国中医药现代远程教育,2011,9(8):123-124.

[9] 宋树立,张冰.对我校开展七年制中医教育的回顾与思考[J].中医教育,2001,20(2):24-25.

[10] 丁慧芬,孟静岩,孙晓霞,等.基于"院校+师承"中医经典"三位一体"教学模式的探索与实践[J].中医教育,2014,33(2):7-10.

[11] 边敏佳,董正华,陈苏静,等.中医临床人才培养模式的创新性探索[J].教学研究,2014,27(9):40-42.

[12] 李磊,陈仕杰.论中医师承教育研究进展[J].中医药管理杂志,2009,17(10):894-899.

[13] 张弛.中医药师承教育研究报告[J].成都中医药大学学报(教育科学版),2007,9(1):1-2.

[14] 刘晓倩,刘梅,郭书文.北京中医药大学第四批全国师承教育总结回顾与展望分析[J].中医教育,2014,33(1):24-26.

[15] 曹丽娟.高等中医院校传统型人才的培养[J].亚太传统医药,2008,4(2):89-91.

[16] 喻文迪.中医药国际服务贸易现状及发展趋势探析[J].世界中医药,2014,9(2):178-179.

[17] 苏晶.香港中医经典教学回顾与展望[A].中华中医药学会.中华中医药学会第十六次内经学术研讨会论文集[C].中华中医药学会:山东中医药大学基础医学院,2016:3.

[18] 谷铁光.拓展香港的中医药国际教育[J].中医教育,2008(3):58-61.

[19] 卞兆祥.香港中医药医疗服务及临床科研发展:现状与展望[J].中国中西医结合杂志,2017,37(6):654-656.

[20] 黄洲萍,王一涛,胡豪,等.澳门中医药科技与产业发展策略研究[J].世界科学技术——中医药现代化,2008(2):112-115.

[21] 赵永华,项平.探讨澳门特区中医药教育体系的构建与发展模式[J].中医教育,2007(5):65-67.

[22] 曾召.台港中医学历教育特点探析[J].中医药学刊,2004(5):814-815.

[23] 唐德才.台湾中医本科教育初探[J].时珍国医国药,2006(10):2096-2097.

[24] 杨馨伊.台湾中医师执业资格与专业教育之研究[D].广州:广州中医药大学,2009.

[25] 傅建忠.近年台湾中医教育的新变与趋势[J].中医药管理杂志,2009,17(8):686-688.

[26] 刘薇,武锋,马骥,等.日本汉方教育现状及对中国中医教育的启示[J].环球中医药,2016,9(12):1534-1537.

[27] 岩崎学,傅延龄.日本汉方医学教育指导模式的变化对中医学教育的启示[J].中医研究,2011,24(05):8-11.

[28] 梁伟雄.从汉方医学在日本的现状看21世纪中医中药的前景[J].广州中医药大学学报,2002(1):6-7.

[29] 张杰,田琨.浅谈日本高校汉方医学教育现状[J].甘肃中医,2009,22(11):56.

[30] 李丹溪,田丁,孟昊,等.关于日本医学院校现代汉方医学教育的调查[J].世界科学技术——中医药现代化,2012,14(6):2307-2328.

[31] 邓虎,郭晓龙,杨继红.日本汉方医学教育现状及分析[J].世界中西医结合杂志,2013,8(10):1066-1067.

[32] 袁卫玲,孟静岩,李正泰,等.韩国大田大学韩医教育之现状[J].世界中西医结合杂志,2011,6(8):719-721.

[33] 鲍燕,胡彩萍.马来西亚中医药发展概况[J].世界中西医结合杂志,2012,7(12):1082-1083.

[34] 黄文杰,文娟,陈婧怡,等.马来西亚中医学高等教育对我校国际教育的启示[J].广西中医药大学学报,2015,18(02):129-130.

[35] 苏成吉.新加坡中医药发展概况[J].天津中医药,2011,28(1):80-81.

[36] 陈岩,邹建华.中医药在新加坡的发展现状[J].世界中医药,2013,8(5):575-578.

[37] 方盛泉.新加坡中医药发展及现状[J].上海中医药杂志,2007(4):8-10.

[38] 王孝蓉.中医药及泰国传统医药在泰国的发展概况[J].中国民族医药杂志,2010,16(10):48-50.

[39] 谢强明,徐一兰,李明月,等.泰国中医教育发展概况[J].天津中医药,2015,32(7):442-444.

[40] 许永璋.中医中药在东南亚的传播和影响[J].黄河科技大学学报,2004,6(1):92-98.

[41] 贾少谦.中医药花开东南亚[N].中国中医药报,2010-12-09(2).

[42] 邢晓姿.论中国传统文化对泰国社会之影响[J].中国石油大学学报(社会科学版),2011,27(3):68-72.

[43] 王锐,申俊龙.浅析中医药在东南亚的传播与发展[J].世界中医药,2015,10(12):1976-1979.

[44] 王尚勇,孔丹妹.中医药在世界各国和地区的现状(上)[J].亚太传统医药,2006(8):5-23.

[45] 樊红雨.美国中医药教育现状[J].国际中医中药杂志,2008,30(1):72-77.

[46] 李永州.加拿大中医药及针灸的发展现状与展望[J].新中医,2009,41(11):127-128.

[47] 华强.中医中药在加拿大开始合法化[J].中国中医药信息,2000,7(10):81.

[48] 潘志恒,Wally M,Henry L,等.加拿大哥伦比亚省中医药发展状况一瞥[J].中国中西医结合杂志,2001,21(9):706-707.

[49] 李彦.中医药在加拿大[J].天津中医学院学报,2005,24(2):95-96.

[50] 王尚勇,孔丹妹.中医药在世界各国和地区的现状(下)[J].亚太传统医药,2006(10):5-22.

[51] 高玛莉.美国中医药和中医教育的发展[J].八桂侨刊,2000(3):59-61.

[52] 冯诗婉.针灸医学在美国的历史与现状及前景[D].南京:南京中医药大学,2003.

[53] 黄羡明.针灸医术向美国传播的回忆——纪念尼克松总统访华35周年[J].上海针灸杂志,2006(5):47-48.

［54］莫静义.美国的中医、中药及其他［J］.中成药研究,1987(1)：43－44.

［55］Institute of Medicine. Complementary and alternative medicine（CAM）in the United States［J］. Washington DC：the National Academies Press,2005：26－27.

［56］傅俊英.美国补充替代医学的科研现状及其与中国中医药研究的比较［J］.中医西医结合学报,2008, 6(6)：551－554.

［57］田力欣,王超,王卫,等.欧美中医教育概况［J］.中国中医药信息杂志,2010,17(4)：1－4.

［58］潘志恒,林新晓,黄宪生,等.美国加州中医发展现状的观察与思考［J］.中国中西医结合杂志,2009, 29(3)：275－276.

［59］陈二员.中医在美国的发展历程与现状［J］.中国中医药信息杂志,2008,15(7)：1－2.

［60］刘伟.美国中医教育概况及调查分析——中医教育走向世界的策略［D］.天津：天津中医药大 学, 2011.

［61］李新华.中医药在美国发展现状［J］.亚太传统医药,2006(5)：39－44.

［62］李升伟.美国补充与替代医学中心网站评介［J］.世界科学,2005(12)：18－19.

［63］黄涛.美国国立健康研究院(NIH)资助的针灸临床研究内容与特点［J］.亚太传统医药,2008,4(1)： 14－19.

［64］高竞.美国针灸中医教育概况［J］.环球中医药,2011,4(5)：380－382.

［65］曾慧燕.中医针灸师银针扎北美［N］.世界日报,2010－07－25(16).

［66］侯建春,郭文芳.美国中医药教育概况［J］.世界中西医结合杂志,2011,6(10)：912.

［67］温松岩.美国私立营利性高等教育的崛起［N］.科学时报,2007－2－6(B03).

［68］罗志长.美国加州中医概况［J］.世界中医药,2008,3(1)：59－69.

［69］郭治昕,罗瑞芝.中医药在澳大利亚的市场发展战略［J］.世界科学技术——中药现代化,2002,4(6)： 70－73.

［70］任谢元.华侨华人与澳大利亚中医药事业的发展［J］.八桂侨刊,2006,3(1)：65－67.

［71］王波.澳大利亚中医针灸的现状与思考［J］.中国针灸,2008,3(28)：228－230.

［72］林子强.中医在澳大利亚维多利亚州的立法与发展［J］.中国针灸,2006,7(26)：519－521.

［73］秦裕辉.澳大利亚的中医药概况及展望［J］.中国中医药信息杂志,2000(5)：88－89.

［74］潘兴芳,郭义,王卫,等.澳大利亚与中国针灸教育的比较研究［J］.天津中医药大学学报,2006,25(4)： 242－243.

［75］张京红.澳大利亚的中医药市场与法规概览［J］.环球中医药,2009,2(1)：80－81.

［76］鲍燕,李绍林,郭文芳.澳大利亚中医药立法的思考［J］.世界中西医结合杂志,2012,7(8)：720.

［77］文翠兰.中医药在澳大利亚［J］.世界科学技术——中药现代化,2002,4(6)：58－60.

［78］乔木林.澳大利亚的中医教育现状点滴［J］.南京中医药大学学报(社会科学版),2001,9(3)：120.

［79］韩亚男,张为佳.澳大利亚和中国中医药教育比较［J］.中国中医药,2005,1(3)：50－51.

［80］梁金林.新西兰中医状况及我国中医对外教育的思考［J］.中医教育,1995,14(2)：44－45.

［81］刘海舟.中医药在非洲的发展现状及传播策略研究［J］.科技视界,2016(4)：146,162.

［82］张艳娜.中国与非洲传统医药领域交流与合作策略研究［J］.教育教学论坛,2014(38)：160－161.

［83］蒋继彪.我国高等中医药院校对外交流与合作的现状、问题与对策研究［J］.中医药管理杂志, 2015(23)：7－9.

［84］蒋剑锋.来华留学中医药教育的瓶颈问题与对策［J］.浙江中医药大学学报,2015(3)：229－231.

［85］孙源源.高等中医药院校对外留学生教育的发展探析［J］.管理观察,2014(31)：148－151.

［86］陈晔,黄在委,陈华德.高等中医药院校外国本科留学生教育改革的思考与实践［J］.中医教育,
　　　2013(3)：53-55.

［87］董薇,郑麟,肖臻,等.中医药教育国际化现状及发展策略的思考［J］.南京中医药大学学报(社会科学
　　　版),2012(1)：61-64.

［88］李洁.我国高等中医药对外教育发展的现状及思考［J］.西北医学教育,2010(10)：857-887.

［89］陈媛,姚洪武.中医药对外教育的现状与发展［J］.成都中医药大学学报(教育科学版),2010(1)：62-64.

［90］弓家培.中医药对外教育的回顾、实践和探索［J］.中医药管理杂志,2005(2)：17-20.

［91］冀斌,刘穿石.国际中医药教育的发展历程［J］.职业时空,2011(12)：108-109.

［92］文庠,薛洪汇,吴勉华,等.全球化视域下的中医药院校教育［J］.中国中医药信息杂志,2013(2)：99-102.

［93］陈冰.《中医药法》颁行背景下的中医药教育若干问题浅析［J］.医学与法学,2017(5)：53-56.

［94］贺兴东.中医药教育发展与改革趋势［J］.中医教育,2003(1)：4-6.

［95］申思思,蔡少芳,张妮莉,等.我国高等中医药教育资源分布现状分析［J］.医学与社会,2017(3)：77-80.

［96］许少珍,黄雅各.香港大学推进(香港)中医教育的回顾和远瞻［J］.上海中医药杂志,1997(7)：5.

［97］林立佳,苏晶.香港中医教育现状与展望［J］.中医教育,2002,21(4)：49-51.

［98］杜建.台湾中医药概览［M］.北京：中国医药科技出版社,1990.

［99］肖林榕,林端宜.台湾地区中医药概览［M］.北京：科学出版社,2010.

［100］曹改平.内地移民与澳门早期开发［D］.成都：西南交通大学,2011.

［101］阿玛罗.中医对圣保禄学院药房的影响［J］.澳门文化司署出版文化杂志,1997(30)：81-91.

［102］胡兆量,李燕茹,阮学金.澳门人地关系研究［J］.地理学报,1999,54(6)：481-486.

［103］牟凤云,张增祥.澳门城市建成区扩展的时空演变分析［J］.重庆交通大学学报(自然科学版),2009,
　　　28(1)：142-146.

［104］刘雯华,袁宝权,罗祥云.人文教育与科学教育相融合是中医药高等教育发展的必由之路［J］.中国高
　　　教研究,2003(4)：75.

［105］王志宝,孙铁山,张杰斐.人口老龄化区域类型划分与区域演变分析——以中美日韩四国为例［J］.地
　　　理科学,2015,35(7)：822-830.

［106］吴深涛.韩国传统医学教育及韩医师培养之特色——韩国设立国立韩医学研究生院所感［J］.中华中
　　　医药学刊,2009,27(3)：463-465.

［107］熊学军.对韩医教育的思考［J］.西北医学教育,2008(3)：417-418.

［108］戴昭宇,赵中振.日本传统医药学现状与趋势［M］.北京：华夏出版社,1998.

［109］黄种钦.新加坡中医教育概况及展望——新加坡中医学院创校60周年［J］.新加坡中医学院学报,
　　　2013：67-72.

［110］赵英杰.新加坡中医药发展概况［J］.新加坡中医学院学报,2015：13-14.

［111］叶开伟.中医药在印度尼西亚的发展机遇［A］.中华中医药学会.全国第十一次中医诊断学术年会论
　　　文集［C］.北京：中华中医药学会,2010：2.

［112］李晓峰.东南亚四国中医发展析评［J］.环球中医药,2009,2(5)：385-386.

［113］杨德利,刘家瑛,亢力.中医中药在印尼的发展浅述［J］.世界中医药,2007(3)：182-184.

［114］刘家瑛,杨德利.印度尼西亚的中医中药［J］.国外医学(中医中药分册),2001(4)：251-253.

［115］王长荣.印度尼西亚的中医教育及其前景［J］.中医教育,1997(5)：39-41.

［116］吴振斗.锲而不舍 金石可镂——从印尼药品食品局官员来华考察中医药说起［J］.中医药管理杂志,
　　　1995(6)：64-65.

［117］王晶,宋钦福,李美虹.对墨西哥中医药近期发展情况的思考［J］.世界中医药,2013,8(5)：578－580.

［118］曾平,安薪竹.为在墨西哥圆一个中医梦［J］.今日中国,2011(11)：18－20.

［119］朱克新.针灸在阿根廷的发展概况［J］.中国针灸,2002,22(6)：401－403.

［120］李其英.中医在瑞士的现状及可持续发展的建议［J］.中医药导报,2016,22(21)：1－5.

［121］Lukas Häne.我在瑞士考中医学自然疗法师［J］.家庭中医药,2016(9)：28－29.

［122］蒋永光.瑞士中医学校有本土特色［N］.中国中医药报,2016－01－21(003).

［123］夏林军.匈牙利中医概况和中医立法后的思考(一)［J］.中医药导报,2016,22(8)：1－4.

［124］范为宇.国外中医药教育概况［J］.中国中医药信息杂志,2001,8(7)：90—92.

［125］朱爱松,田国伟.试论中医教育国际化［J］.中华中医药学刊,2007,25(8)：1642－1643.

［126］李彦.中医药在加拿大［J］.天津中医学院学报,2005,24(2)：95－96.

［127］安金蒙,麦丽谊,陈昕,等.中药借势出海［N］.医药经济报,2017－7－24(A07).